コメディカルのための 邪道な 脳画像診断養成講座

原　作◉粳間剛（医師・医学博士）
まんが◉仙道ますみ

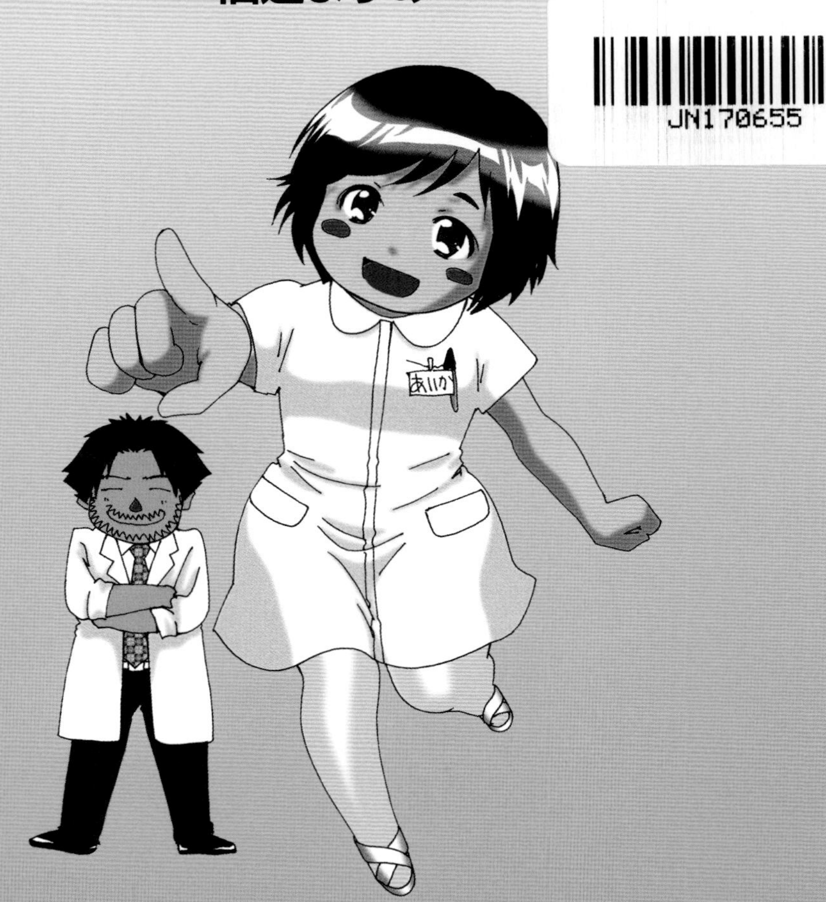

三輪書店

序

「脳画像は診断に用いるものであって、治療の評価やアセスメントに用いるものではない」…と思っている方が多いと思います。特にコメディカルでは、患者さんのアセスメントに脳画像は使っている人はほとんどいないでしょう。結果として、地域支援やリハビリテーション・デイケアなどの、コメディカル主体の治療・支援が脳にどのような影響を与えているのか、現在ほとんど知られていません。

この現状のままでいいのでしょうか？　患者さんやその家族に、「治療や支援で脳のどこが良くなるのか？」と尋ねられたら、答えられますか？

近年、リハビリテーションやデイケアが脳にどのような影響を与えているのか、ようやく報告されるようになってきました。例えば私は、高次脳機能障害の患者・家族に対する通院支援プログラム（オレンジクラブR）の前後で、患者さんたちの社会的行動が改善し、同時に前頭前野をはじめとする領域の脳循環代謝の改善を認めたことを発表しています（**図**）。こういった知見を蓄積させていかないと、コメディカルによる治療・支援の科学的根拠は確立されていかないでしょう。そのためには、脳画像を患者さんの評価やアセスメントに積極的に用い、治療・支援の成果との関連をどんどん発表していく必要があると思います。

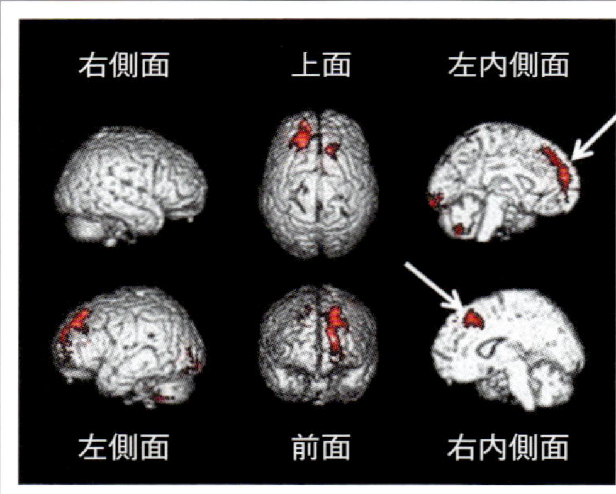

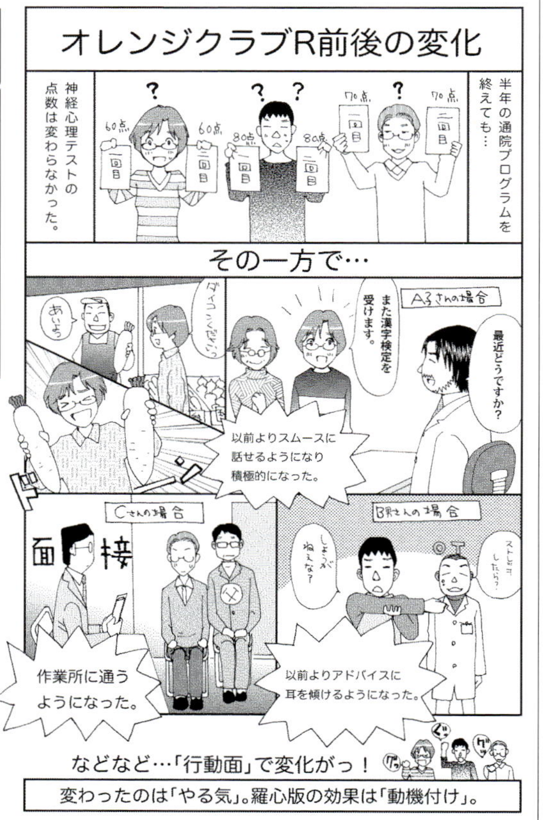

上図．当事者６例の通院リハビリプログラム参加前後の脳循環代謝の変化（両側の前頭前野を中心に局所脳循環代謝の改善・向上が認められている）。

右図．通院リハビリプログラム参加前後の行動変化（社会的行動の変化が見られている）。

（特定非営利活動法人高次脳機能障害支援ネット：高次脳機能障害ファシリテーター養成講座．三輪書店，pp144-164, 2014 より改変転載）

これらの研究報告では、SPECTやPETなどの「脳機能画像」が用いられていますが、ルーチンで脳機能画像検査を行っている病院は少なく、結果の解釈も難しいためコメディカルには敷居が高いと思います。実際にコメディカルが評価・アセスメントに使えるとしたら、CT・MRIまででしょう。

CT・MRIで脳機能は評価できませんが、「正常な脳がどれだけ残っているのか？」は十分わかります。ADLや自己管理能力等の、高い次元の複雑な能力は、脳全体を使うので、脳のどこが損傷しているかよりも、「正常な脳がどれだけ残っているのか？」が深く関わってきます(これを量の原理とよびます)。よって、CT・MRI画像で、「正常な脳がどれだけ残っているのか？」評価できれば、患者さんの社会復帰のための潜在能力(のびしろ)を予想するのには十分に役立ちます。

本書では、「それぞれの脳疾患でどのように正常脳が減ってしまうのか？」を中心に、CT・MRIの見方を解説しています。同時に、この脳疾患でこのぐらい正常脳が減ると、これぐらいのADL・社会生活能力になる、ということにも言及しています。

日常的な臨床を、本書片手に患者さんのCT・MRIと見比べながら行ってみてください。そうすれば、将来的に、脳画像から患者さんの“のびしろ”をある程度予想できるようになると考えています。

こういったねらいの画像の解説本は今までなかったと思います。~~脳画像は診断に使うことが“王道”なのでしょうから、そういう意味では本書は“邪道”な内容ですね。~~

「この病気で、正常な脳がこれぐらい残っているから、のびしろはこれぐらいかな？」と、“わかるコメディカル”になるのが本書の最終目標です。そこまでは目指してないよ！という方や脳画像にアレルギー反応を示すような方にも、脳画像で患者さんを評価・アセスメントすることに興味をもってもらえるように、漫画中心で読みやすさ重視の構成になっています。

脳画像を極めようという方にも、これから勉強してみようという方にも、本書がコメディカルの皆さんのお役にたてば幸いです。

2016年5月
粳間　剛

コメディカルのための
邪道な脳画像診断養成講座

CONTENTS

脳血管性認知症と量の原理、その事例

脳梗塞・脳出血（巣症状型）と量の原理、その事例

脳腫瘍と量の原理、その事例

低酸素性脳症と量の原理、その事例

量の原理が使えない事例① くも膜下出血・水頭症・脳ヘルニアなどの圧損傷例

量の原理が使えない事例② 精神疾患

本　編

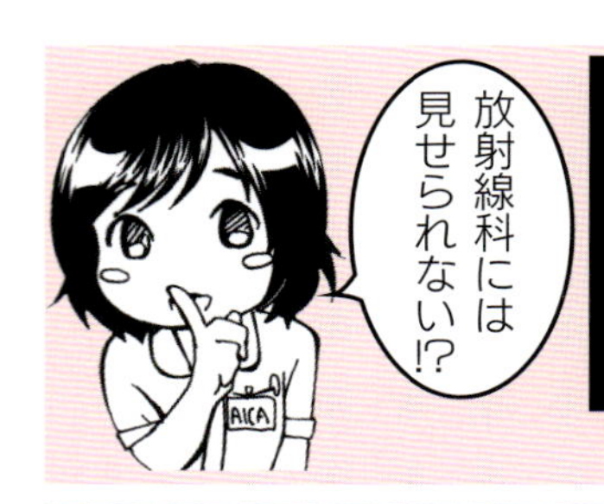

コメディカルのための ~~邪道な~~ 脳画像診断養成講座

原作：粳間　剛、まんが：仙道ますみ

養成講座 第1回 ：量の原理とはッ！(ﾟДﾟ)

私は脳外科ナース１年目のあいか。

最近仕事に行くのが憂鬱でしょうがないのです…

はァ

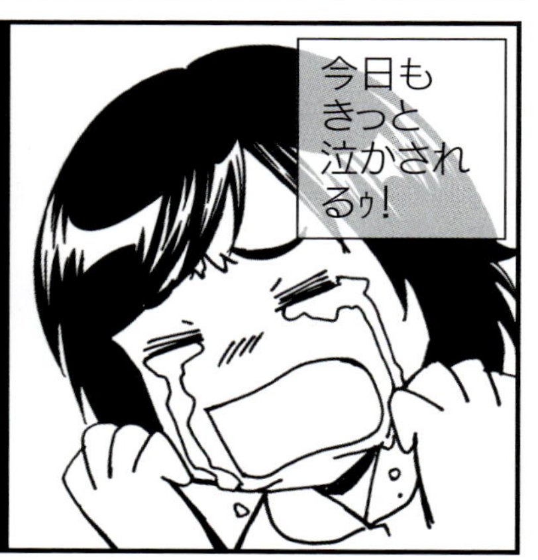

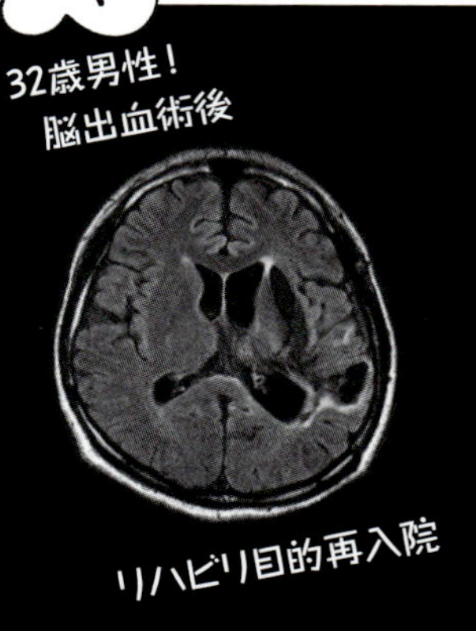

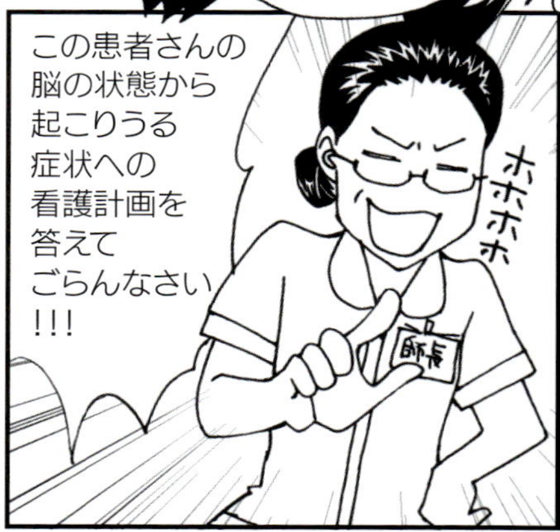

私の勉強が足りないの？
脳画像なんて本当に嫌いだ！(ノДT)

σ･Д･)σ　看護計画考えるためだけなら、必ずしも解剖の知識は必要ないと思うよ。

本当ですか？Σ(ﾟДﾟ;) 脳のここがやられてるからこういう看護が必要！ってふうにアセスメントしろって習いましたけど！

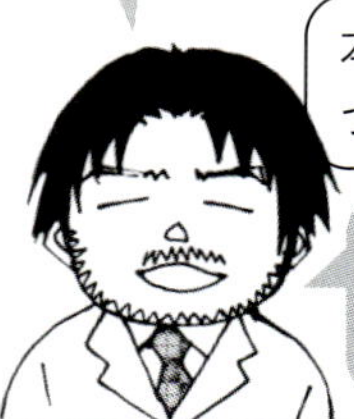

σ･Д･)σ
看護の対象になるADLとかは、場所よりもむしろ量のほうが深く関わるから。

場所より量？
Σ(ﾟДﾟ;)

ADL：activities of daily living

第１回：量の原理とはッ！(ﾟДﾟ)

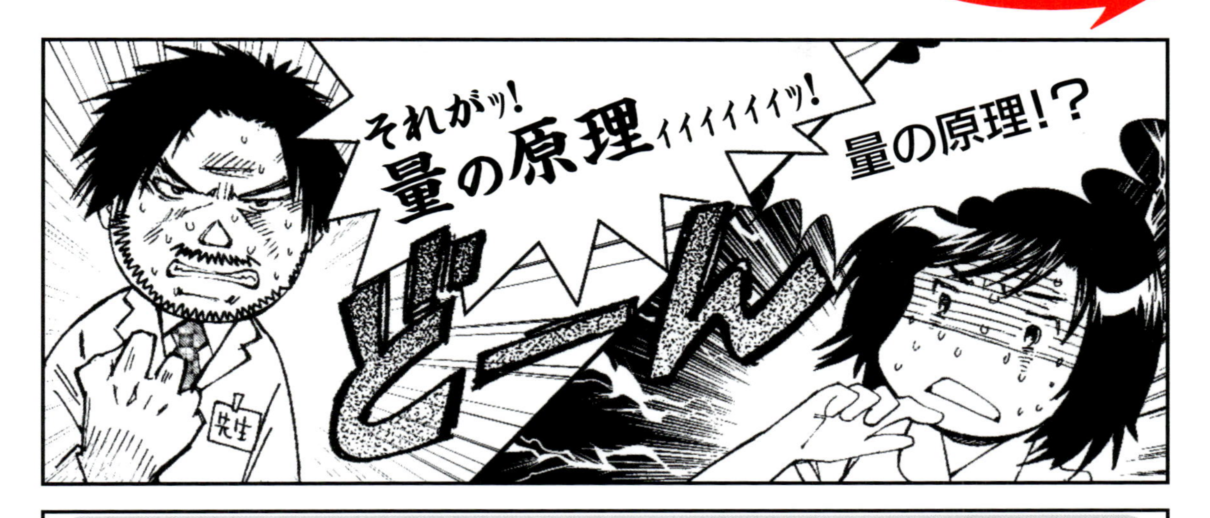

量の原理とは？（王道）

複雑で高次な機能ほど脳全体を使って行われている。ADL などの高度な能力になるほど、病変部位と症状の相関は希薄になり、部位よりも破壊された脳の量が重要になってくる。

どうしても脳画像診断と言うと、局在論、すなわち、脳のこういうところがやられてるからこういう症状が出てるゾって感じの話になっちゃうんだけど、そういう局在論が通じるのはあくまで単純な機能、例えば単に指を曲げるとか、そういう次元が低い能力であって、看護師さんが気にするような、薬が自分で管理できるか?とか、ナースコールを使えるか?なんて複雑な話、言いかえれば、ADL 以上の次元の話になってくると、健常な部位での機能代償が効くから、どこが破壊されてるかよりもどれだけ正常な脳が残ってるかのほうが重要になってくるという話なんよ！

量の原理自体は大昔から言われていたことだけど知らない人も多い。
最近、ADL と深部白質病変の量の関係に関して検討した論文が某学会賞をもらっていて、

は?そんなの当たり前じゃね?とか思ってたら、実は誰も証明してなかったらしくてこりゃ一本とられたなーみたいな wwwwwwwwww

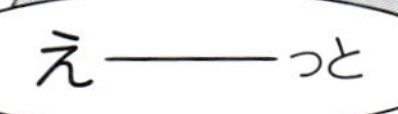

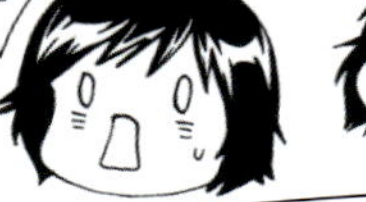

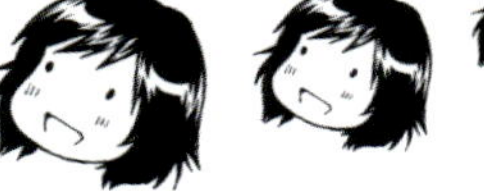

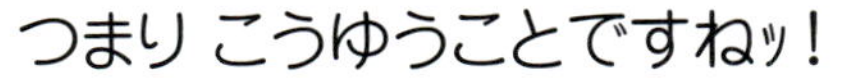

量の原理とはッ！クワッ(ﾟДﾟ)

ナースが気になる患者さんのADLや自己管理能力は正常な脳がどれだけ残ってるかに比例するッ！
どこが異常か?場所を気にするよりもまず、脳全体にどれだけ異常があるか「量」を見よー！

・・・邪道な理解だねぇ
間違ってないけど！www

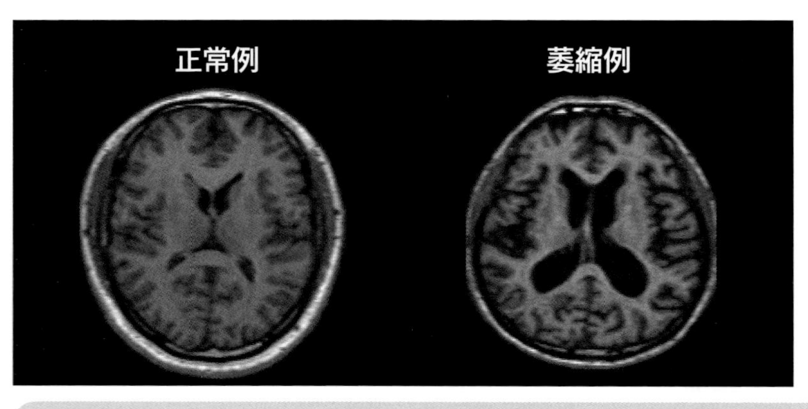

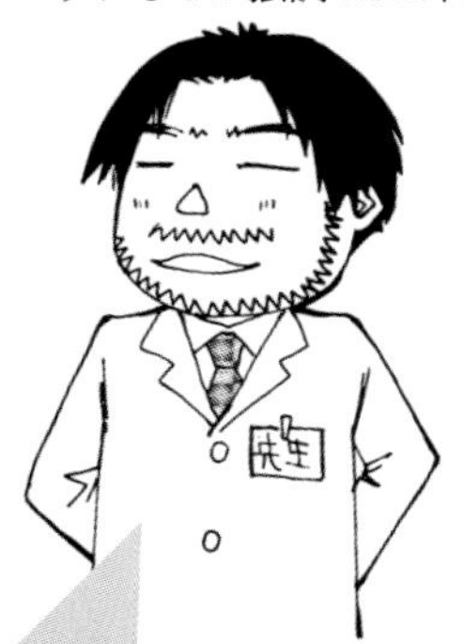

いずれも T1 強調 MRI 画像

これは脳が萎縮して、正常な脳の量が減っているケースの例
左の正常例に比べると、右の萎縮例では脳室と脳溝が拡大している。これが、脳実質（皮質と髄質）が減っているという所見だね。萎縮を MRI で見る場合は、T1 強調画像という条件で見るのが基本。脳実質は、皮質も髄質も灰色っぽく映り、脳室や脳溝などの脳実質ではない部分は真っ黒く写るっておおざっぱに覚えておくといいかな。

まっ黒いところが多いほど脳は減ってるってことですね！

黒い量の原理と名付けましょう w

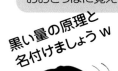

Σ(￣□￣;)・・・まぁ間違ってない * かな。
頭蓋骨は脳に合わせて成長するから、頭蓋骨の中は本来は脳実質で満タンなハズなので…その隙間の部分にあたる脳溝や脳室（=まっ黒く映る部分）はほとんど見えないのが本来の姿と言えます。転じて、黒いところが多いほど脳が減ってると言えると。

*T1 強調画像に限った話です

わたし、やればできる娘ですもん！ d・ω・b

脳梗塞や出血などの異常は MRI の撮影条件によっては白く映る！
(白く映る＝高信号領域)。こういった病変の場合も、萎縮の場合と同じように、正常な脳が減っているって捉えなきゃならない。T1 強調画像でまっ黒い部分が多ければ多いほど脳が減っているというのは正しいけど、黒くなければ正常というわけではないから注意だよ！

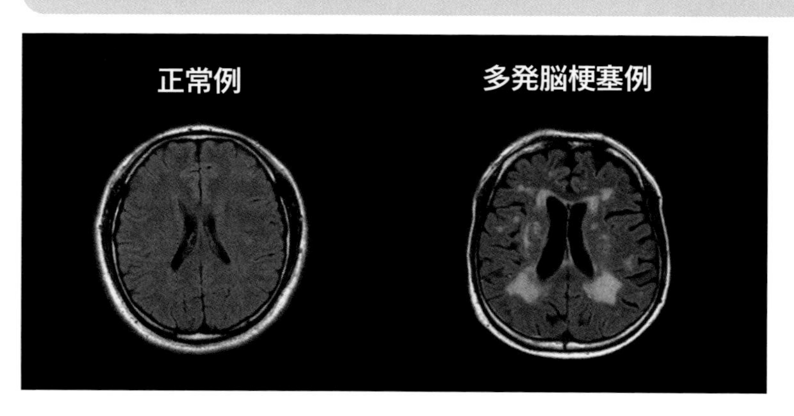

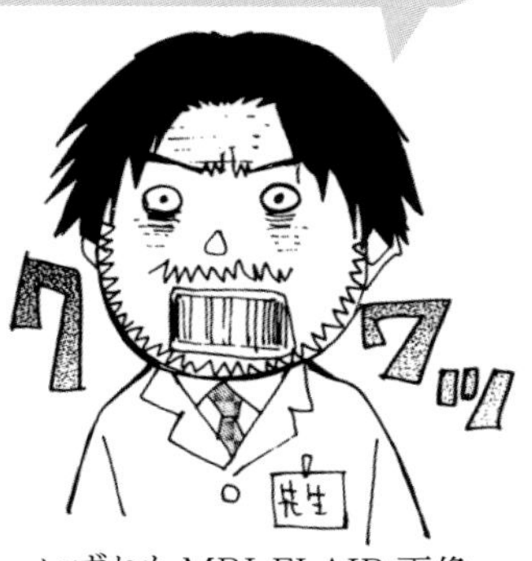

いずれも MRI-FLAIR 画像

第１回：量の原理とはッ！(ﾟДﾟ)

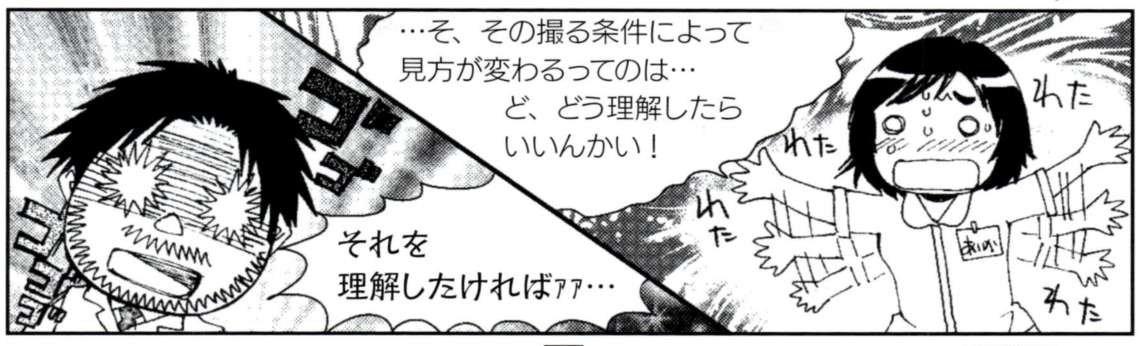
…そ、その撮る条件によって
見方が変わるってのは…
ど、どう理解したら
いいんかい！
それを
理解したければｧｧ…

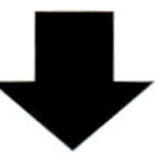

養成講座 第２回 ：MRIの白と黒ッ！（ﾟДﾟ）

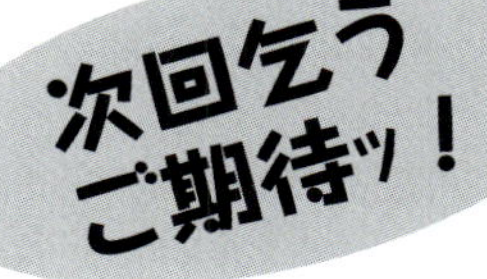
次回乞う
ご期待ッ！

せんせいからの補足：量の原理（Mass Action Principle）

ADLや自己管理能力等の高い次元の、複雑な能力は、脳全体を使うので、脳のどこが損傷してるかよりも、「どれだけ正常組織が残っているか」が深く関わってきます。これが量の原理です。

しかし本編でも書いたとおり、脳は機能解剖が難しいこともあり、勉強すればするほどどうしても「ここはこの機能！」ということが気になるようになってしまい、自分が知っている機能解剖と症状の関係ばかりが目につくようになります(例：言語野の異常と失語、運動野の異常と麻痺、等)。そうやって、ある一部分ばかりを偏って見るようになってしまいがちです。

実際は、麻痺があるからADLがダメ、失語があるから自己管理ができない、と言ったように直結して考えることはできません。次元の高い能力は、残された健常部位での機能代償が利くからです。

そもそも、麻痺や失語などの主たる症状・問題点は、画像診断なんかしなくたって診察すれば十分わかります。主症状の看護・支援の計画を作るのに画像診断なんていらないでしょう？

画像診断しないとわからないのは「機能代償を担う正常な脳組織がどれだけ残されているのか？」です。症状が同じように見える患者さんでも、病後のADLや自己管理能力が人によって大きく違うことを経験します。そういったことに関わってくる潜在能力的な部分を見るために、難しい機能解剖を気にすることよりも先に、まず、脳画像全体をざらっと見て、どれだけ正常な脳が残っているのか？そこを気にするようになってほしいと思います。そのほうが簡単ですし、何例かそういった目で脳画像を眺めれば、脳画像が実際の看護・支援の計画に役立つことを実感できると思います。例えば、潜在能力が低いと予想される方には、早めに家族指導を入れるようにするとか。そういった有用な使い方ができると思います。こういった思いを込めて、第１回講座の主題に「量の原理」を選びました。

次回の講座では、「何の病気かはともかく、異常と正常が、MRIを見てある程度見分けられるようになる」のが目的です。第１回講座と合わせて読めば、「異常の全体量を推定する」ことができるようになると思います。

参考文献

1) 山鳥　重：神経心理学入門. pp14-15，医学書院，1985
2) 千田　譲，他：脳梗塞病型別にみた回復期リハビリテーション成績の検討—MRI脳白質病変との関係. *Jpn J Rehabil Med* **47**：559-568，2010
3) 高橋珠緒，他：大脳深部白質病変重症度と退院時FIMとの関連性に関する検討. *Jpn J Rehabil Med* **46**：S251（学会抄録），2009

登場人物

あいかちゃん：脳外科医の父に、前下小脳動脈(Anterior Inferior Cerebellar Artery)と命名されそうになったが、略語のAICA(あいか)にしましょうと母に助けられた。この名前の由来を本人に聞くのは禁忌。PICA(ぱいか)ちゃんという妹がいる。 由来はお察し。

せんせい：脳画像を一日中見ている医者。顔面輪郭詐称の大家。あらゆるデメリットにもかかわらず、髭は絶対に剃らない。一日の大半を画像解析に費やす某リハ医と同一人物と噂されるが…?

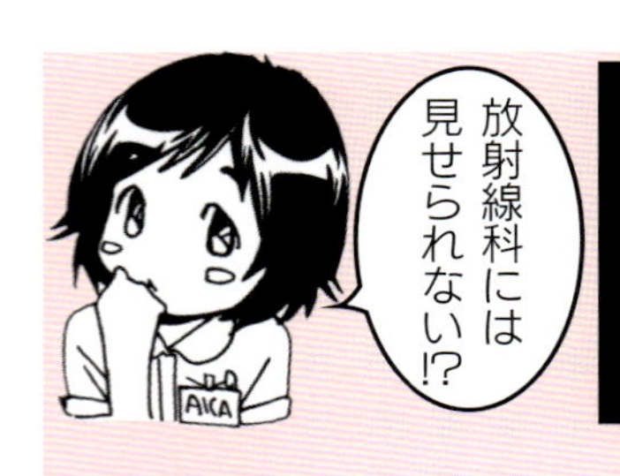

コメディカルのための ~~邪道な~~ 脳画像診断養成講座

原作：粳間　剛、まんが：仙道ますみ

養成講座 第２回 ：MRI の白と黒ッ！(ﾟДﾟ)

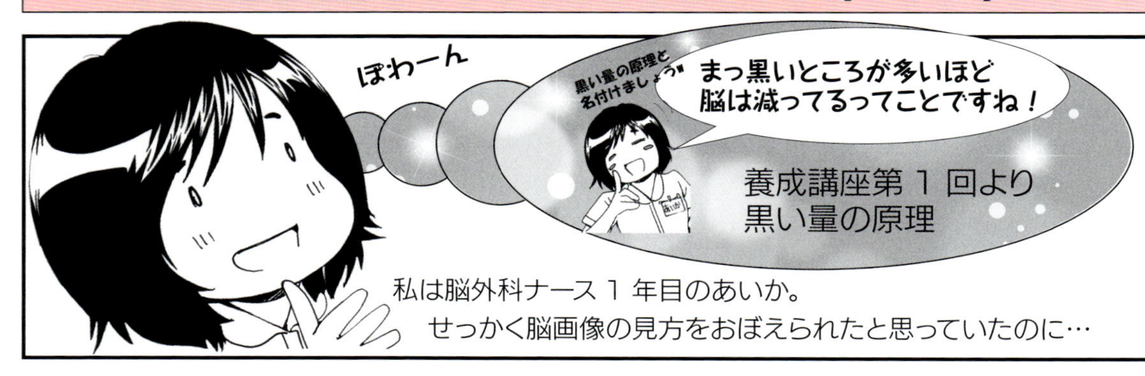
ぽわーん
黒い量の原理と名付けましょう
まっ黒いところが多いほど脳は減ってるってことですね！
養成講座第１回より
黒い量の原理
私は脳外科ナース１年目のあいか。
せっかく脳画像の見方をおぼえられたと思っていたのに…

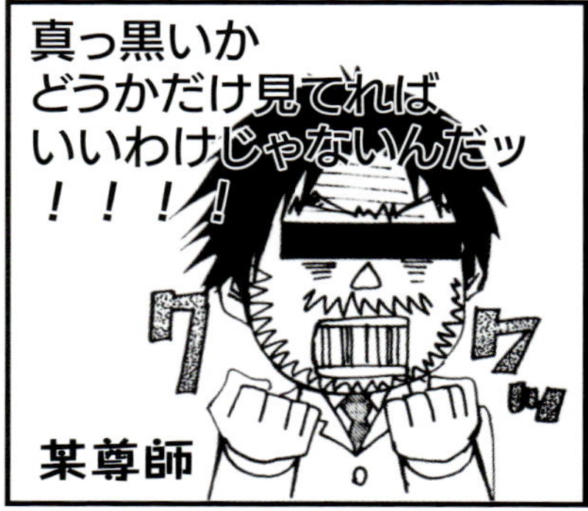
真っ黒いかどうかだけ見てればいいわけじゃないんだッ！！！！！
ワッ
某尊師

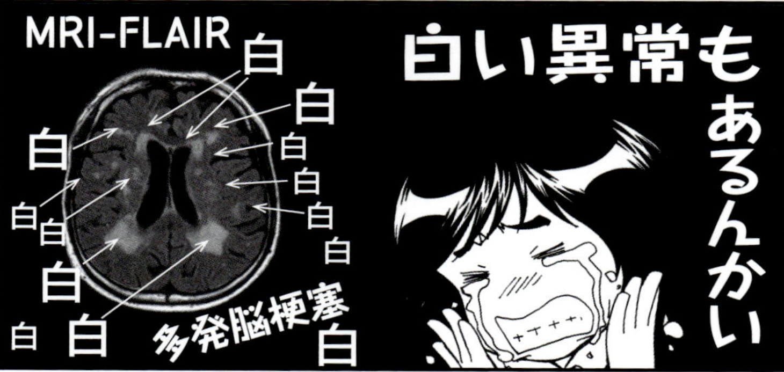
MRI-FLAIR
白
多発脳梗塞
白い異常もあるんかい

※注：某、尊大な医師の略です。

やっぱり私には脳画像はわからないのかもッ！

そんなシロシロシロシロシロォォォオって オラオラオラオラオラオラオラァア！ですか！ (っ`Д´)つ)Дﾟ)・:∴.

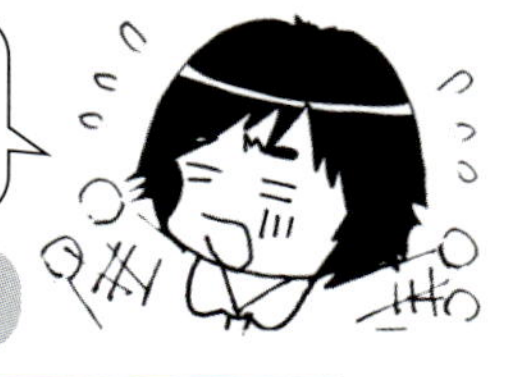

Σ(ﾟДﾟ;)　そういう一部の人にしかわからないネタはやめなさい！

だって、「MRI でまっ黒いところが多いほど脳が減ってるってのは正しい！」* って、せんせー言ってたじゃん！(ノДT)
撮り方によって白黒見方が変わったら、あいか、わからないよ！！

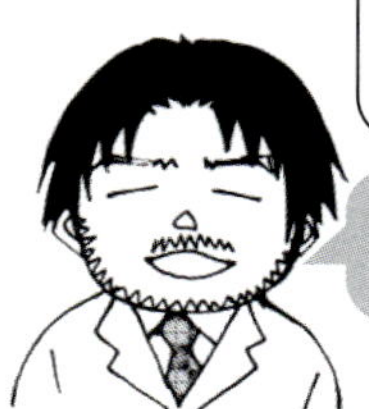

脳が減ったらまっ黒い部分が増えて、減る以外の異常も、だいたいは白く映る撮影条件もあるけど。。。

それいいじゃん！その撮り方なら全体の異常の量が一気にわかるんでしょ？それだけ教えて！ヽ(´▽`)ノ

*T1 強調画像の話です。

いずれもMRI-FLAIR

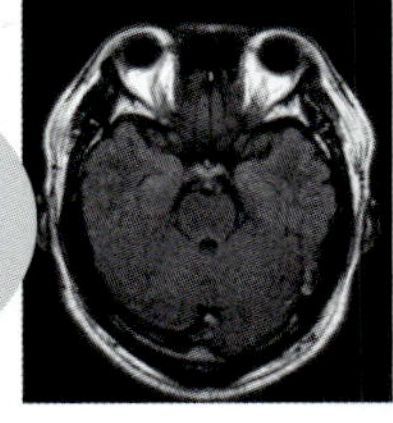

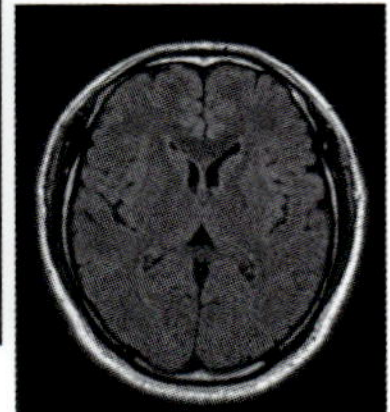

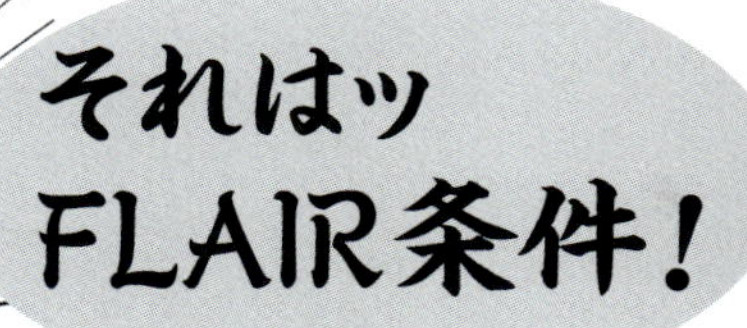
それはッ
FLAIR条件！
ドーン

フレアー？
スカートですか？

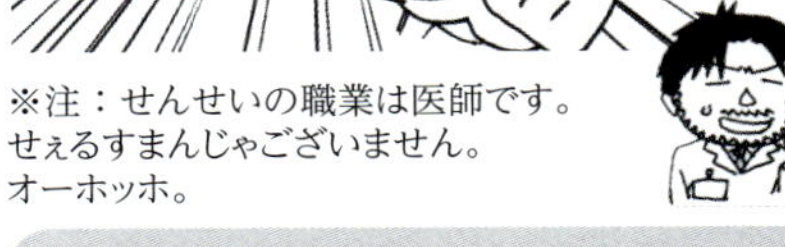

※注：せんせいの職業は医師です。
せえるすまんじゃございません。
オーホッホ。

ポリポリ
読みは同じですw

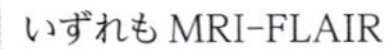

MRIのFLAIR条件とは？（王道）

水分が白く(＝高信号に)映るT2強調条件を改良して、脳室・脳溝などにある脳脊髄液だけを黒く(＝低信号に)映るようにした撮像条件です。

あいかちゃんの言う、まっ黒い部分、すなわち、「何もない部分」が増えるほど、脳が減っているという解釈はとても覚えやすい見方だと思う。どんな病気や損傷も、最終的には細胞死して萎縮に至る、すなわち、脳が減ることにつながり、代償能力の低さ→ADLや自己管理能力ののびしろが減ることにつながる(「第1回：量の原理とはッ！」参照)。だから、脳の減った量がわかりやすい見方がナースにとっては有用でしょう。本来、脳の量を測る撮像条件はT1強調画像で、T1では脳実質は白に近い灰色(等信号)で、脳実質以外は基本まっ黒く(低信号に)映るから、まっ黒い部分が多ければ正常な脳が少ないというふうに直感的に理解しやすい。でもT1だと、脳実質に何らかの異常があっても、正常な部分とのコントラストが弱いことが多く、見えにくいんだよね。だから、T1は減った脳の量がわかりやすいけど、他の脳の部分が正常なのかは非常に判断しにくい。これに対して、T2強調画像では脳実質は黒に近い灰色で、だいたいの脳実質の異常は白くなるからコントラストが効いてわかりやすい。でも、脳脊髄液も白く映るから、脳溝・脳室も白くなっちゃって見えにくいんだよね。この脳実質の正常と異常のコントラストを残しつつ、脳脊髄液を黒く抜けて見えるようにしたのがFLAIRです。

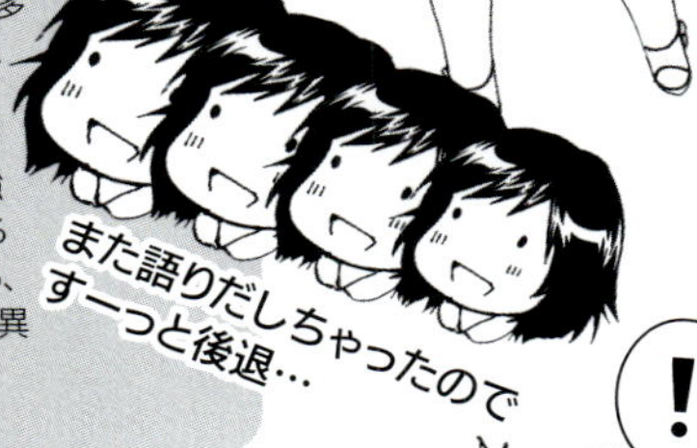
また語りだしちゃったので
すーっと後退…
！

ピ
わたしもうわかっちゃいました！

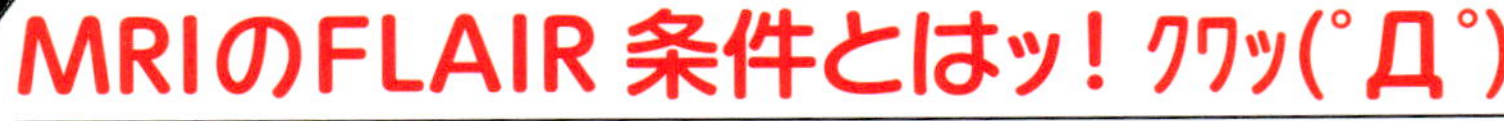
つまり こうゆうことですねッ！

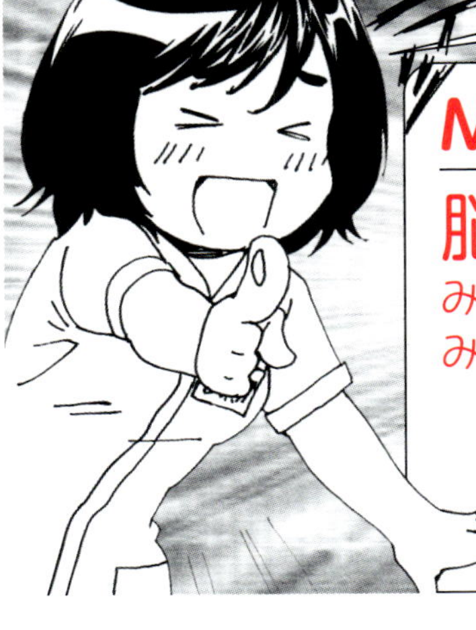

MRIのFLAIR条件とはッ！クワッ(ﾟДﾟ)

脳みそは灰色！　汁はまっ黒！

みそが減ったら汁が増え、まっ黒い部分が増える！
みそに異常があれば灰色ではなくなる！

…Σ(ﾟДﾟ;)超邪道な理解！みそしる！
脳実質が「みそ」で、脳室・脳溝等の隙間のスペースは「汁」か！確かに萎縮すると実質が減って黒い隙間が増えるし、実質の異常は灰色じゃなくなるねw

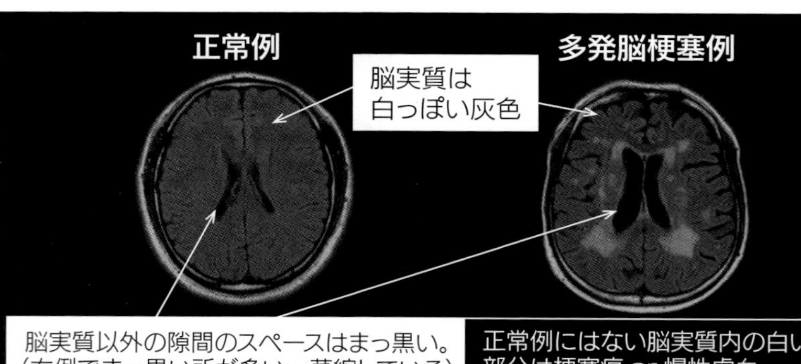

いずれも MRI-FLAIR 画像

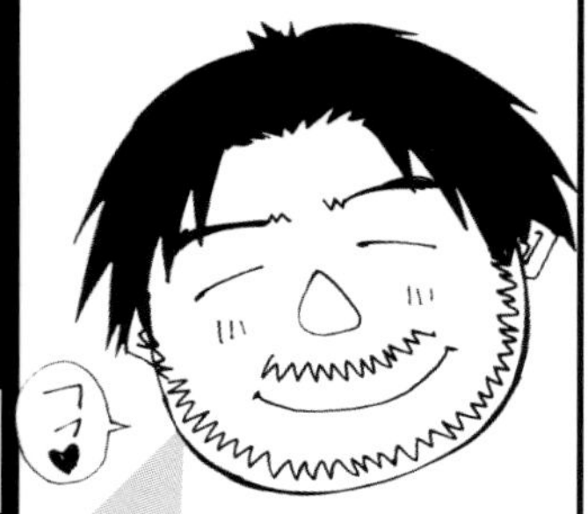

これは冒頭に出した多発脳梗塞例だけど、梗塞痕や慢性虚血が白く見えるだけじゃなくて、よく見ると、脳実質も減っていて、まっ黒い隙間のスペース（脳室と脳溝）が増えているから萎縮もしているんだよ。何の異常が原因であっても、神経細胞死に至れば最終的に萎縮するから、再三あいかちゃんが強調している、脳の量を気にする見方はとてもよい見方だと思うよ。

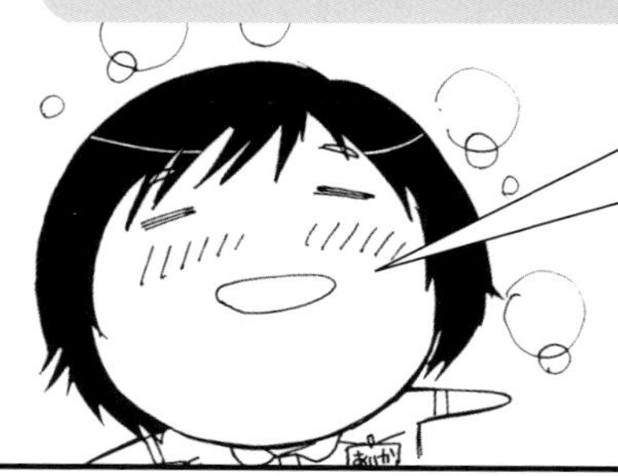

まっ黒いところが多いほど
脳は減ってるって見方は
FLAIRにも使えるんですね！

邪道だけど正しい見方だと思うよ。
ただ、隙間が多くなっていても同年齢と比べて脳が減ってなければ異常でないという見方もあるのだけど…

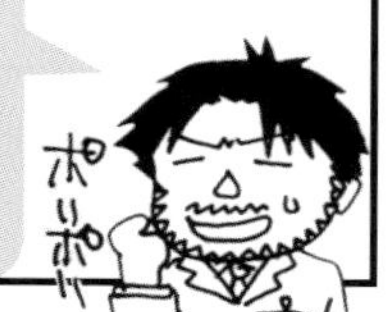

黒い量の原理は FLAIR でも有効ですよっと。

またそうやって例外の話ばっかりして！

自分の脳のサイズに合わせて頭蓋骨は成長するから、頭蓋骨と脳の間のまっ黒い隙間が増えていれば「若い時より脳が減った」という事実に相違はないんだけどね…
同様に、脳実質内の病変、特に深部白質病変と言われる慢性的な脳虚血所見も、年齢が進むとある程度は有って当然なので、年齢ごとの正常を知らないと立派な放射線科にはなれん！　なれんのだよッ！

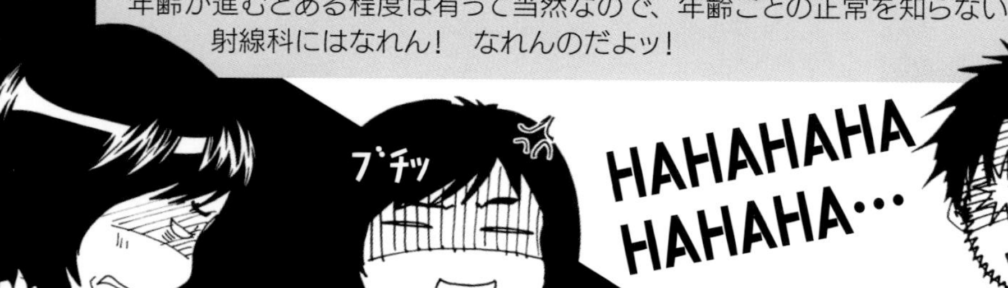

え!?

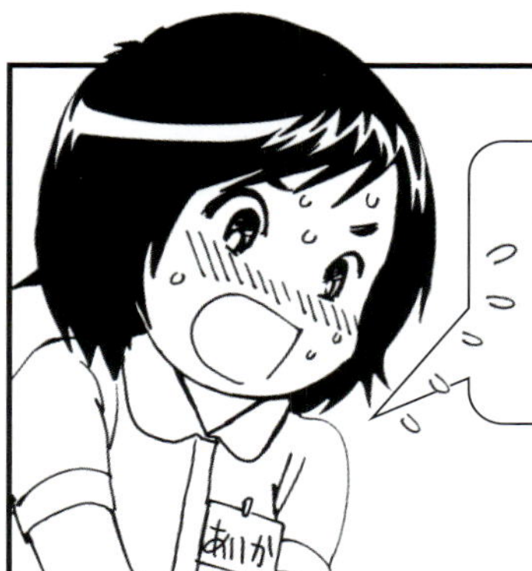

スマホでも！手帳でも！別に何でも済むでしょ？

誰も思いついてなかったね、そのやり方はー！！！

そんなことでいちいちいちいちいちいちいちいち勉強させるからみんな脳画像が嫌いになっちゃうんですよ！

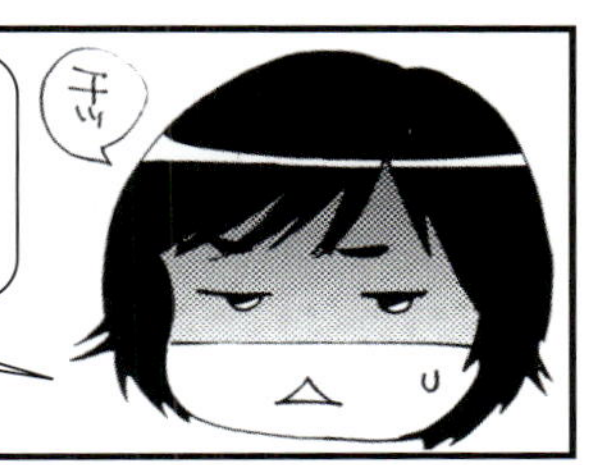
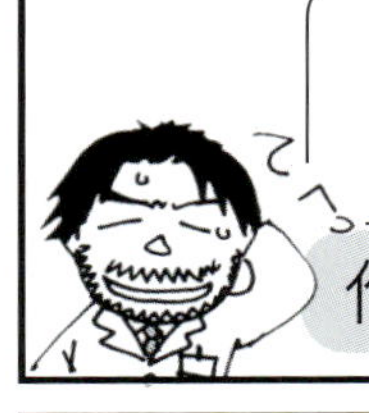

…じゃあ早く作って下さいよ
MRI正常サンプル
作ってみました！下記参照！

正常MRI-FLAIR画像の1例(30代男性、リハ医)

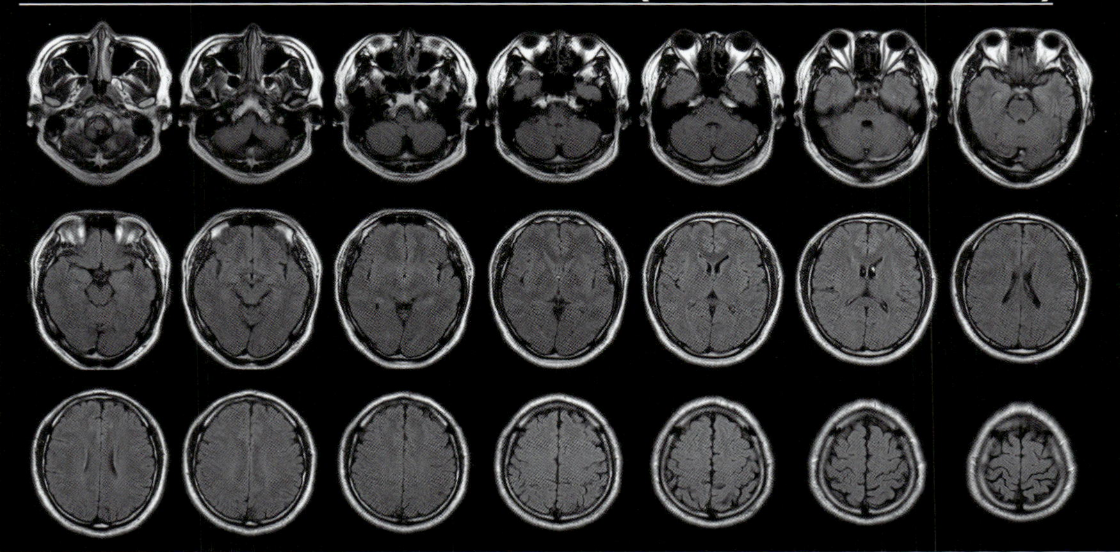

登場人物
あいかちゃん：脳外科医の父に、前下小脳動脈(Anterior Inferior Cerebellar Artery)と命名されそうになったが、略語のAICA(あいか)にしましょうと母に助けられた。そんな出生事情。興奮すると群馬弁になることからも、ソウルフードは焼きまんじゅう*に相違ない(*あんこが入っておらずみそだれ)。今回のみそしるまとめはそんな生い立ちからきたものか？
せんせい：脳画像を一日中見ている医者。顔面輪郭詐称の大家。あらゆるデメリットにもかかわらず、髭は絶対に剃らない。ちなみにこの正常MRI像は先生のものだとかそうでないとか…？ これが正常of正常脳だァァァアアッ！(ﾟДﾟ)

次回は養成講座 第3回：CTの白と黒ッ！(ﾟДﾟ)

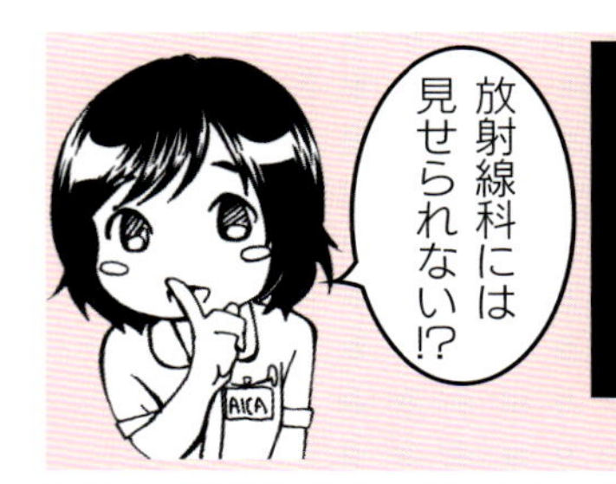

コメディカルのための ~~邪道な~~ 脳画像診断養成講座

原作：糠間　剛、まんが：仙道ますみ

養成講座 第３回 ：CTの白と黒ッ！(°Д°)

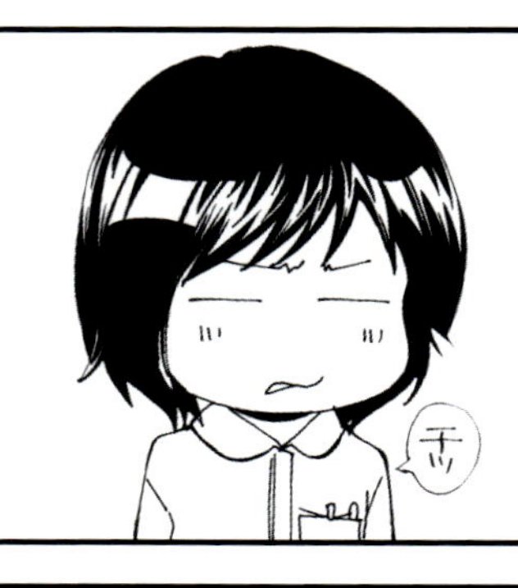

私は脳外科ナース１年目のあいか。

最近なんだかイライラします。

注１：30歳を超えたからとかではありません。
注２：あさくらみ○みさんでもありません。

特にアルバイト先の病院へ行く日わっ！

MRIがないってどういうことかい！？

CT scan only！

No MRI！

うおおおおお

しねぇぇぇ

絞

せっかく見方を覚えたのに！

「うちの病院はCTしかおいてないんです…。」バイト先の町中病院 事務長(52)談

MRIがおいてない病院が多いんですよ！
バイト先の病院もCTスキャンしかないって！

あぁ、まぁアルバイト先とかだと特にそうだろうねぇ… (-ω-;

MRI-FLAIRで覚えた「①まっ黒いところが多いほど脳みそが減ってる、②脳みそは基本灰色で、異常があれば灰色でなくなる」みたいな見方はCTにはないんですかいぃぃぃぃー(ノДT)

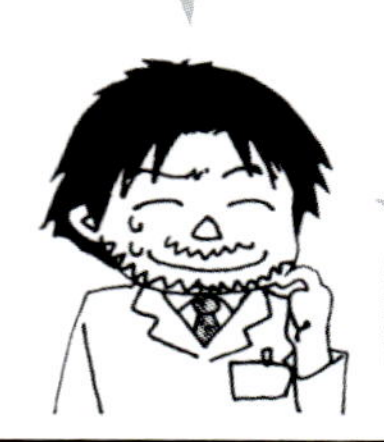

CTの見方も基本それであってるよ。MRI-FLAIRと似てる。

それいいじゃん！kwsk4649-！ヽ(´▽`)ノ

MRI
(FLAIR)

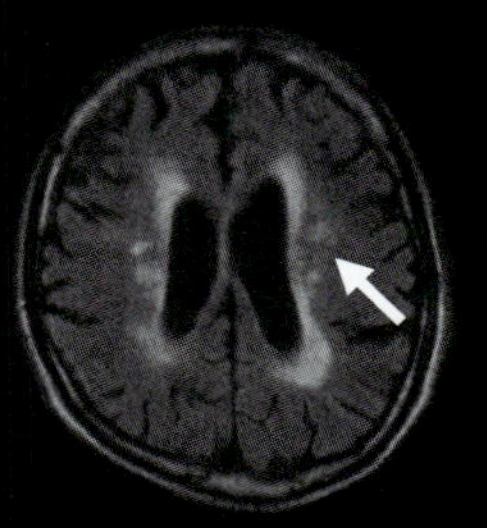

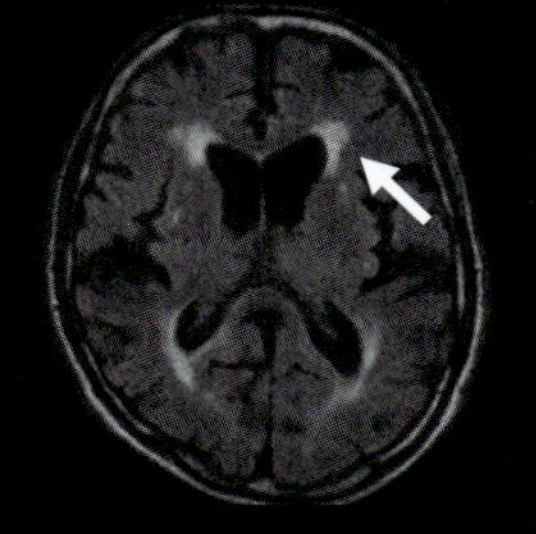

CT

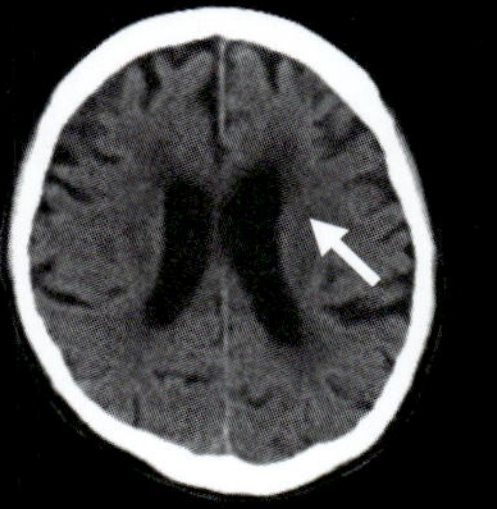

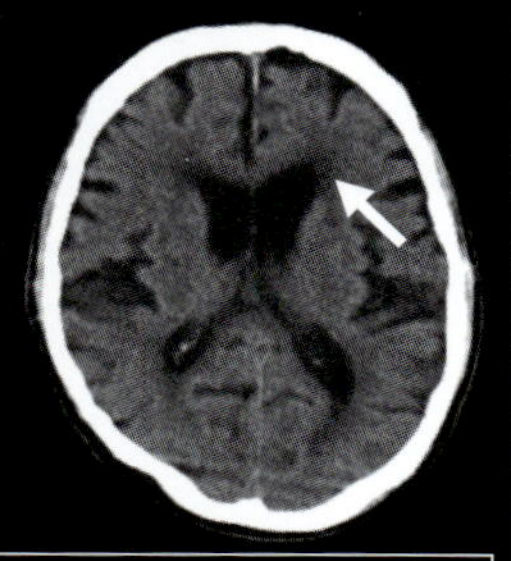

慢性虚血所見がMRI-FLAIRでは白く、CTでは黒く映っている。

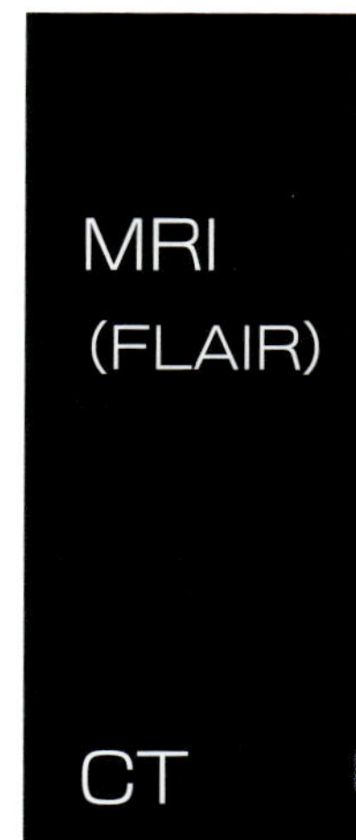

MRI-FLAIRの見方を最初に教えたのは、①脳実質以外は黒く映る、②脳実質は灰色に映る、③脳実質内のたいていの異常は白く映る、というふうにコントラストが見えやすいからなんだ。CTは①脳実質以外は黒く映る、②脳実質は灰色に映る、は同じなんだけど、③脳実質内のたいていの異常は「黒く」映る点が違う。
だから、コントラストが弱くて、FLAIRよりは異常が見えづらいんだよ。
でもMRIは高いから…
てへっ♡

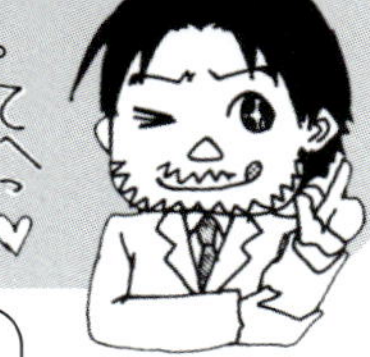

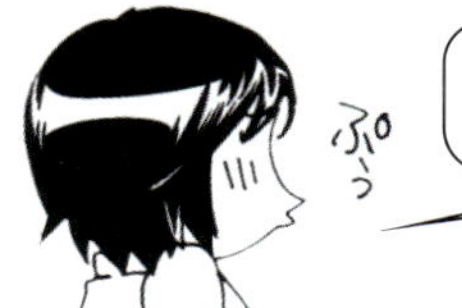

ぷっ
たしかに異常がわかりにくい！ 私CT嫌い！
でもCTのほうがわかりやすい異常もあるよ！
CTのほうがいい時もあるの？

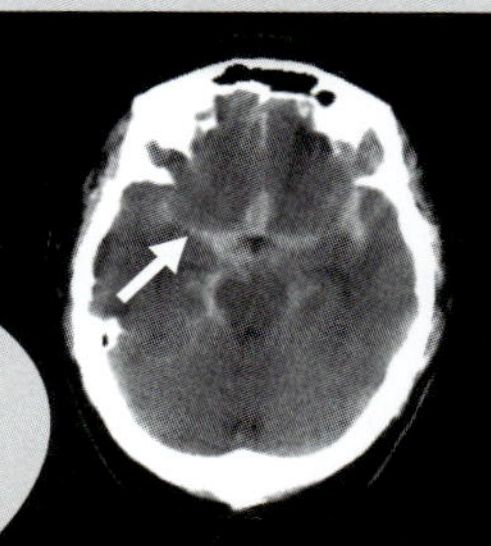

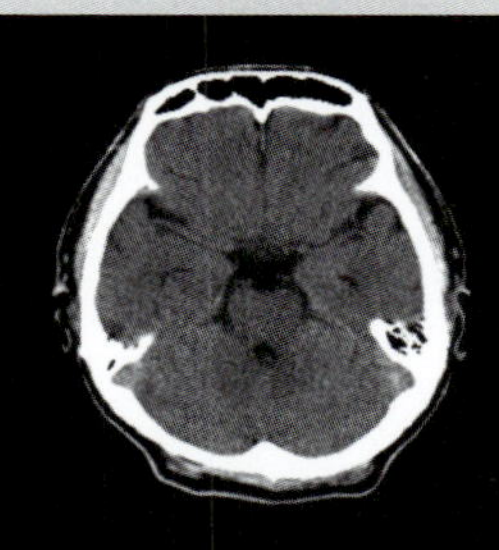

くも膜下出血
(左：有り、右：無し)

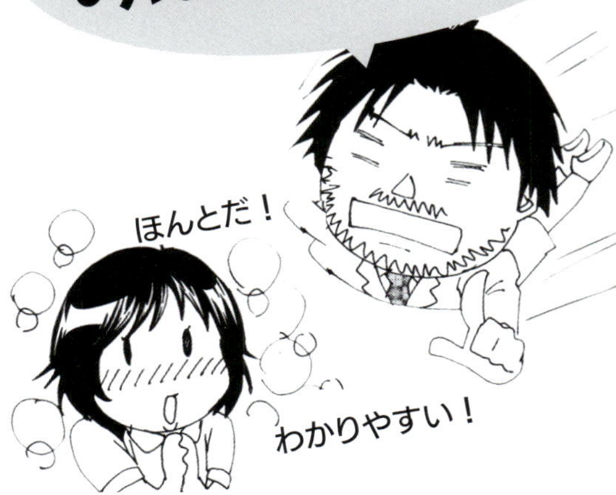

CTでわかりやすいのは出血です！
ほんとだ！
わかりやすい！

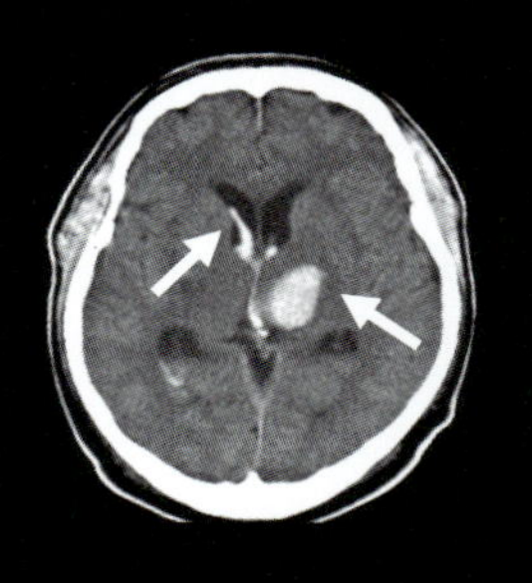

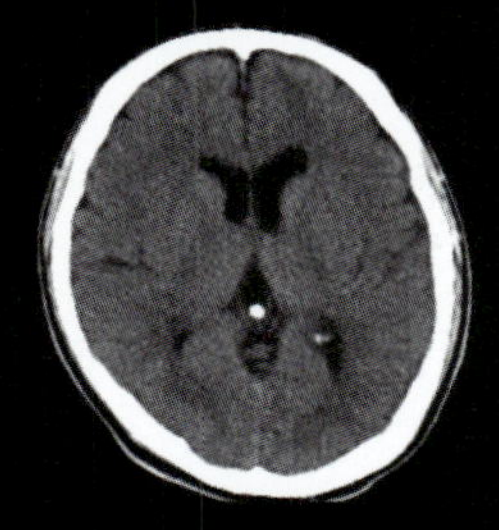

脳出血(脳実質内と脳室内)
(左：有り、右：無し)

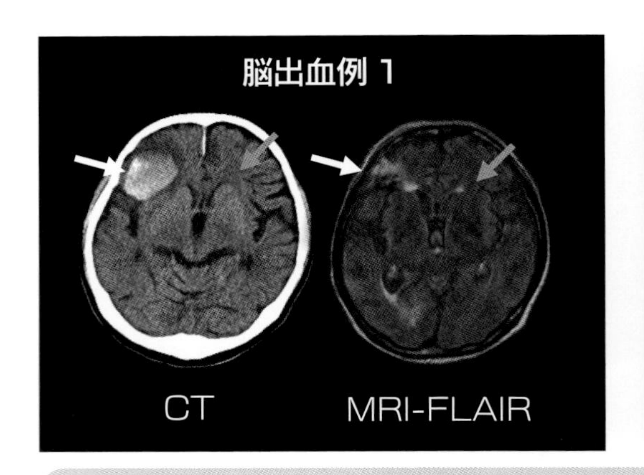

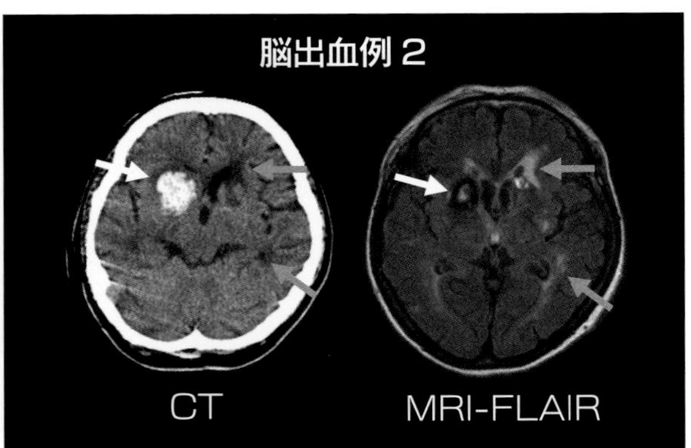

これらは、同じ人の CT と MRI-FLAIR を比べた例だけど、いずれも、元々慢性脳虚血所見があって、MRI-FLAIR ではそれが白く、CT ではそれが黒く映っている(➡)。どちらも出血は白く映る(⇨)から、出血以外の異常で白くなるものがほとんどない CT のほうがコントラストが効いて見つけやすいんだよ。でも、CT も MRI-FLAIR も出血後の時期次第で白くなくなるから、急性期の出血の検出において CT は優れるというのが正確な知識だよ。

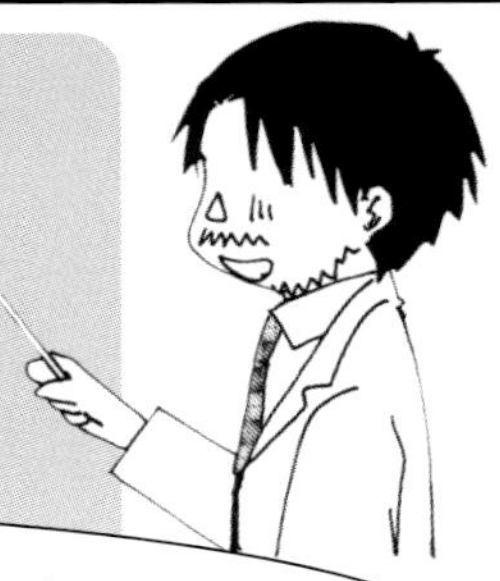

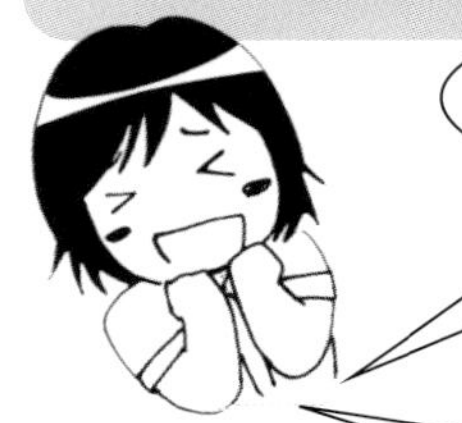

CT は出血以外は白くならないから、出血が見つけやすいってことですね!

骨(カルシウム)も CT で白く映るんだけど…

骨なら、まわりの頭蓋骨と同じ色でしょ?

Σ(゜Д゜;) 確かに! CT で白いものを見たら、明らかに骨とわかるものと比べる。つまり、周りの頭蓋骨と見比べれば、出血以外の生理的な石灰化と見間違ったりしにくそう! 出血のほうが骨より淡いからわかるかな!?

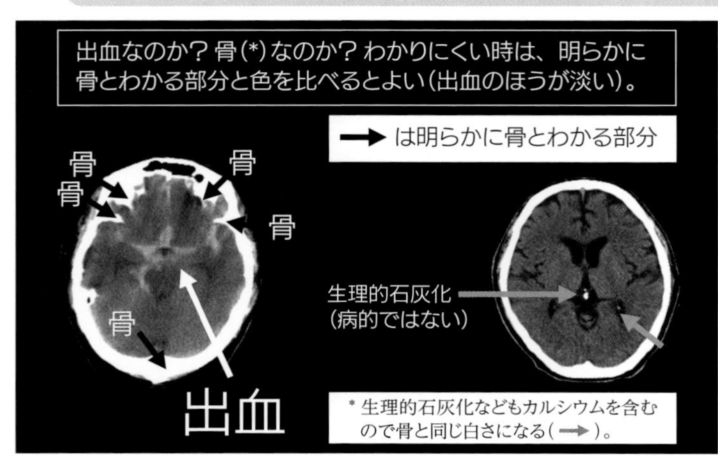

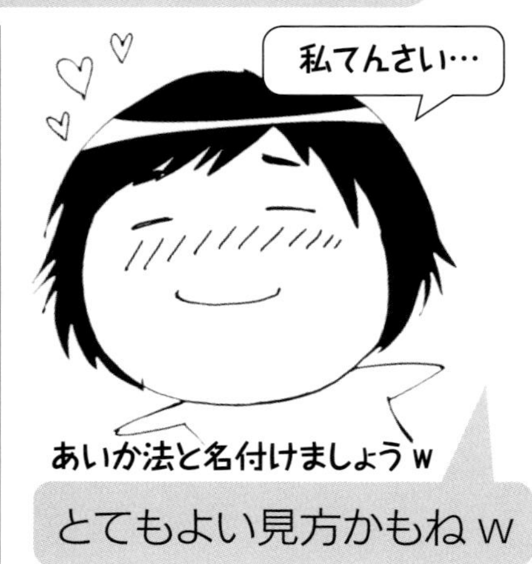

私てんさい…
あいか法と名付けましょうw
とてもよい見方かもね w

つまり こうゆうことですねッ！

CTの見方ッ！クワッ(ﾟДﾟ)

①脳みそ（脳実質）が灰色、脳みそのない部分（脳溝や脳室）が黒く映るのはMRI（FLAIR）と同じ！
②出たばかりの出血と骨が白く映る！

せんせいからの補足。
注１：出血が白くなるのは通常亜急性期までで、慢性期は黒です。
注２：出血と骨や石灰化を見分けるコツは、白い部分を同じ写真で映っている頭蓋骨の色と見比べることです。

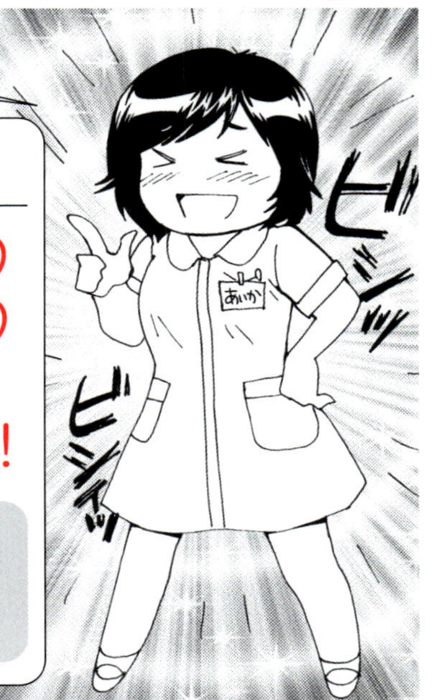

結局、MRI-FLAIRで覚えた「①まっ黒いところが多いほど脳みそ（実質）が減ってる、②脳みそ（実質）は基本灰色で、異常があれば灰色でなくなる」って見方はCTでも同じなんだよ。量の原理が使えるわけだ。

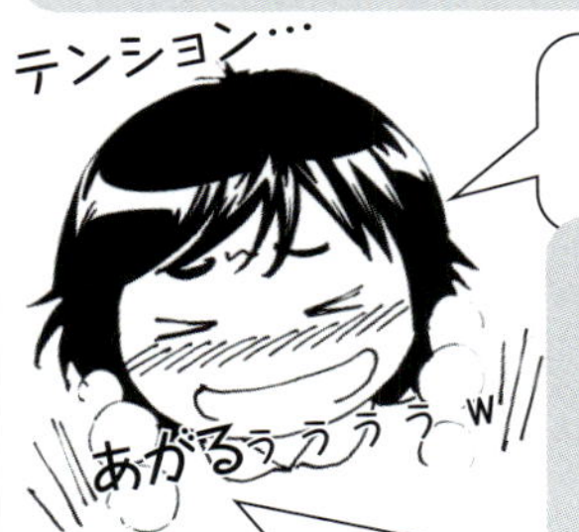

それさえわかれば、CTしかないバイト先でもSAN値(*)を保てますね！（*Sanity Point：正気さ）

どんなに正気さを失っても事務長の首を絞める新米ナースなんて他にいないよ！ Σ(ﾟДﾟ;)

下手したら、クビになるよ！

私可愛いから大丈夫ですよwww

…その後事務長から看護師長へと事情が伝わり、翌週からバイト禁止になったとか…

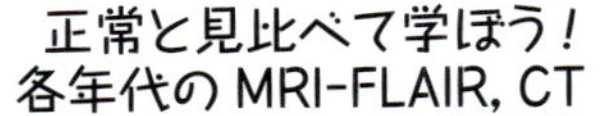
正常と見比べて学ぼう！
各年代のMRI-FLAIR, CT

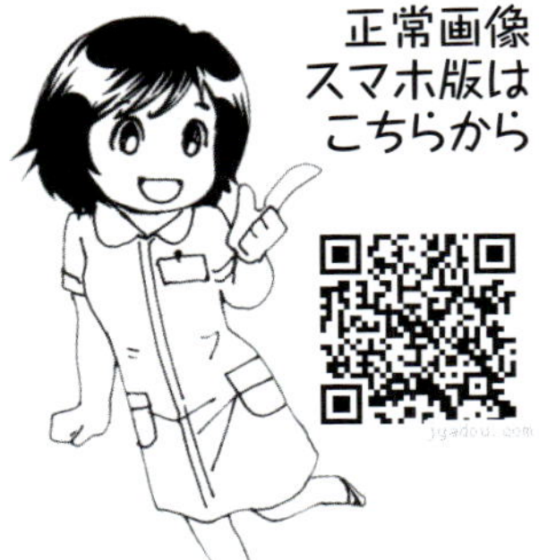
正常画像
スマホ版は
こちらから

登場人物

あいかちゃん：脳外科医の父に、前下小脳動脈（Anterior Inferior Cerebellar Artery）と命名されそうになったが、略語のAICA（あいか）にしましょうと母に助けられた。そんな出生事情。事務長に放たれた技は「毒蛇絞」。コブラク□ーです。□は四角です。

せんせい：脳画像を一日中見ている医者。顔面輪郭詐称の大家。あらゆるデメリットにもかかわらず、髭は絶対に剃らない。SAN値という表現を医学界にも通用するように世の中を変えたいとおもっている。一日の大半を画像解析に費やす某リハ医とは無関係。実は、病的な程度を表現する医学用語は数多あれど、正気の程度を表現する医学用語ってないんですよね。

次回は養成講座 第４回：認知症の白と黒ッ！(ﾟДﾟ)

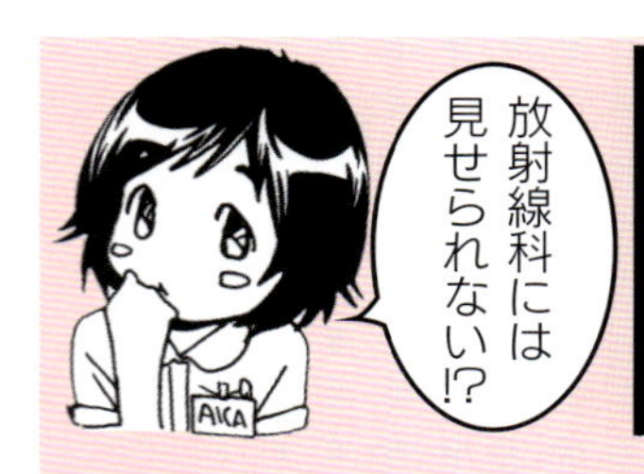

コメディカルのための ~~邪道な~~ 脳画像診断養成講座

原作：粳間　剛、まんが：仙道ますみ

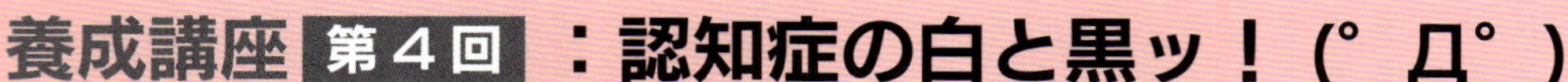

養成講座 第４回 ：認知症の白と黒ッ！（ﾟДﾟ）

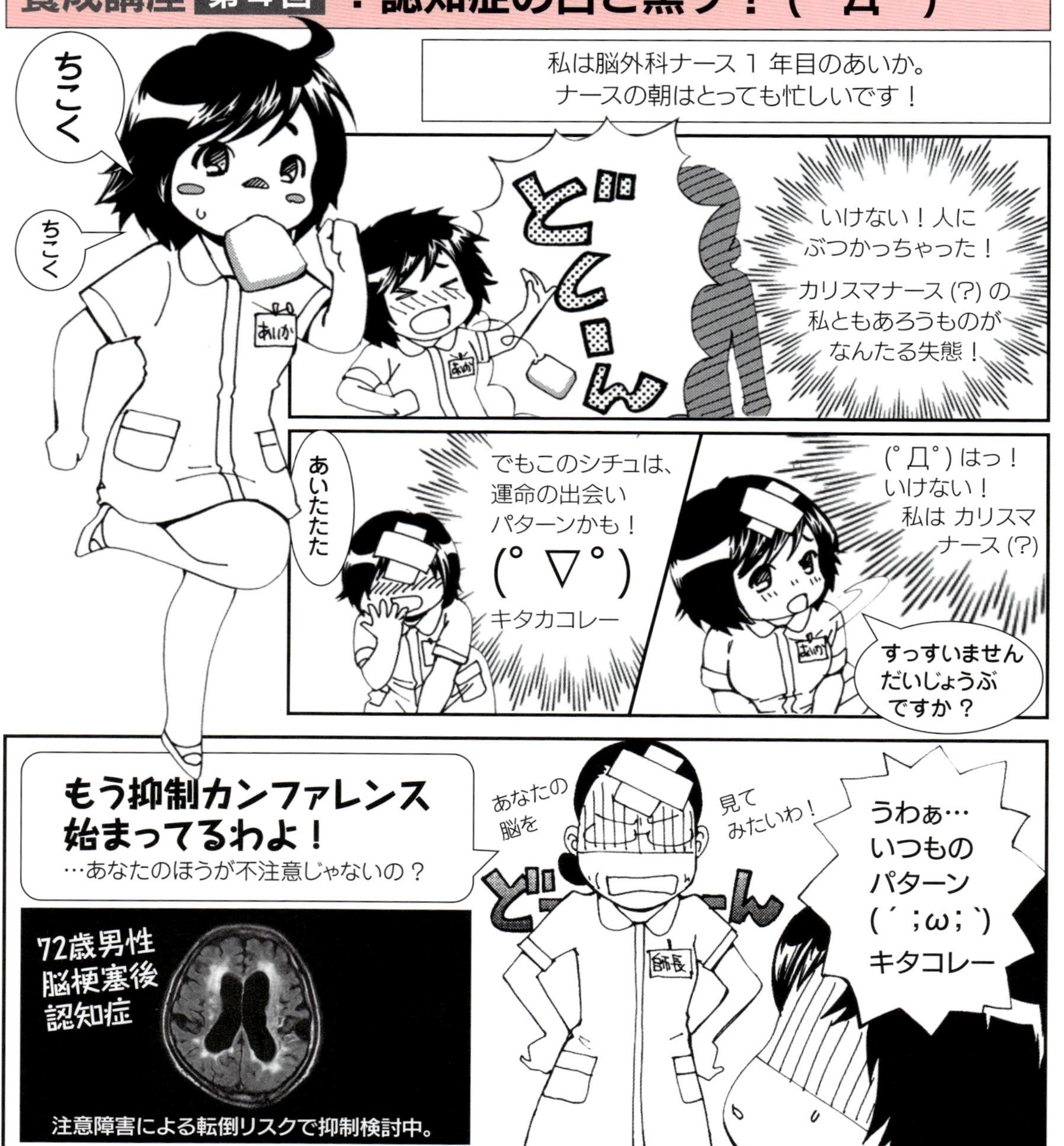

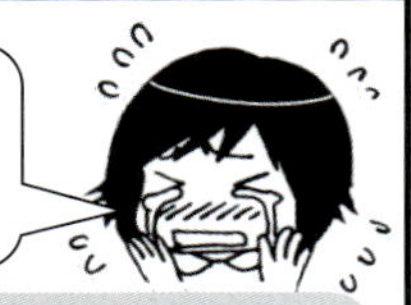

**人のことを認知症扱いするとか…
冗談でもよくないと思うんですけど！**

天然ボケは医学的には認知症に含められないからね（後述）… (-ω-;

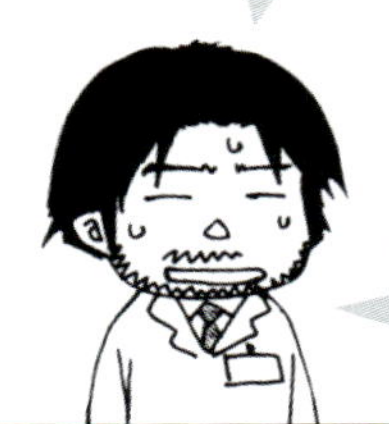

認知症なら進行するでしょ！(ﾟДﾟ#)
私は日々成長してるのに！むしろ！(´;ω;`)

進行するとか、そういうの、認知症の診断と関係ないよ。

Σ(ﾟДﾟ;)そうなの？それkwskお願いします

DSM-5の認知症の診断基準 (Major Neurocognitive Disorder)

A. 1つ以上の認知領域（複雑性注意、実行機能、学習および記憶、言語、知覚-運動、社会的認知）において、以前の行為水準から有意な認知の低下があるという証拠が以下に基づいている。
(1) 本人、本人をよく知る情報提供者、または臨床家による、有意な認知機能の低下があったという懸念、および
(2) 標準化された神経心理学的検査によって、それがなければ他の定量化された臨床的評価によって記録された、実質的な認知行為の障害

B. 毎日の活動において、認知欠損が自立を阻害する（すなわち、最低限、請求書を支払う、内服薬を管理するなどの、複雑な手段的日常生活動作に援助を必要とする）。

C. その認知欠損は、せん妄の状況でのみ起こるものではない。

D. その認知欠損は、他の精神疾患によってうまく説明されない（例：うつ病、統合失調症）。

以下によるものか特定せよ
・アルツハイマー病　・前頭側頭葉変性症　・レビー小体病
・(脳)血管性疾患　・外傷性脳損傷(脳外傷)　・物質/医薬品の使用
・HIV感染　・プリオン病　・パーキンソン病　・ハンチントン病
・他の医学的疾患　・複数の病因　・特定不能

ここには最新の認知症の診断基準を例にあげたよ。
認知症の診断基準は改訂されたり追加されたりしょっちゅうだけど、「変わらない基準」がある。
それは、
1. 元々のレベルより認知機能が低下している。
2. 1.によって日常生活が一人でできない。
3. 1, 2の原因疾患がある。
…の3点です。

「低いかどうか？」ではなく「低下」したか。

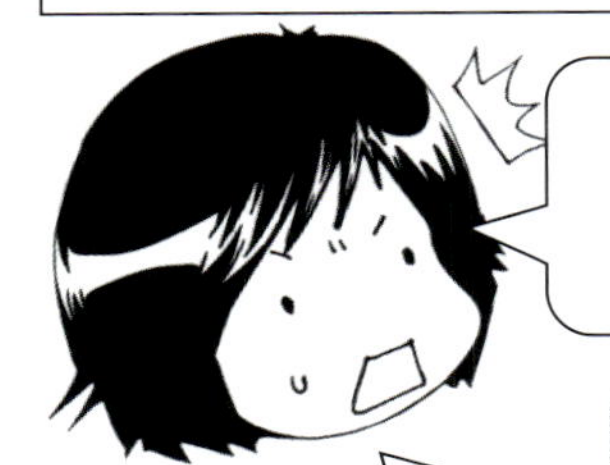

病気やけがで頭の働きが悪くなって、一人で生活できなくなったら認知症てこと？(ﾟ Дﾟ)？

それ、覚えやすい理解の仕方だね！

進行するのが認知症って思ってたけど？(ﾟДﾟ)？

よく患者さんや家族、医療従事者からさえもそう聞かれるけど、無関係。
認知症の原疾患になるアルツハイマー病や前頭側頭葉変性症（旧ピック病）といった変性疾患では進行するから、そのイメージによる誤解でしょう。

高次脳機能障害との違いは？

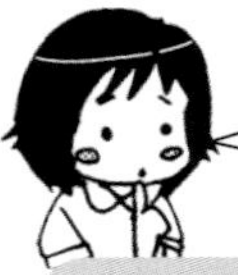

あいかちゃんの言葉を借りて説明するなら、
病気やケガで頭の働きが悪くなった障害が高次脳機能障害。
その程度が強くて一人で生活することができなくなった状態が認知症。
そもそもの病気やケガにあたるのが原疾患だよ。

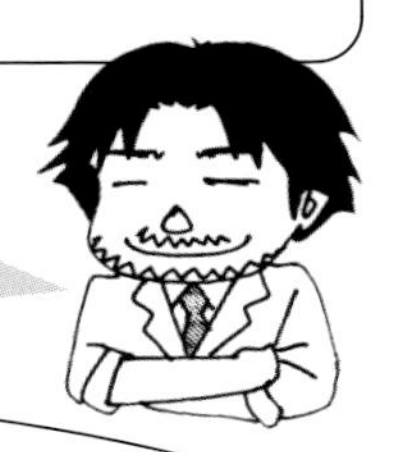

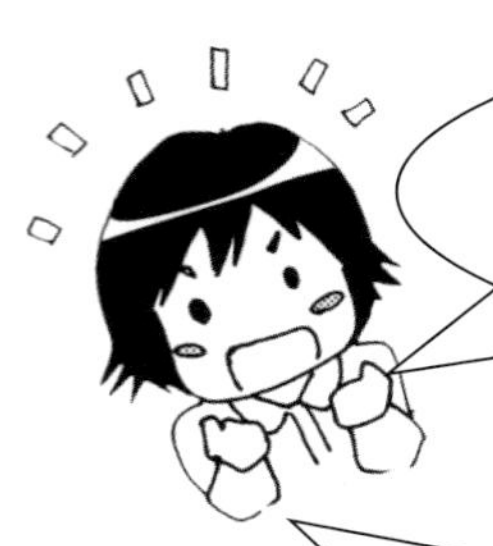

アルツハイマー病になって頭の働きが落ちて、
一人で生活できないほど進行したら
アルツハイマー型「認知症」と「呼ぶ」！

進行するかどうかでなく程度の問題なんです。
d(-ω-*)

脳外傷で高次脳機能障害になったら、進行しないけど、
一人で生活できないほど頭の働きが落ちていたら認知症と呼べて、
そこまで落ちてなかったら認知症とは呼ばない！

そのとおり！

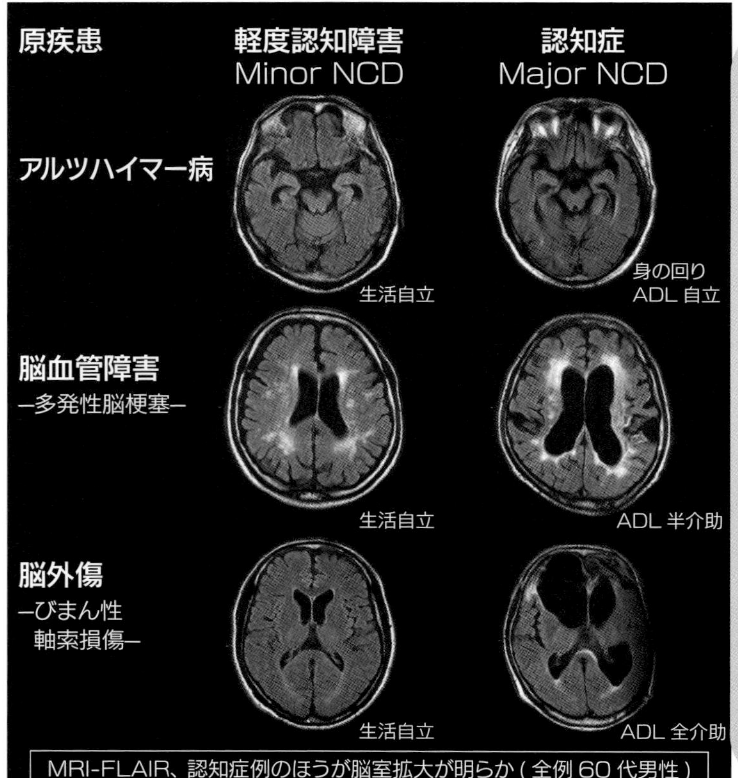

MRI-FLAIR、認知症例のほうが脳室拡大が明らか(全例 60 代男性)

脳損傷の原疾患によって、画像所見は異なるんだけど、「認知症」というからには、生活能力に著しい支障が出るほど脳損傷があるということだから
画像所見は…

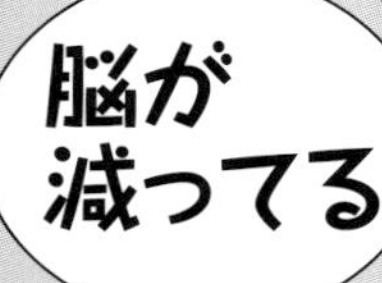

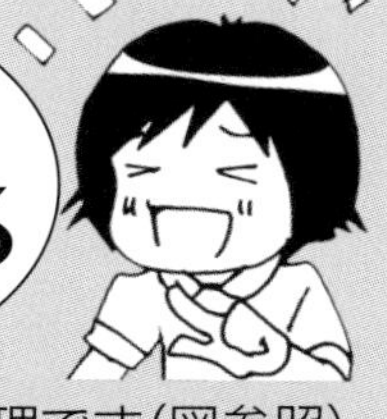

…だね！量の原理です(図参照)。

薬や金銭の管理に困難はあるけど
自分でできるレベル(軽度認知障害)と、
自分ではできないレベル(認知症)の、
違いは画像左と右の列の差を見よう。

認知症でも、身の回りのADL 自立(軽度)、半介助(中等度)、全介助(重度)で程度が違う。縦にあえて重症度が違う症例を並べてみたけど、原疾患が違っても
正常脳の量にADLが比例してるのがわかるかな？

ウン

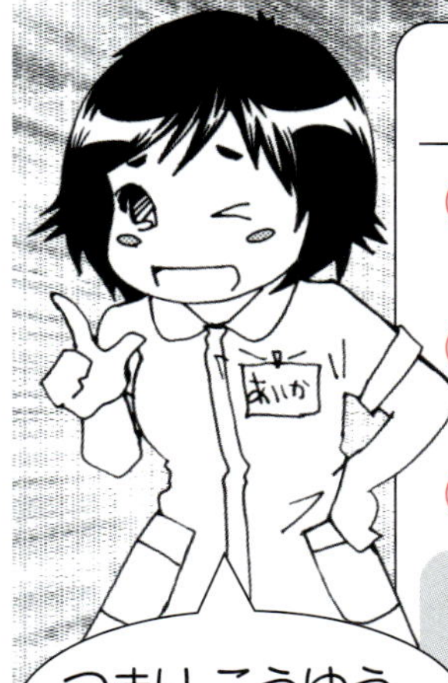

認知症の捉え方ッ！ｸﾜｯ(ﾟДﾟ)

① 脳の病気やケガで頭の働きが元のレベルより悪くなるのが高次脳機能障害（≒認知障害）。
② ①の程度が強くて一人で生活できないほど生活能力が低下した状態が認知症。
③ 認知症の能力予想には量の原理が使える。

つまり こうゆうことですねッ！

せんせいからの補足。
注１：認知症をきたす原疾患のうちアルツハイマー病などの変性疾患は進行しますが、脳外傷など全く進行しないものもあります。
注２：原疾患の診断はあくまで総合的に行います！
量の原理は診断方法ではなく生活能力を予想する目安です。

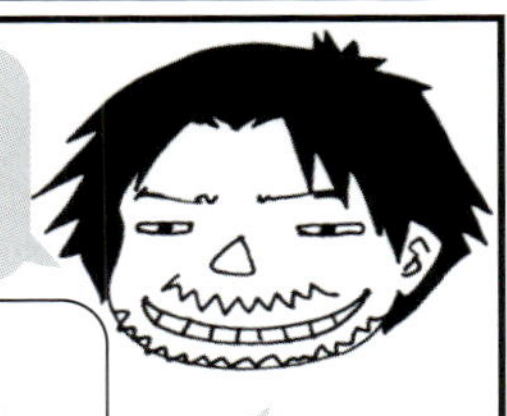

…そんなわけで、「元のレベルより低下する」のが認知症なので、生まれつきの不注意（≒ドジ）は、どんなに程度が強くても認知症とは言わないわけだね。「天然」は認知症の診断からは除外されるわけだｗ

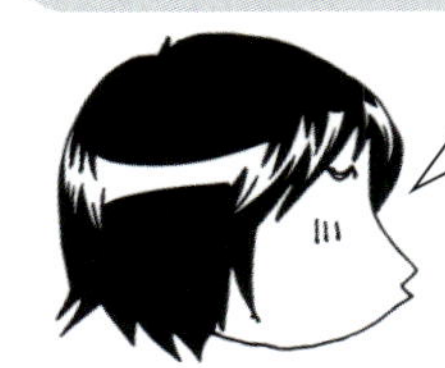

ほらやっぱり！私は、認知症じゃないでしょ！？
看護師長のほうこそ MRI 精密検査が必要ですよ！

まぁ師長さんクラスの年配の方だと認知症の原因になる脳変性が始まってる可能性は 0% ではないけど、初期の変性疾患の診断は難しいから (-ω-;

私、調べてみたいから、認知症の原疾患になる病名を教えて下さい！

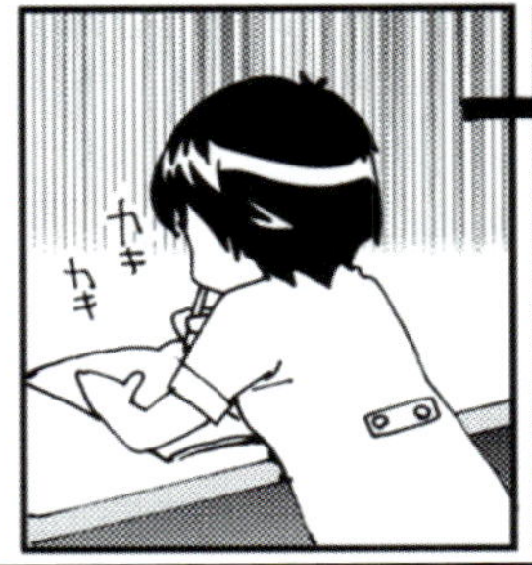

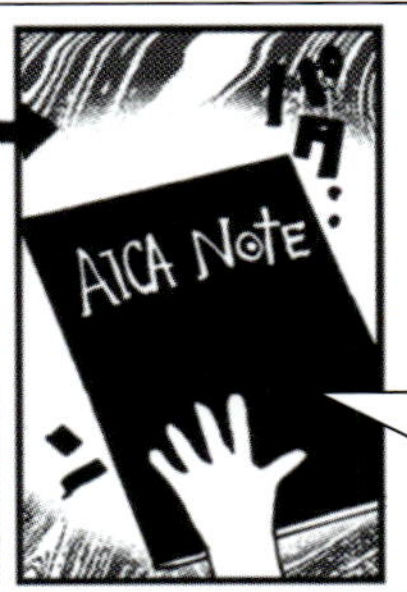

認知症の原疾患は「人の名前」の病名が多い。人名のついた病名はだいたい進行すると思ってよいかな。

認知症の原疾患で進行するのは、アルツハイマー病、レビー小体病、ピック病、パーキンソン病、ハンチントン病…これらは人名＋病っと…メモ完了！

そのノートって…人の名前書いて大丈夫？(-ω-;

正常と見比べて学ぼう！
各年代の MRI-FLAIR,CT
正常画像スマホ版は
こちらから！

登場人物
あいかちゃん：脳外科医の父に、前下小脳動脈（Anterior Inferior Cerebellar Artery）と命名されそうになったが、略語の AICA（あいか）にしましょうと母に助けられた。そんな出生事情。ど天然。
ちなみに天然は airheaded（空気頭）と英語圏では言われたり。空気は MRI でも CT でもまっ黒く映るのでまさしく量の原理を言い得て妙。
せんせい：脳画像を一日中見ている医者。顔面輪郭詐称の大家。あらゆるデメリットにもかかわらず髭は絶対に剃らない。認知症の原疾患のうち進行するものは「人名＋病」なので、人名を書いてはいけない NOTE へのオマージュなエピソードで、覚えやすかったでしょ？と得意気になっている某リハ医とは無関係。

引用文献
日本精神神経学会（監）：DSM-5 精神疾患の診断・統計マニュアル，17 神経認知障害．pp594-602，医学書院，2014

次回は養成講座 第５回：脳血管障害①梗塞編！(ﾟДﾟ)

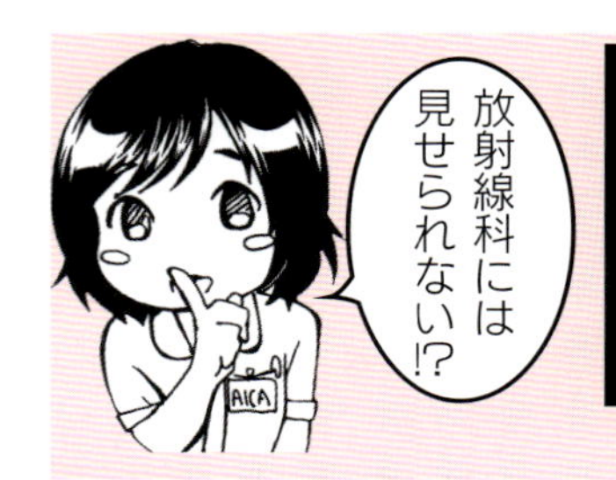

コメディカルのための ~~邪道な~~ 脳画像診断養成講座

原作：粳間　剛、まんが：仙道ますみ

養成講座 第５回 ：脳血管障害①梗塞編！(ﾟДﾟ)

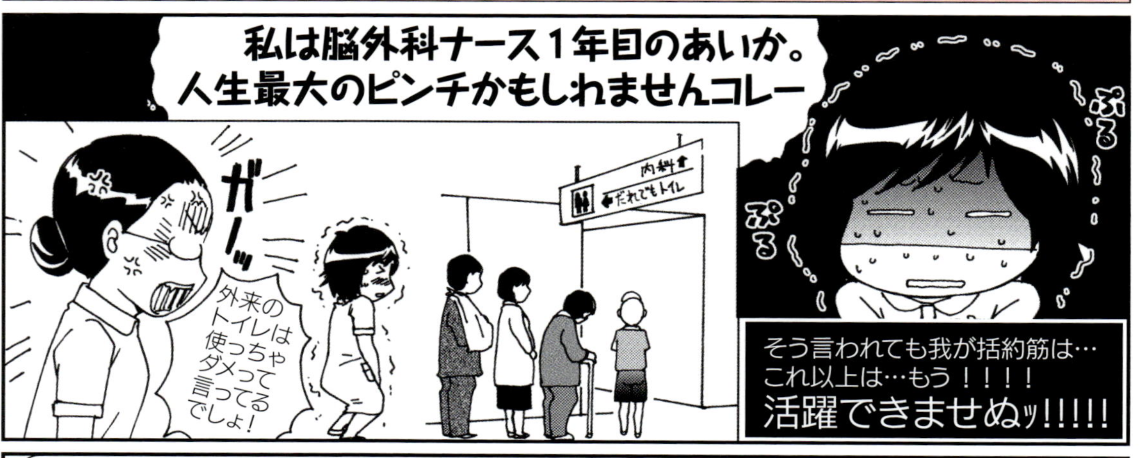

私の病棟の１室しかないスタッフ用のトイレが詰まってて！
他の病棟のスタッフ用トイレは使われてて！
病棟患者さんに会わないように、外来の「だれでもトイレ」に行ったのにすごく混んでて！
並んでたら師長が…

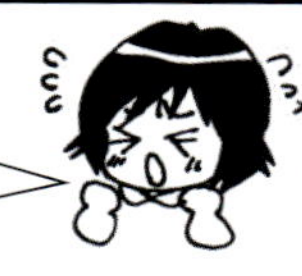

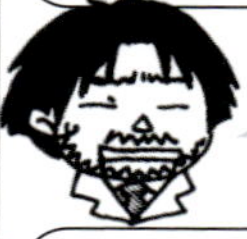

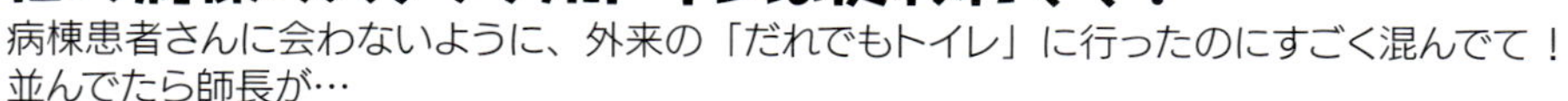

は？(ﾟДﾟ) 脳梗塞？(ﾟДﾟ)　どうして？
血管が詰まって脳細胞が死んでしまう病気だから
トイレが例になるのはなんとなくわかりますけど…
ちょうどいま病態がよくわからない
受け持ち患者さんがいるから教えて下さい！(ノДT)

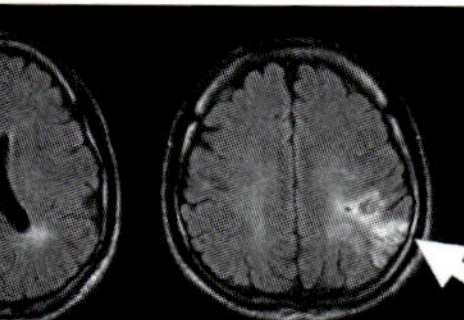

症例①
60 代男性
独居・通院
ともに自立し、
仕事もできている。一方で、最近
「何をするのも遅く、疲れやすい」

MRI-FLAIR では深部白質の多発脳梗塞

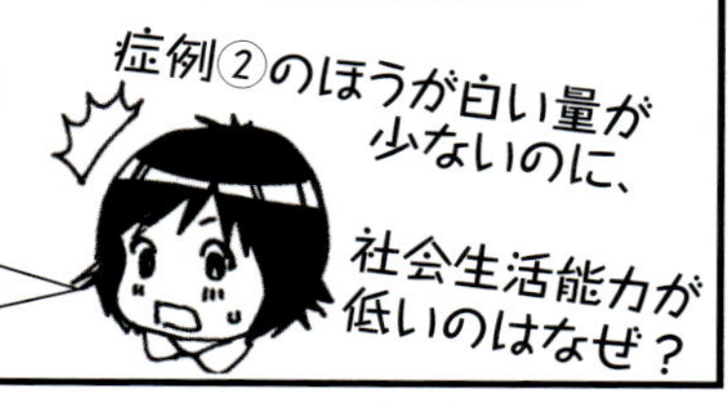

症例②
30 代男性
独居や通院は
全く問題ないが
会話だけが極端に遅く、時に成り立たない。結果として仕事は全くできない。

MRI-FLAIR では左頭頂葉の脳梗塞一つのみ

脳梗塞は場所により症状が大きく異なる。
大別すると2パターンある。
①脳全体を使って行なっている機能
（＝全般的情報処理）に関わる場所の梗塞
②その場所でしか行われてない機能
（＝局在機能）を担う場所の梗塞。

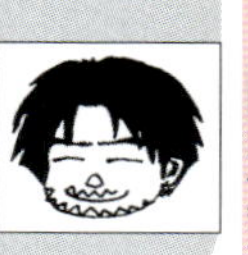

前者は病院の一般用トイレのように、
数に余裕があるので、
一部が詰まっても他の場所で補える
という特徴がある。

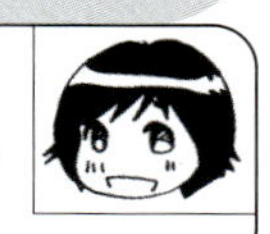

余裕があるんですね！
だけど、詰まってるところが増えたら
混みますよね。

そのとおり！　小さな詰まりでは
気づかれないけど、数が増えれば、
だんだんと、さばけなくなっていく。
処理できる情報量が減る、速度が落ちるなど、
詰まった場所が増えるほど全般的な情報処理が
滞っていくんだ（情報処理障害）。

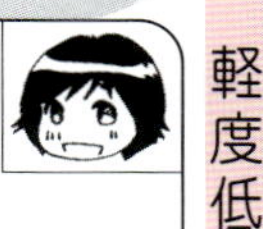

だから症例①は仕事が遅くなってるんだ！
でもそんなの習ったことないですよ！
記憶とか注意とか遂行機能とか
言語機能なら知ってますけど…
そういうので言うと何ができなくなるんですか？

何ができなくなるというより、全体的に
頭の働きの量やスピードが落ちるんだ。
だから、記憶も注意も遂行機能も言語機能も
どれも全部、こなせる量や速度が落ちる。
こういうのが全般的情報処理の障害！

カバーできる余力が大きいから周りからわかりに
くいのだけど、傍目にわかるほど悪くなったら、
カバーする余力がなくなったということだよ！

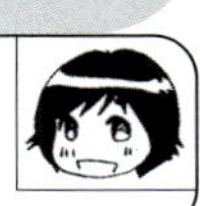

病院の「だれでもトイレ」がついに
全部詰まった！　みたいな！

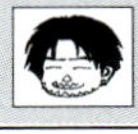

だね（´∀`;）

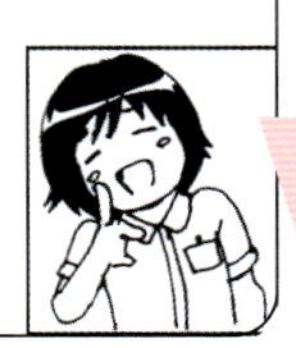

詰まった脳は白くなり、
まだ使える脳は灰色のまま！
全般的情報処理の余力は、
「白い量の原理」で
評価できるんですね！

全般機能　問題無し
全般機能　軽度低下
全般機能　重度低下

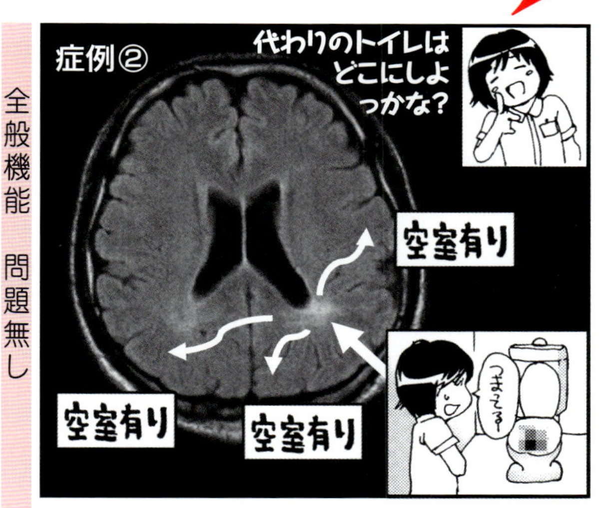

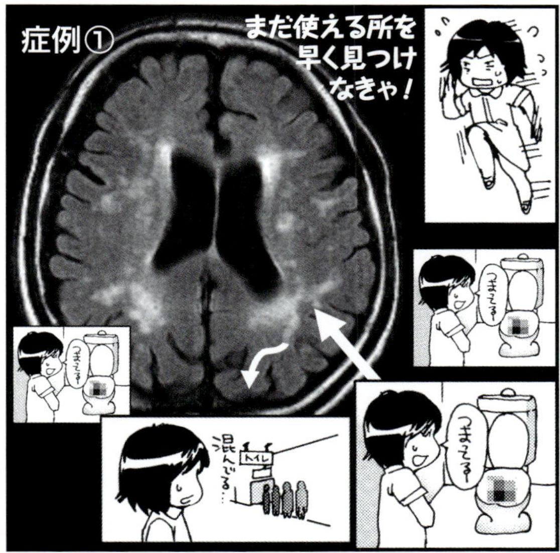

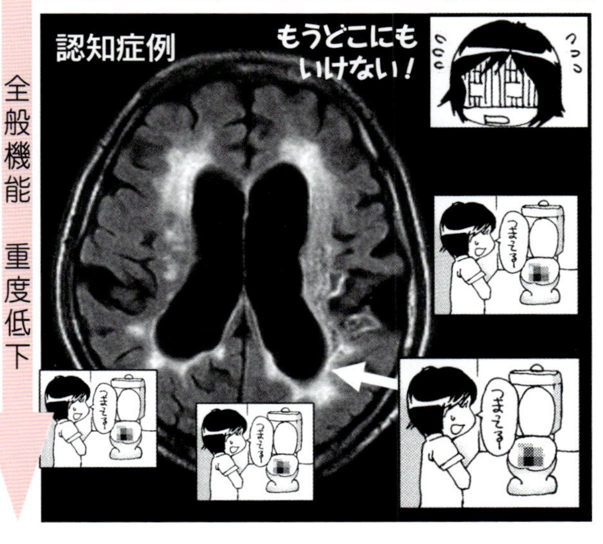

もうひとつのパターンは、症例②のようにそこだけの特別な機能（局在機能）を担う場所の梗塞だ。こういうタイプの梗塞は、あいかちゃんが習ったような症状が出ます。言語機能を担う場所の梗塞（言語野の梗塞）なら言語機能異常（失語症）になるといった具合にね！

失語症！
それは習いました！

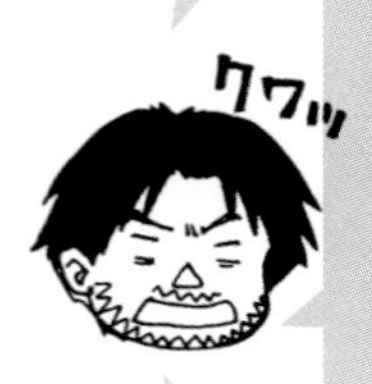

スタッフ専用トイレが詰まった例のように、局在機能を担う、特別な場所の梗塞に対しては、脳は予備・余力が少ないのです。だから症状が出やすく、一部機能だけ脱落するから周りからも明白！（巣症状・脱落症状）

頻度が多く、症状も目立つから教科書にのると！？

症例②では、言語野のうち、頭頂葉の一部（縁上回）が梗塞を起こしているけど、同じ機能を担っている場所は少ないから、異常が起きるとなかなかカバーできない。

もともと数が少ないスタッフ専用トイレは、数部屋でも壊れたら即、機能が停止するでしょ？　それと一緒だよ。
代わりに病院の「だれでもトイレ」に行ったりすることも、普段は禁止されてたりするから…対策しないとナースは機能停止するよねｗ

１日全くトイレに行けなかったら膀胱炎になって翌日は仕事無理ですよ！

機能局在がある場所の梗塞は、梗塞が小さければ梗塞部位の周りでカバー（代償）しようとする。
下図の①のような状況だ。元々同じような機能を持っている場所での代償だね。
もうひとつの代償方法は、梗塞の反対側での代償で、本来その機能を持っていない場所での代償。
下図の②のような状況だ。

①は別の病棟のナース専用トイレに行く、
②は、①が駄目で…外来のだれでもトイレに行く、みたいな！

症例②

右　　左

混乱が目に浮かぶ

○部が左右の縁上回
左は言語野の一部だが、右は本来、空間認識や情報処理全般をするところ。

①近くのナース専用トイレは数が少なすぎる！（言語機能低下を即座に代償できる部位はわずかしかない）

②一般のトイレ（遠隔領域）を使うのは、ナース専用ではない（言語野ではない）し、離れ過ぎると行きにくいからやむを得ない場合だけ。導線の変更を要し患者さんの混乱を招く時もある。（≒全体の情報処理システムの再構築も必要になる）

①の状況では、別のナース専用トイレが使えるけど、「数が少なく」、捌ける量・スピードが落ちる。
②の状況では、患者さん優先だからナースは使いにくい（本来の機能優先）。いちいちトイレ行くたびに長距離移動してたら他の業務にもさしつかえるでしょ？　患者さんの流れも混乱したりするかもだし。（局在機能を担う場所が大きく変わると、全体の情報処理様式も変化せねばならず、混乱する）。

第5回：脳血管障害 ①梗塞編！(ﾟДﾟ)

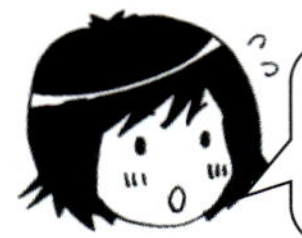

特別な働きを担う場所の梗塞が、代償されにくく、症状が出やすいのはわかりましたけど…
でもこのタイプの脳梗塞って、脳全体の白い量と能力の程度が比例しないから、
今まで教えてもらってきた「量の原理」には従いませんよねぇ。

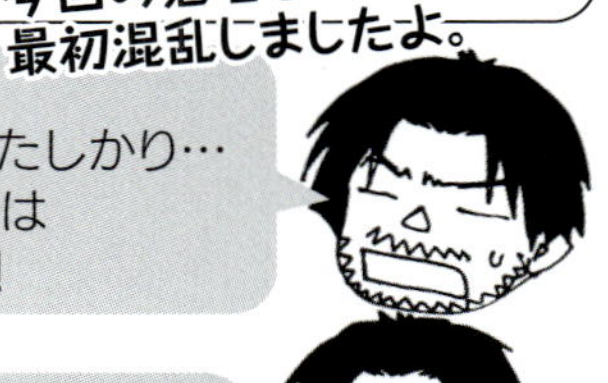

今回の患者さん二人には最初混乱しましたよ。

そのとおり！　量の原理で全体を見るやり方を先に習うと、
機能局在を知らないと理解しにくいタイプを見ると混乱するよね！　逆もまたしかり…
局在機能のある領域の損傷量と対応する機能低下は比例するから、局所では
量の原理が成り立つんだけど、コレは覚えるのがめちゃくちゃ難しいよー！

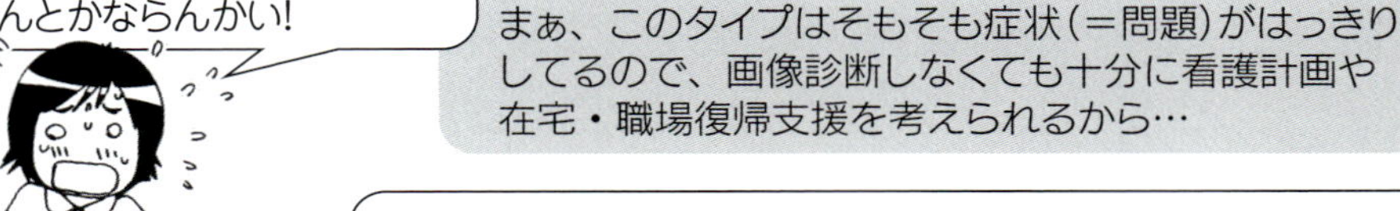

勉強はなるべくしない方向で
なんとかならんかい!

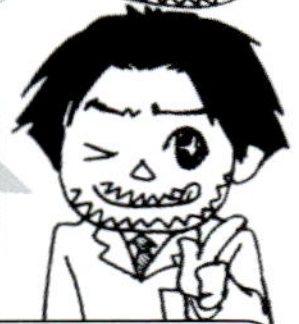

まぁ、このタイプはそもそも症状（＝問題）がはっきり
してるので、画像診断しなくても十分に看護計画や
在宅・職場復帰支援を考えられるから…

じゃあナースは画像診断を何に使えばいいの？ (-ω-;

どっちの脳梗塞のタイプに対しても、脳の余力の評価に使うんだよ！
症状がはっきりしてたら機能局在がある領域の梗塞と見なして、まず梗塞の
大きさを見ること！(わかるなら、症状と対応した機能領域内のどれだけ占めるか見る)。
これで梗塞周りでどれだけカバーする余力があるかわかるよね。そして、もう一つ、
梗塞の反対側に梗塞がないか見ておくこと。これも回復の余地を見るうえで大事だよ。

なるほど！

余力が少ないと思ったら、ヘルパー入れたりとか調整を早めに考えて…
生活でやることの「量を減らす」「時間に余裕を待たせる」支援をするとか！　d(-ω-*)

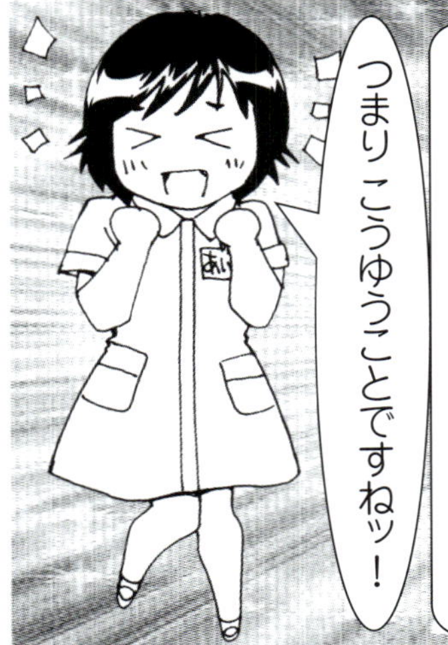

脳梗塞には大別して２種類の形式がある！

①「できなくなったことがはっきりしない脳梗塞」は、
脳全体の余力を奪うタイプの可能性が高い！
脳全体の白い量で重症度がわかる（白い量の原理）

②「できなくなったことがはっきりわかる脳梗塞」は
白い量の原理には従わないから注意！
支援を考えるのに画像診断はいらないけど、どれくらい回復するか予想するために、梗塞の周りと
その反対側が正常か見ておくのが重要！

よいまとめでした d(-ω-*)

正常と見比べて学ぼう！
各年代のMRI-FLAIR,CT
正常画像スマホ版は
こちらから！

登場人物
あいかちゃん：脳外科医の父に、前下小脳動脈（Anterior Inferior Cerebellar Artery）と命名されそうになったが、略語のAICA（あいか）にしましょうと母に助けられた。冒頭より後のあいかちゃんの括約筋は活躍しています。そのせいか過去最高難度の今回の講座にもついてこれました。
せんせい：脳画像を一日中見ている医者。顔面輪郭詐称の大家。あらゆるデメリットにもかかわらず、髭は絶対に剃らない。ウォシュレットがない国（≒日本以外）では暮らせない。

参考文献

・日本神経学会：第6章 血管性認知症（VaD）．認知症疾患治療ガイドライン 2010
http://www.neurology-jp.org/guidelinem/degl/sinkei_degl_2010_07.pdf
・Uruma G, et al：Changes in regional cerebral blood flow in the right cortex homologous to left language areas are directly affected by left hemispheric damage in aphasic stroke patients：evaluation by Tc-ECD SPECT and novel analytic software. Eur J Neurol **17**：461-469, 2010

次回は養成講座 第6回：脳血管障害②出血編！(ﾟДﾟ)

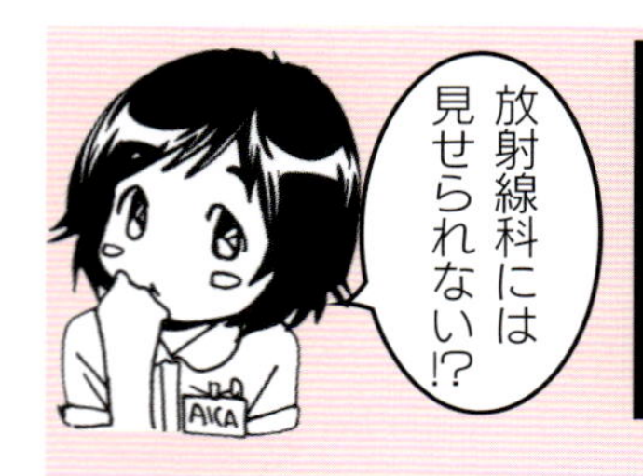

コメディカルのための ~~邪道な~~ 脳画像診断養成講座

原作：粳間　剛、まんが：仙道ますみ

養成講座 第６回 ：脳血管障害②出血編！(ﾟДﾟ)

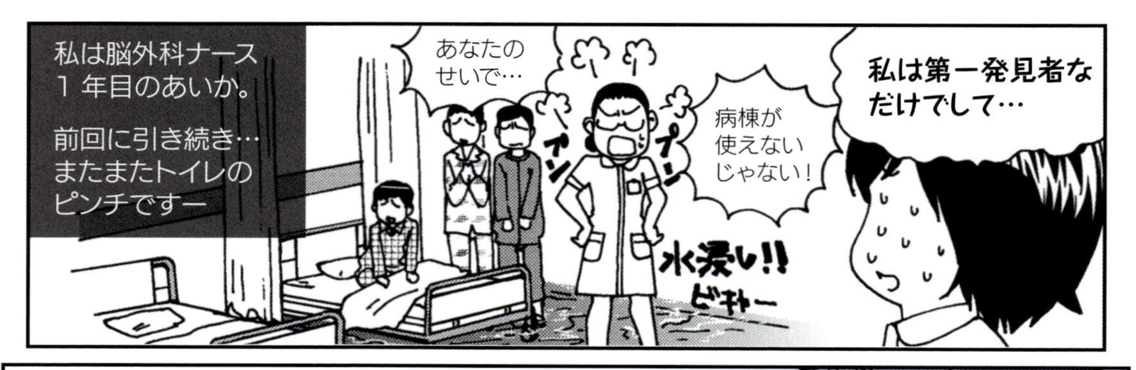

例のスタッフ専用のトイレの扉を開けたら
いきなり爆発したんです！

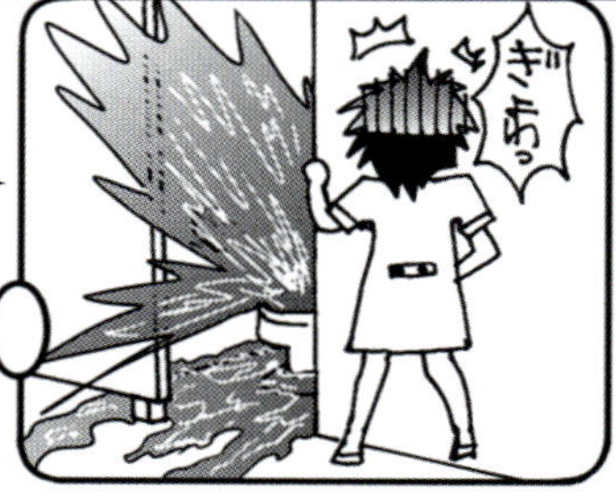

Σ(ﾟДﾟ;) ええええええ

もう直ったんじゃなかったんかい！

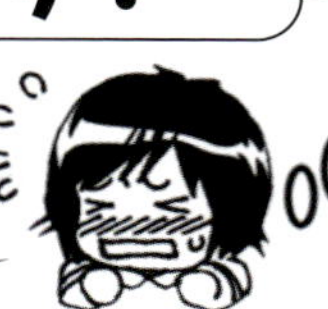

水がどびゃーって吹き出してきて！病棟大惨事ですよ!!!

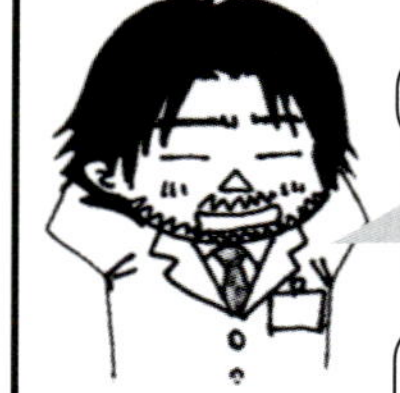

今度は脳出血の頭の中の話みたいだねぇ。。

は？(ﾟДﾟ) 脳出血？(ﾟДﾟ)　どうして？(ﾟДﾟ)

トイレが詰まるのが梗塞なら、トイレが爆発するのが出血だよ。

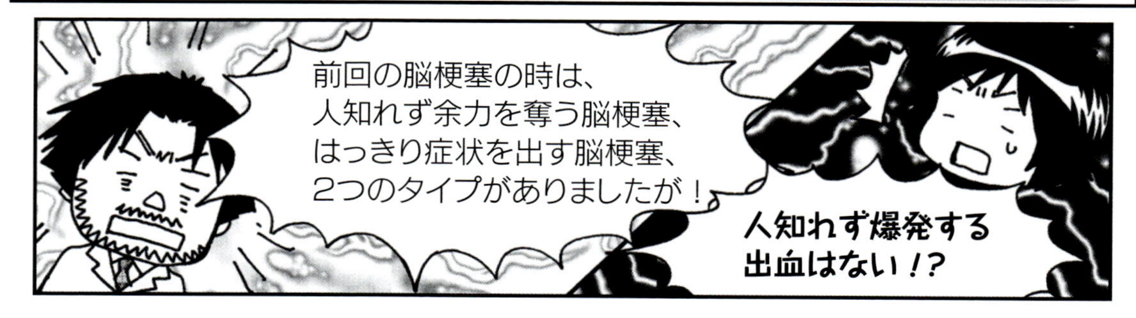

前回の脳梗塞の時は、
人知れず余力を奪う脳梗塞、
はっきり症状を出す脳梗塞、
2つのタイプがありましたが！
人知れず爆発する出血はない!?

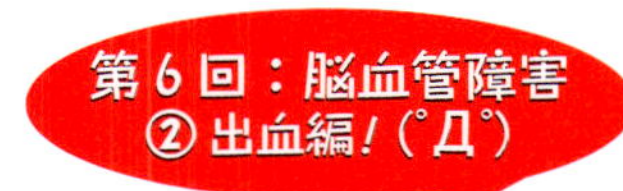

そのとおり！

脳出血は原則、無症候になりません！

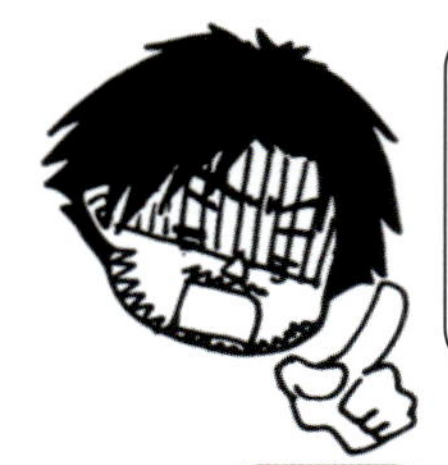

詰まっただけなら、使わなければ済みますから
気づかない場合もあるかもしれませんけど…
爆発した場合は、周りのトイレも使えなくなる…
てかそれどころじゃないですよね…

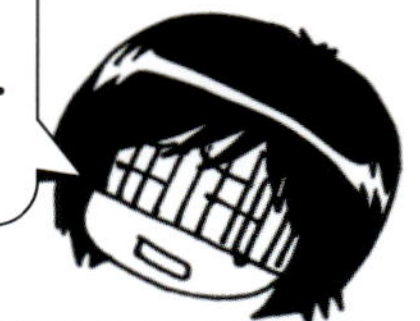

なんつー例だ…

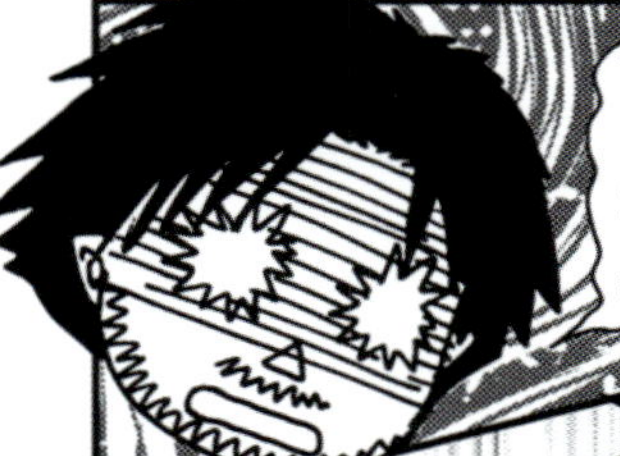

前回の脳梗塞の時は、
MRI で解説しましたが、
本来、巣症状・脱落症状を
疑ったら…

出血だったら
大変だから！

まずCTを撮るべき*！

脱落症状を
見たら
まず
CT！

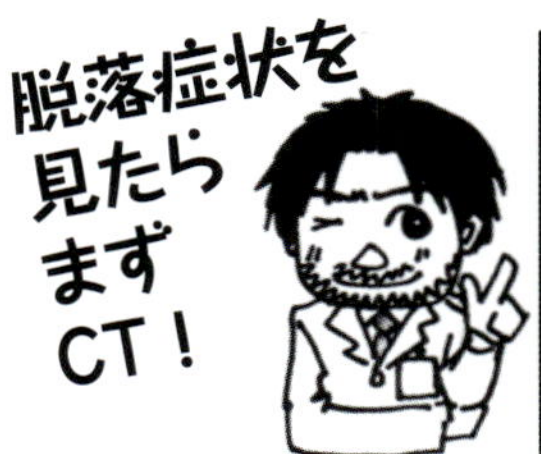

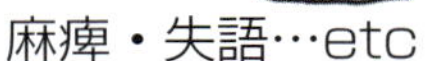

麻痺・失語…etc

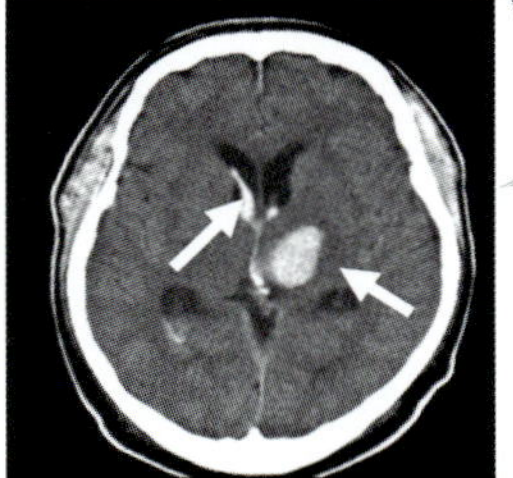

* 養成講座第３回「CT の白と黒ｯ!」参照

どこまで爆発の被害があるのか、
手早く見るために CT は必須だよ。

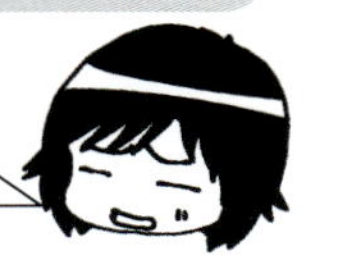

でも、出血はわかりやすくても、
正常脳か異常かの判断は
CT ではしにくいんですよね

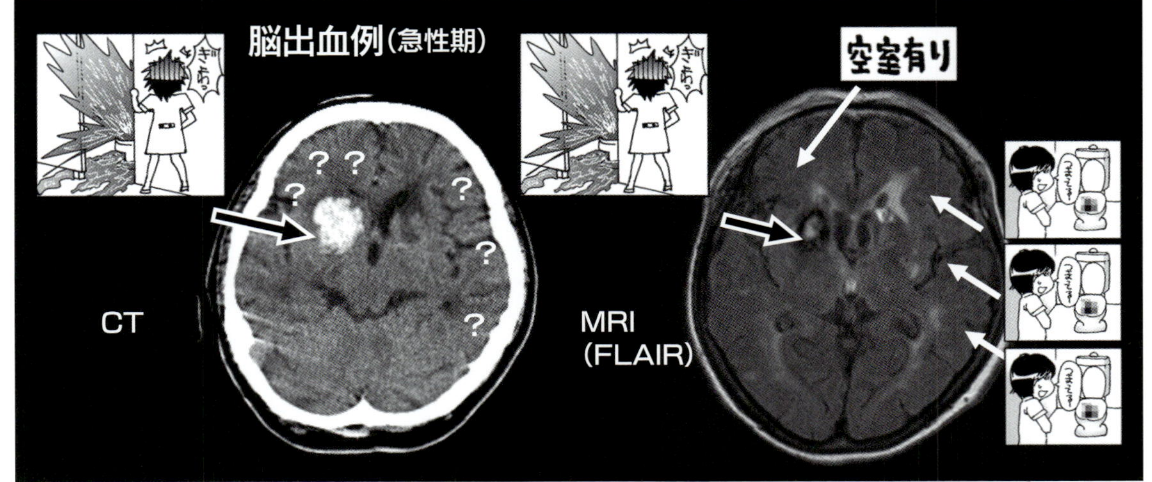

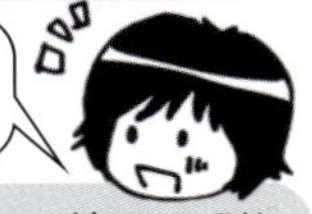

やっぱり MRI のほうがどこまで正常かわかりやすいですね。

慢性期の回復の余力の見方は脳梗塞の場合と大きく変わらない。すなわち、使える脳は灰色のままで余力は「白い量の原理」で評価できる。脳出血痕は FLAIR で黒くなって見えづらいけど、急性期の CT と並べればわかる。

脳出血の慢性期の評価は、脳梗塞の回（本編「養成講座第５回」）で話した余力の評価と大きく変わらないんだけど、急性期の脳出血画像評価では、慢性期の脳梗塞の場合と大きく違うところがあります。頻度の多い、被殻・視床出血を例に説明します。

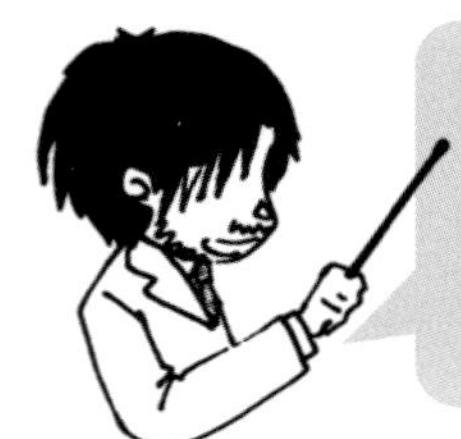

被殻と視床だけで、脳出血の7割を占めるんだよ。

勉強嫌い！

そんなに難しくないので、
CT でのポイント２つだけ覚えようか。

①脳室穿破があるか
→白い出血が脳室内に見えるか。

②錐体路に病変がかかっているか。
→（かかっているなら）破壊なのか圧迫なのか。

右図の被殻と視床に挟まれた部分が内包後脚で、運動神経（錐体路）が通っている。

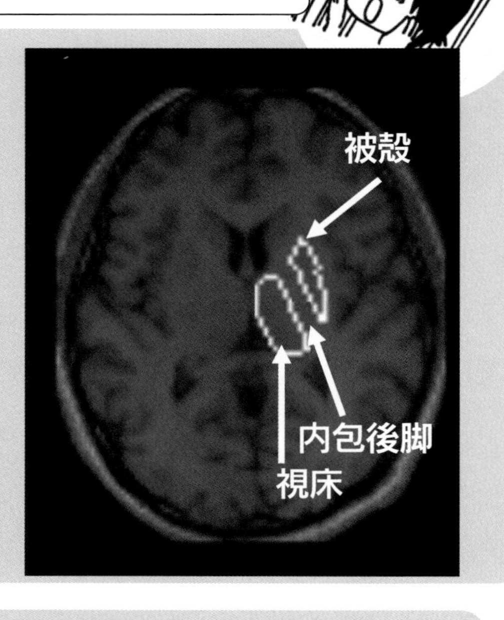

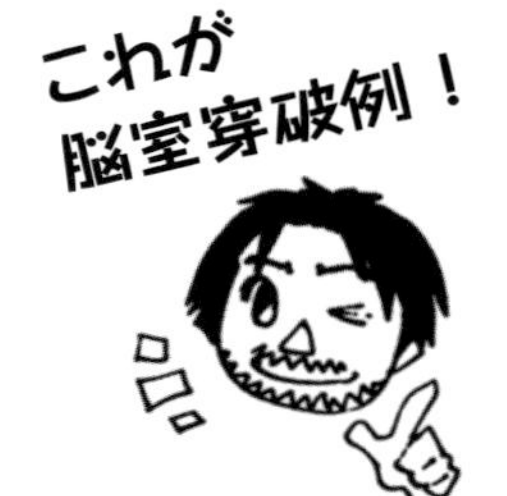

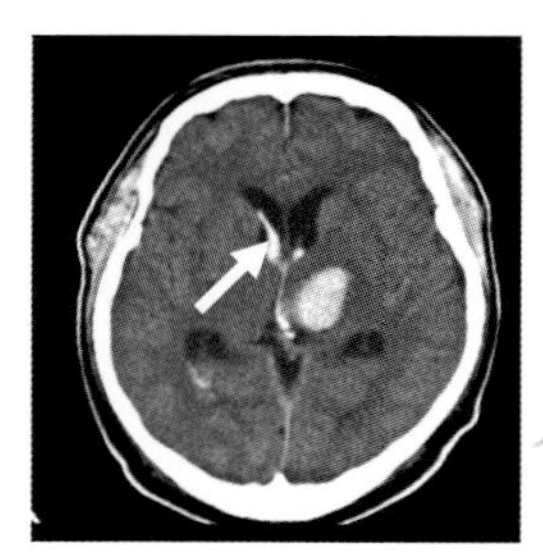

病院のトイレの例でいうなら、
病院側（脳実質側）に水が流れないで、
トイレの窓から外に水が出たような
イメージかな。

超大惨事じゃないですかソレー！

一概にそうはいえないよ。水が外に出たぶん、病院が壊されないで済んだともいえる。

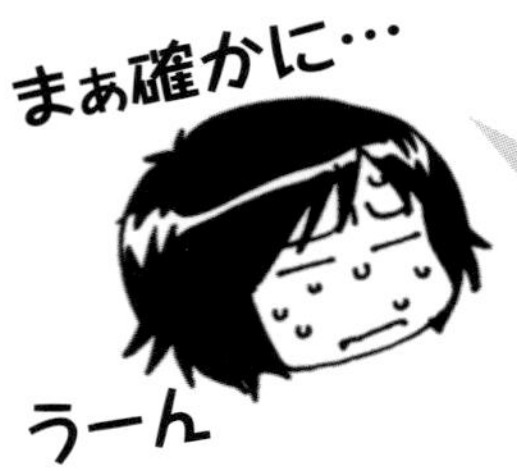

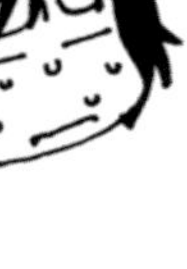

脳室穿破すると、脳室の中の髄液の流れが乱れて、水頭症→脳圧亢進の原因になるという別の悪さがある。水頭症の画像は養成講座 10 回で説明するけど、量の原理の例外といえる所見になる！
穿破の事実があったかどうかは慢性期画像ではわからないけど、急性期で脳室穿破がわかっていたら、慢性期は注意しておける。

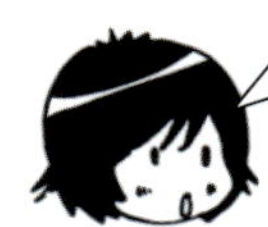

運動神経に問題があったら麻痺が出て…症状でわかるわけだから、わざわざ画像診断しなくてもいいんではないですか？

いえいえ、以下の２つの事態の見極めに必要になりますよー！(ﾟДﾟ)

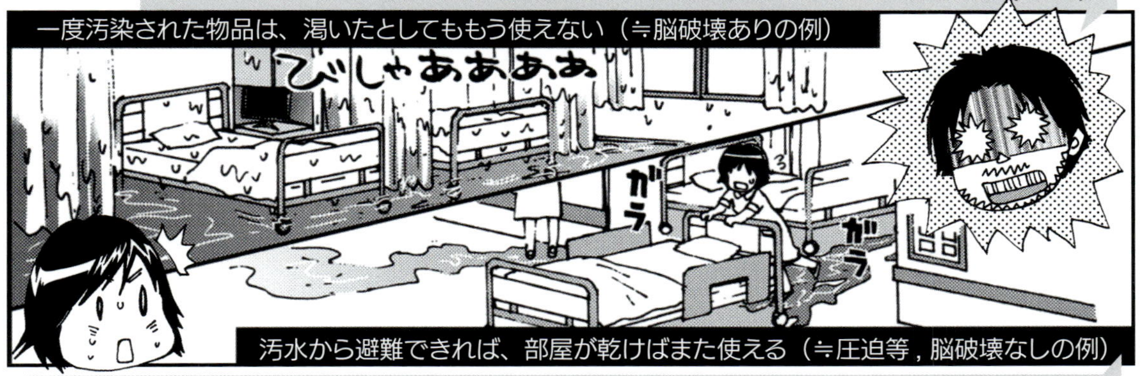
一度汚染された物品は、渇いたとしてももう使えない（≒脳破壊ありの例）
びしゃあああぁ
ガラ
ガラ
汚水から避難できれば、部屋が乾けばまた使える（≒圧迫等，脳破壊なしの例）

上は出血で脳組織が破壊された場合、下は出血で脳組織が圧迫されただけで脳破壊が伴わない場合のイメージ例だよ！
急性期に麻痺（右片麻痺）があっても、時間経過で出血や浮腫による圧迫が取れて麻痺が消失した例を出しておきましょう！

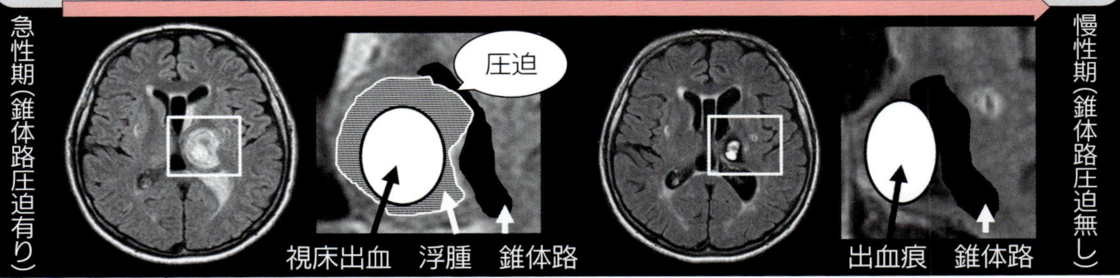

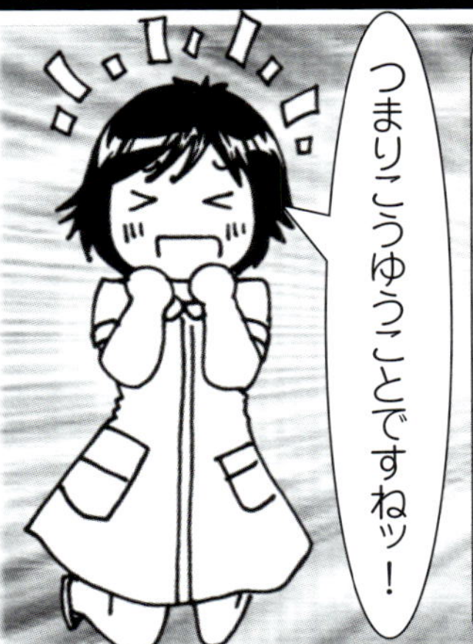

脳出血の画像の見方！ ｸﾜｯ(ﾟДﾟ)

①症状のない脳出血は原則ない（梗塞との違い）
脳の症状（脱落症状）を疑ったらまずCTを撮る！
*脳出血であれば白く映る→違ったらMRIへ（梗塞かも?）

②慢性期の脳の余力の評価方法は梗塞と同じ！
*ただし、脳室穿破などは脳出血特有で、急性期だけの所見もある。

③破壊 or 非破壊（圧迫etc）の見極めは画像で！

よいまとめでした d(-ω-*)

正常と見比べて学ぼう！
各年代のMRI-FLAIR,CT
正常画像スマホ版は
こちらから！

登場人物
あいかちゃん：脳外科医の父に、前下小脳動脈（Anterior Inferior Cerebellar Artery）と命名されそうになったが、略語のAICA（あいか）にしましょうと母に助けられた。欄外がせまいから今回はちょいネタ略。
せんせい：脳画像を一日中見ている医者。顔面輪郭詐称の大家。あらゆるデメリットにもかかわらず、髭は絶対に剃らない。某リハ医とは無関係。

参考文献
1. 平山謙二，他（監）：I 脳血管障害．STEP 内科 1 神経・遺伝・免疫（第 1 版）．pp116-133, 海馬書房
2. Uruma G, et al：Changes in regional cerebral blood flow in the right cortex homologous to left language areas are directly affected by left hemispheric damage in aphasic stroke patients：evaluation by Tc-ECD SPECT and novel analytic software. Eur J Neurol 17：461-469, 2010

次回は養成講座 第７回：脳血管障害③くも膜下出血編！(ﾟДﾟ)

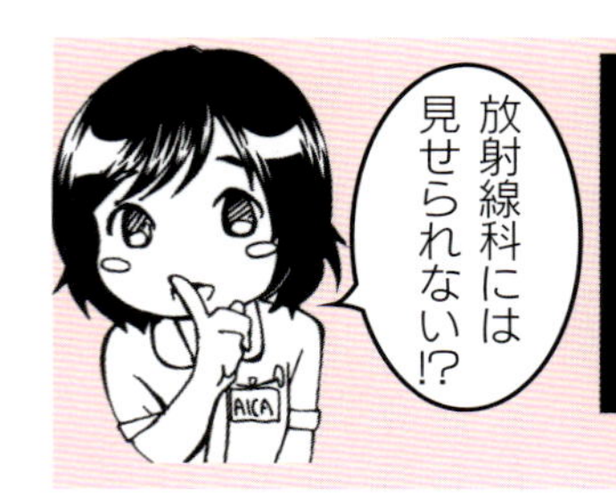

コメディカルのための ~~邪道な~~ 脳画像診断養成講座

原作：粳間　剛、まんが：仙道ますみ

養成講座 第７回 ：脳血管障害③くも膜下出血編！（ﾟДﾟ）

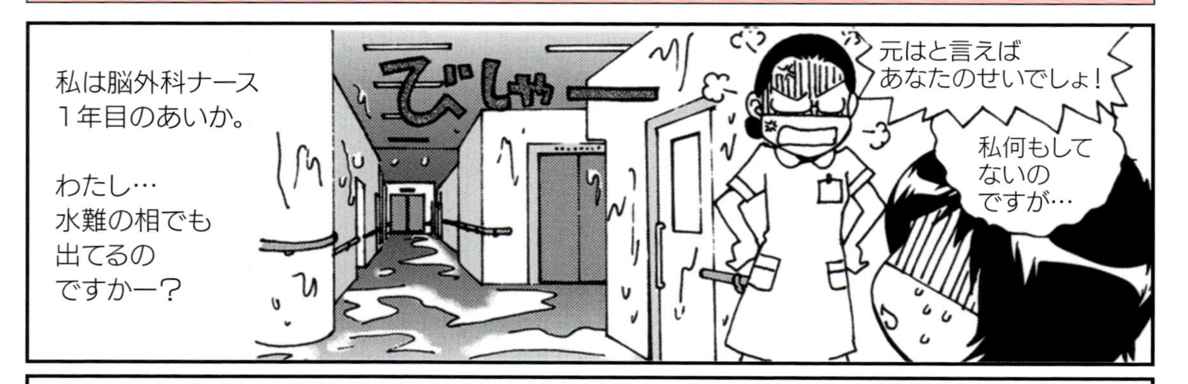

私は脳外科ナース１年目のあいか。
わたし…水難の相でも出てるのですかー？
びしゃー
元はと言えばあなたのせいでしょ！
私何もしてないのですが…

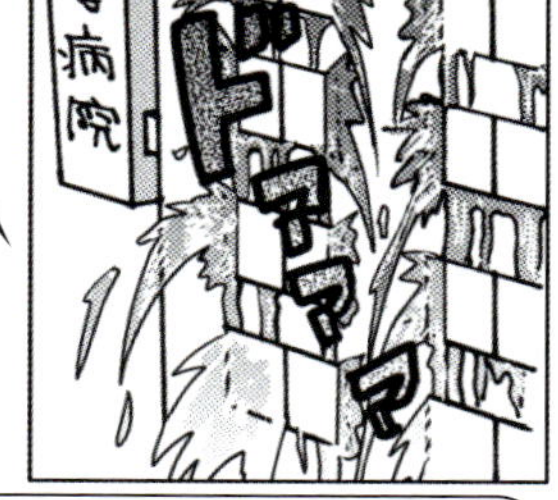

例のトイレの配管に亀裂があったみたいで…
爆発したんです！

Σ（ﾟДﾟ;）えええええ

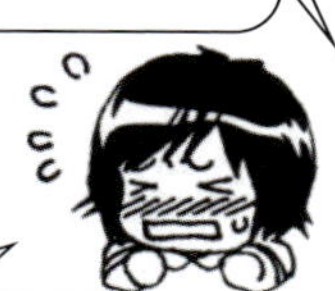

病院の外に向けて噴水ですよ！

外壁のほうはすぐ工事できないみたいで朝から止まってません！

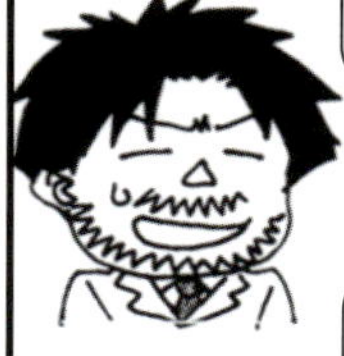

今度はくも膜下出血の頭の中の話みたいだねぇ。。

は？（ﾟДﾟ）くも膜下出血？（ﾟДﾟ）　どうして？（ﾟДﾟ）

病院の中へ爆発するのが脳出血なら、外へ爆発するのがくも膜下出血だよ。

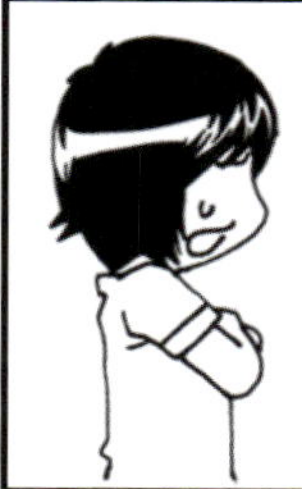

外へ…というのは
前回の脳室穿破の話みたいなもの？
脳みそ側（実質側）ではなく、
汁側（脳室側）に血が噴けば、
脳みその被害は減るわけだから…
くも膜下出血のほうが
脳みその被害は少なそうですね。

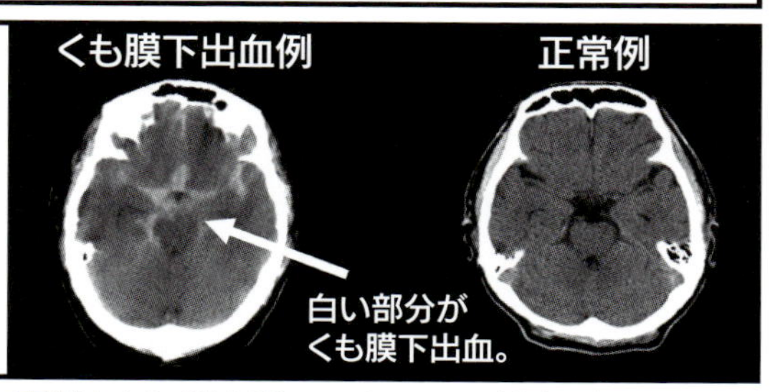

両例ともに脳実質そのものには被害が見えない。

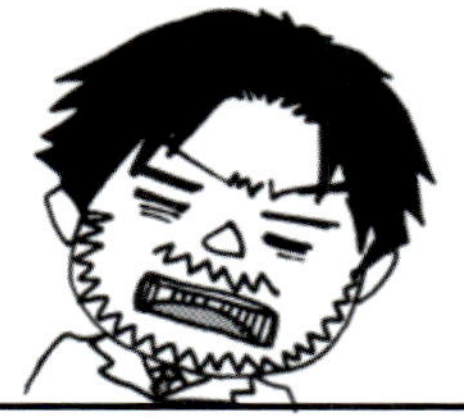

確かに脳実質の外に血が噴いたほうが直接の脳破壊は少なくなりそうな感じがするけど、外に噴いてしまったら、水の勢いを妨げるものが全くないから、むしろ被害が全脳に広がることになるんだ！

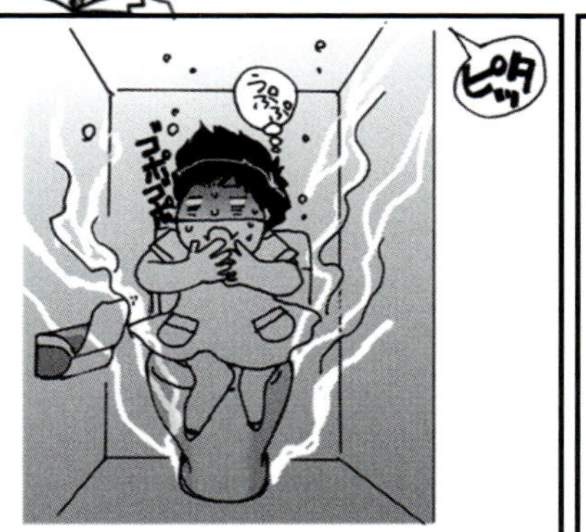

トイレの部屋の壁が妨げになればその圧力で水が止まる。
（被害の範囲はトイレの中だけ）

妨げになるものがなければ水はなかなか止まらない。病院（脳実質）を囲むドーム（クモ膜）の中に水（血）が充満して、内部の圧力が高まらないかぎり止まらない。
（被害の範囲は病院全体（＝脳実質全体）に及ぶ）

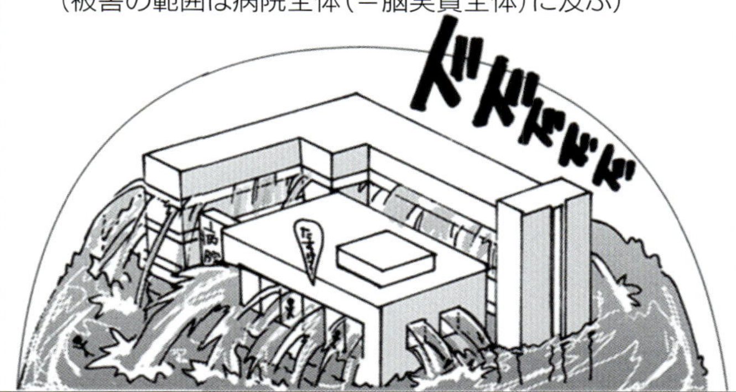

なるほど！ 前回脳出血編で私が扉を開けたとたんにトイレが爆発したのは、部屋の中に水がたまった水圧で、水が抑えられていたのかもしれないということですね！ 圧力なべの蓋をあけてしまったようなもんだ！ 左が脳出血、右がくも膜下出血のイメージということですね！ 規模が全然違いますね！

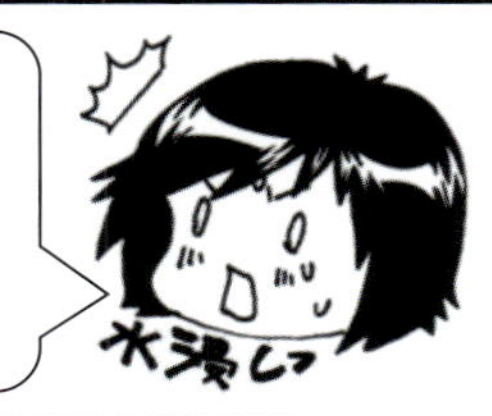

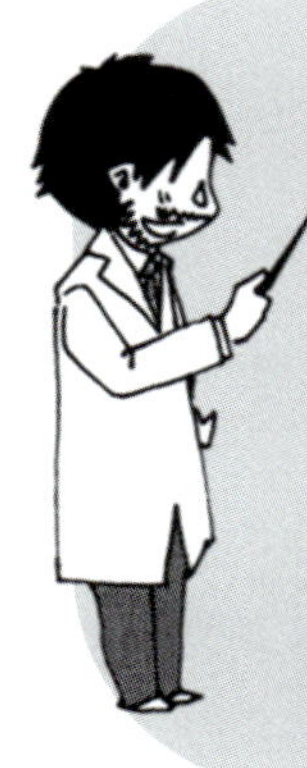

くも膜下出血の出血源になる血管は、脳実質の外側のくも膜下腔にある血管です（図のように、周りが黒いスペースにある）。だからここから出血した場合、脳実質で出血の勢いが減りません。
くも膜下腔の水圧（脳脊髄液圧）は、正常上限で15mmHg程度ですが、血圧は正常上限でも140/90mmHgくらいあるでしょ？ 圧倒的に血圧のほうが高い。出血する時の血圧は正常上限より高いのが普通なわけで。くも膜下腔の内圧だけで出血を止めようとしたら、血圧よりも内圧が高まらないといけないから…スゴイ圧が脳実質にかかるのがイメージできるでしょ！？（*注）

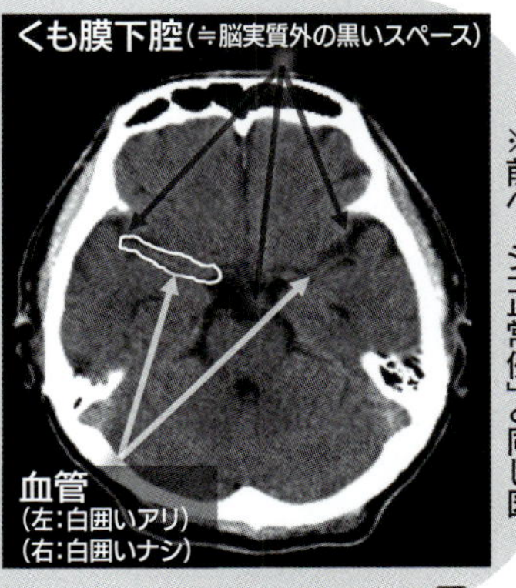

※前ページ「正常例」と同じ図

頭に血圧計のマンシェットを巻いて自分の血圧と同じくらいの圧にしてみると、どれくらい強烈な力がかかるか疑似体験できるかもしれませんね www

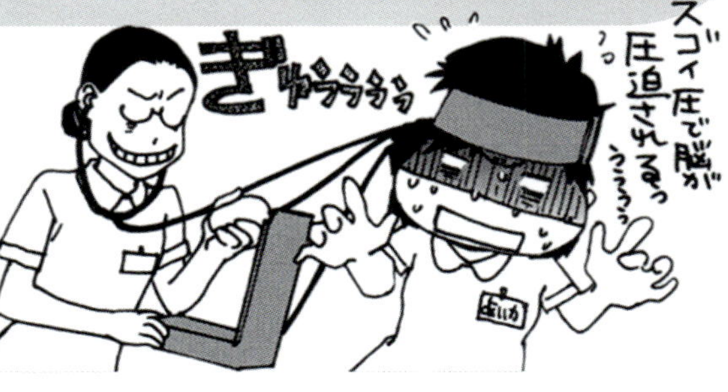

（*注）くも膜下出血で脳が水（血）びたしになると、圧力だけでなく血液の毒性によるダメージも！ 一方で、いずれのダメージの証拠も、画像に映ってこないことが多いので、今回、障害や後遺症の程度を画像評価する話はナシです。

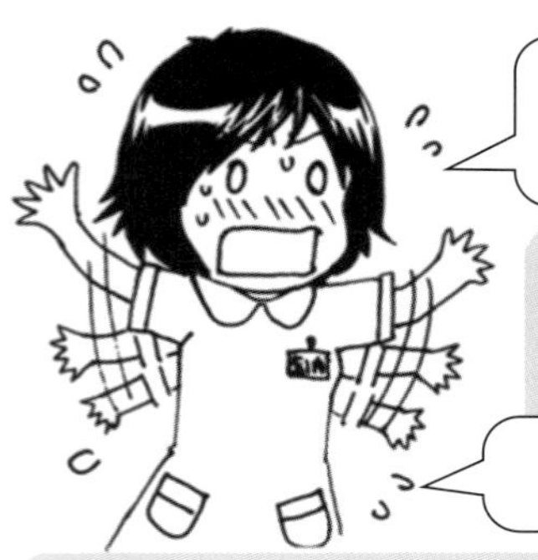

超緊急事態じゃないですか、くも膜下出血！　急いでその出血を止める処置が必要になるわけですね！

確かに緊急処置が必要になるんだけど、出血を止める処置という言い方は正確じゃないかな？

どうして？

出血が止まらなくて、血圧と同じ圧で脳が締め付けられる事態が続いたら死んじゃいます。
実際、くも膜下出血の1/3は病院にたどり着けず、そのまま亡くなると言われています。

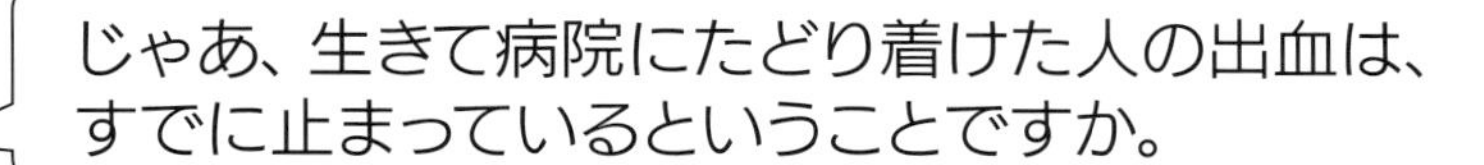

そのとおり！　でも一度破れた動脈瘤は、クリップをかけたりコイルをつめたりと、出血防止処置をしないとまたすぐ破れることが多いので、緊急に再出血予防の手術が必要になるよ！
それ以外にも血圧を下げたり、色々やるべきことはたくさんあります。

なるほどー！　早く見つけてあげることが大事なんですね！

そうなんだけど…原則、脳実質の外側に出血するのがくも膜下出血だから、脳出血や脳梗塞を合併しないかぎり巣症状や脱落症状ははっきりしません。特有の症状は…

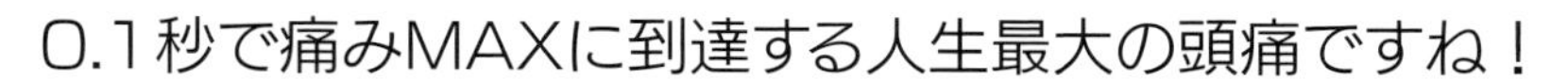

0.1秒で痛みMAXに到達する人生最大の頭痛ですね！

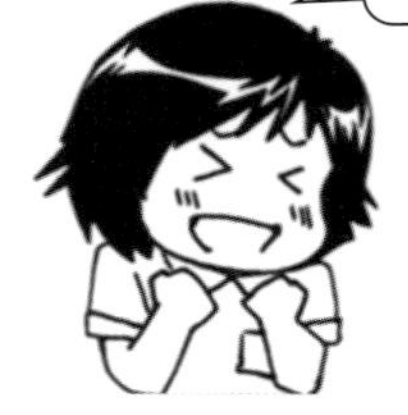

秒数は正確には知らないけど、それぐらい突然の頭痛と覚えておくといい。人生最大の痛みとは限らないから、程度で甘く見ないように注意！

0.1秒？

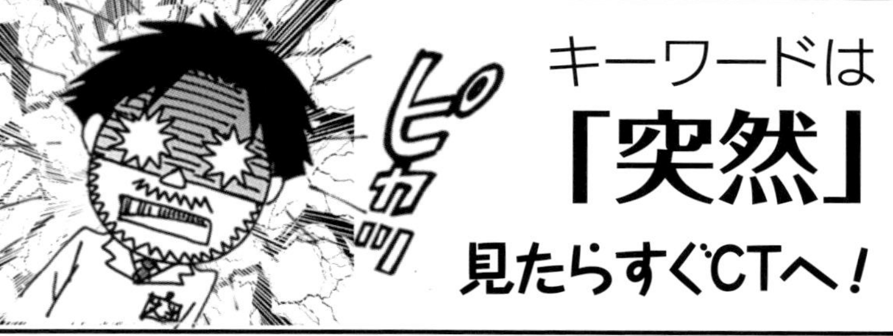

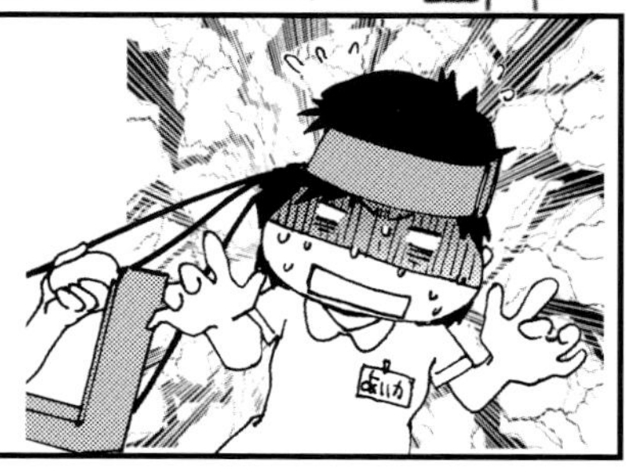

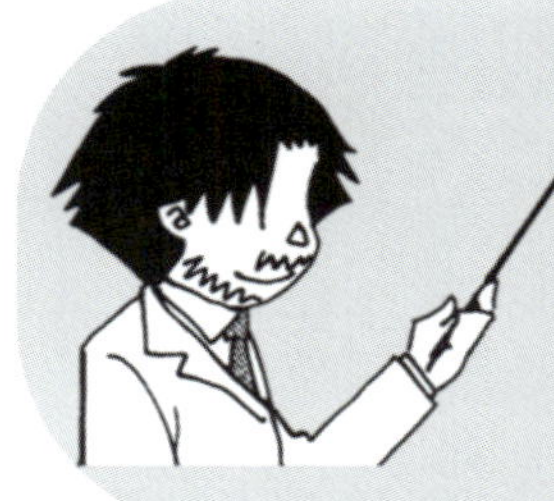

脳実質"外"に出血するということを意識してCTを読めば、くも膜下出血の画像はわかりやすい。
脳実質外=普通は黒いスペースが白くなるわけだからね。
問題は骨も白いこと、脳実質外は骨に隣接してることだけど、コレは第3回で説明した「あいか法」で骨と区別したり、本書掲載の正常CT像を持ち歩いて見比べれば解決するんじゃないかと思います。

くも膜下出血（左：有り、右：無し）

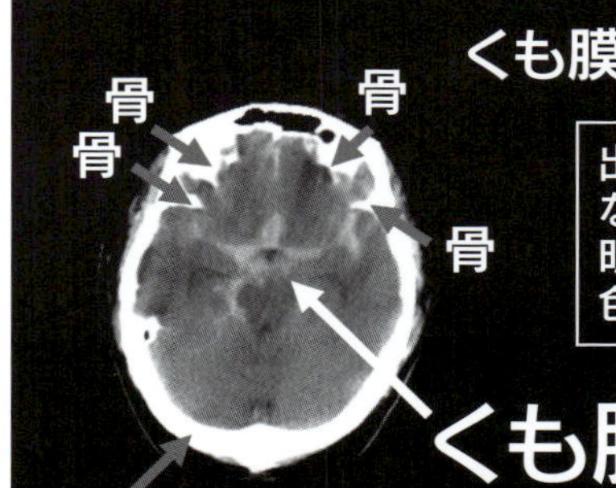

出血なのか？ 骨や石灰化なのか？わかりにくい時は、明らかに骨とわかる部分と色を比べるとよい「あいか法」。

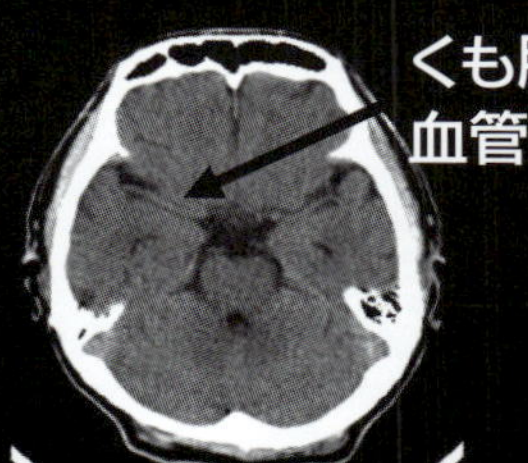

本来黒いハズの脳実質の外側のスペースが白くなるのが所見！

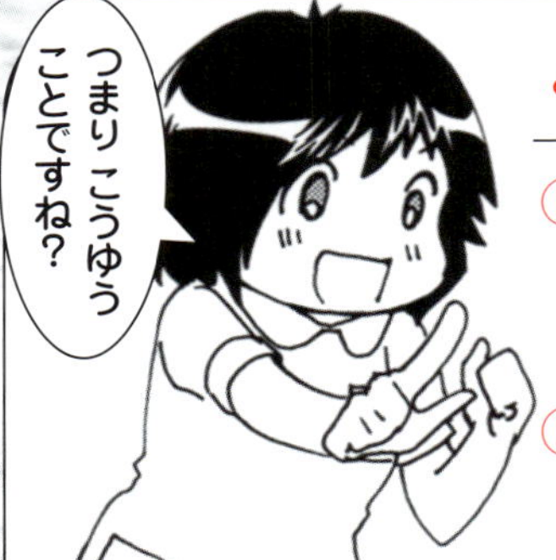

くも膜下出血の画像の見方！(ﾟДﾟ)

① 突然の頭痛を見たらまずCTを撮る！！！！！
本来黒いスペースであるはずの脳実質の「外側」が白く映る！

② 見落とし厳禁なので、普段CTを見る時も、脳みそ部分だけでなく、外側の黒いスペースが白くなってないかよく注意して見ておこう！

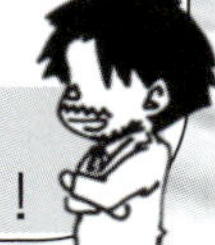

よいまとめだね。でもできればくも膜下出血を起こす前の未破裂動脈瘤の時点で発見したいから、普段からMRAで動脈瘤の有無をcheckするのも覚えたいね！

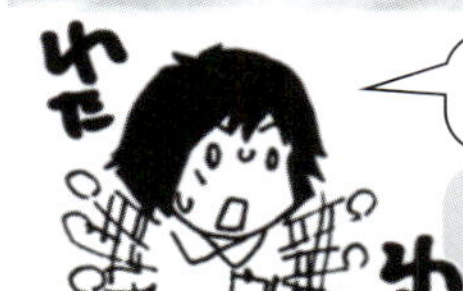

MRA？(ﾟДﾟ) 何それ？(ﾟДﾟ)　習ってないですよ？(ﾟДﾟ)

気になる続きは「特別編MRAの白と黒ッ！(ﾟДﾟ)」でwww d(－ω－*)

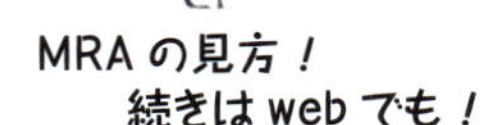

登場人物
①あいかちゃん：本名はローマ字でAICA。脳外科医の父によって、前下小脳動脈（Anterior Inferior Cerebellar Artery）の略語AICAから命名された。MRAの話ではついに、血管のほうのAICAがどこにあるのかわかりますよーw

②せんせい：脳画像を一日中見ている医者。顔面輪郭詐称の大家。あらゆるデメリットにもかかわらず髭は絶対に剃らない。某リハ医とは無関係。サイドビジネスはじめました。いつか障害で復職できなかった患者さんを自ら雇用できるくらい事業拡大できたらいいなと本気で思っている。

参考サイト：http://www.twmu.ac.jp/NIJ/aneurysm.html

次回は養成講座 第8回：脳外傷の白と黒ッ！(ﾟДﾟ)

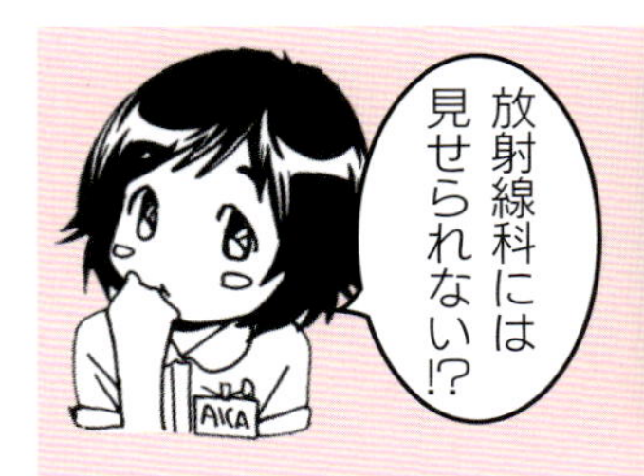

放射線科には見せられない!?
AIKA

コメディカルのための ~~邪道な~~ 脳画像診断養成講座

原作：粳間　剛、まんが：仙道ますみ

養成講座 第８回 ：脳外傷の白と黒ッ！(ﾟДﾟ)

私は脳外科ナース１年目のあいか。

あれ？今日はわたし、どうやって仕事に来たんだ？

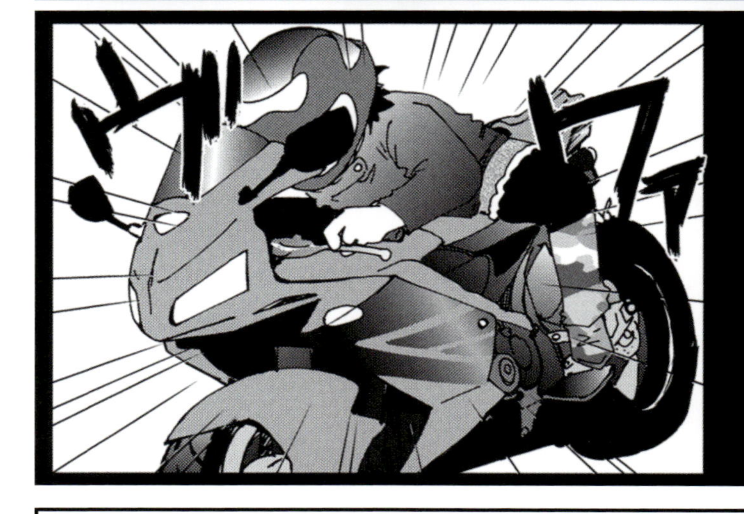

ドドドドド

覚えてない…

いつもなら雨降ってなければ
バイク乗って…
6:30には家を出て…

あれ？今日もバイクだっけ？

ん？

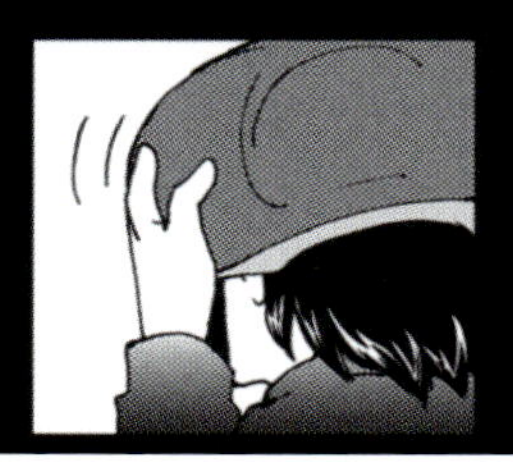

ありゃ…

わたしヘルメット
かぶってる？

んー？？？？

なんか汚れてら。

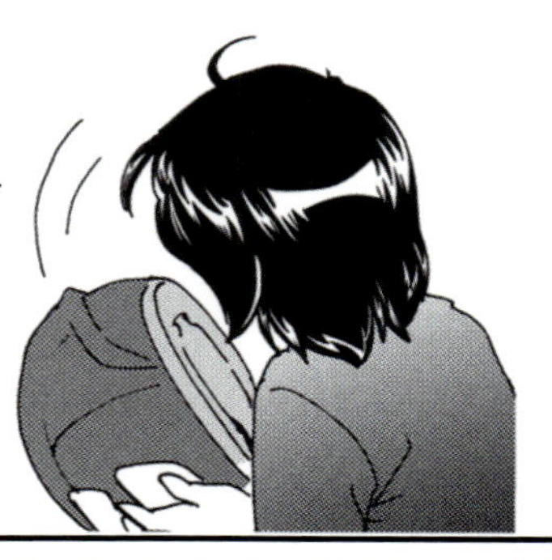

あ、
あいかちゃん
おはよー

今日もいつもの
バイクだね！

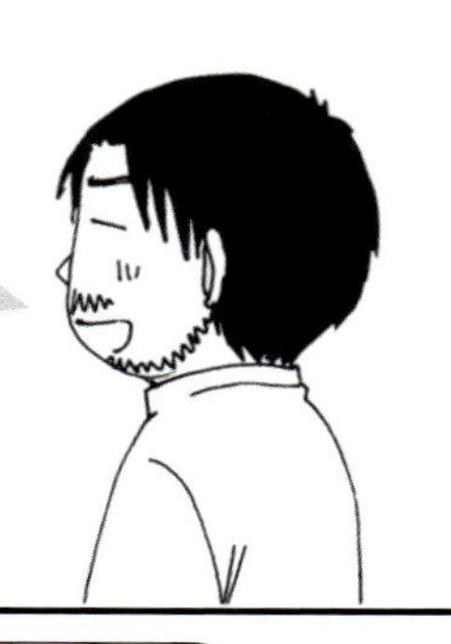

あ、せんせー。なんかわたし朝から記憶がなくって！

Σ(´∀`*)　まぁ頭部外傷とかでそうなることは多いけど…

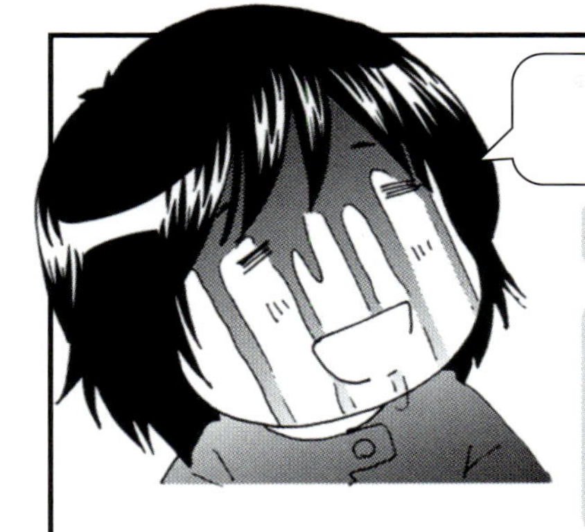

へー。頭部外傷って怖いですね？

あーそういうのそういうの！…て！ Σ(ﾟДﾟ;)

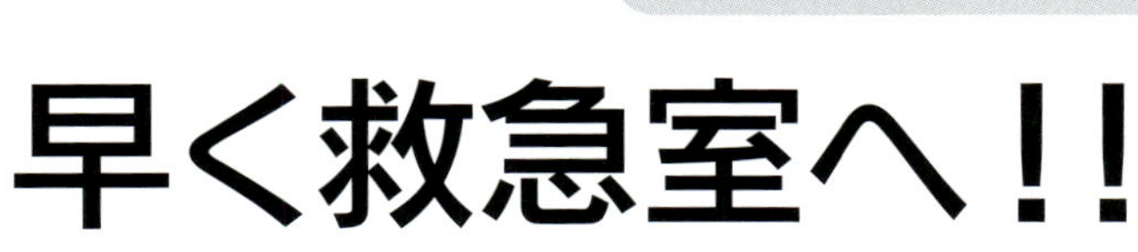

事故ったんだよ！
あいかちゃん！
外傷性健忘だ！

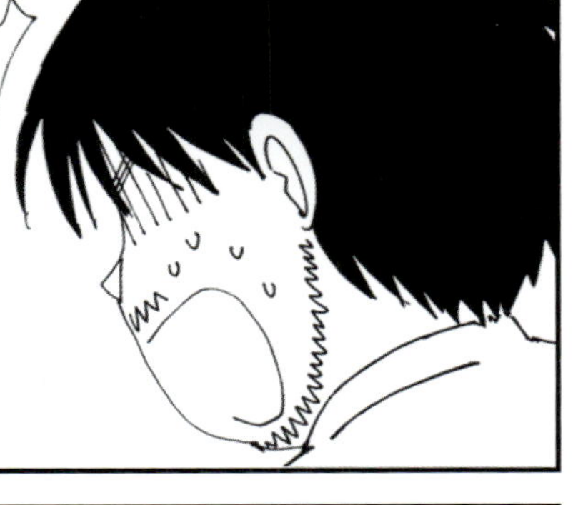

早く救急室へ!!

朝から処置、1時間…

CTでは異常なし。傷を縫合しました。

病院の門のところで転んだんですよ！
ネコが飛び出してきて！ せんせいに会う5分前くらいに！

あぁ、思い出せてよかったねぇ…(-ω-;、思い出せない人は後遺症残るから…

CTでも何もなくてよかったぁ(ノДT)

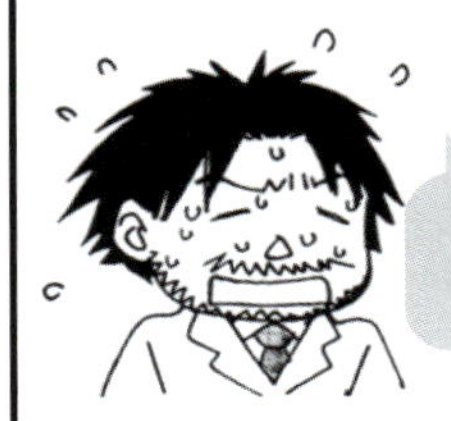

うん、とりあえずは。でも脳外傷は必ずしも全ての異常がCTに映るわけじゃないからまだ検査するよ…follow upが大事。

え？ Σ(ﾟДﾟ;) 私大丈夫なんですか？

最新の画像診断をもってしても微細な脳外傷は映らないことがあるので、意識障害のほうが脳外傷の有無の目安になる。
事故の記憶がなくなってた時間もあるし、少なくとも数分は意識障害はあったはずなんだよね（いわゆる脳震盪）。最近脳震盪も軽症脳外傷と呼ばれるようになって、びまん性軸索損傷の軽症と考えられるようになったんだよ。だからまだわからない。

仕事休んだほうがいいですか？ ヽ(´▽`)ノ いぇい

あぁ、休んだほうがいいかな？…もうすっかりいつもどおりに見えるけど…

※図はいずれもCT

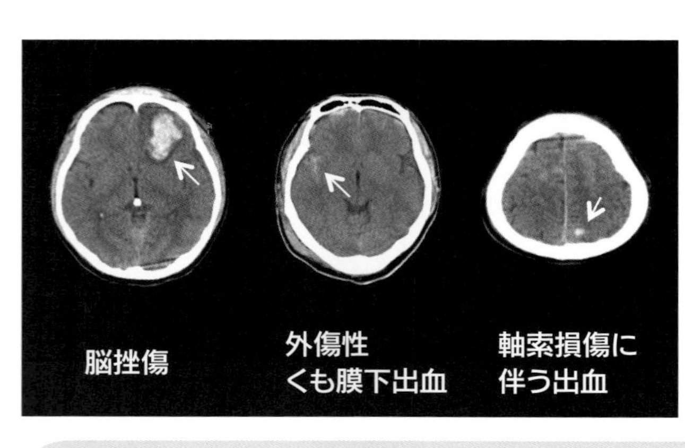

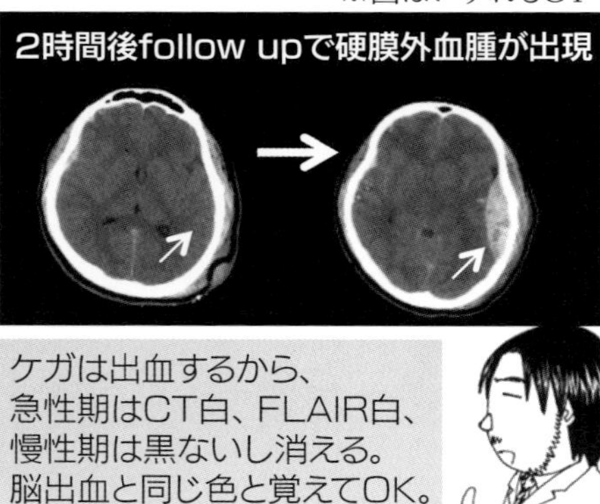

2時間後follow upで硬膜外血腫が出現

ケガは出血するから、
急性期はCT白、FLAIR白、
慢性期は黒ないし消える。
脳出血と同じ色と覚えてOK。

教科書では、脳挫傷とか、血腫（特に硬膜下血腫）、外傷性くも膜下血腫とか個別に見方が解説されているんだけど、こういうCTで明らかな脳外傷所見が見えるような人ってのは、受傷時から意識障害が続くし、事故の記憶もなくなるからわざわざ画像診断なんかしなくても注意して様子を見てればわかるのよ。急性硬膜外血腫や慢性硬膜下血腫みたいに、後から画像所見が出てくるタイプのものもあるんだけど、いずれも悪くなったら意識が悪くなってくるし、初期は画像診断もできないから…結局意識レベルを気にするしかないんだよね。

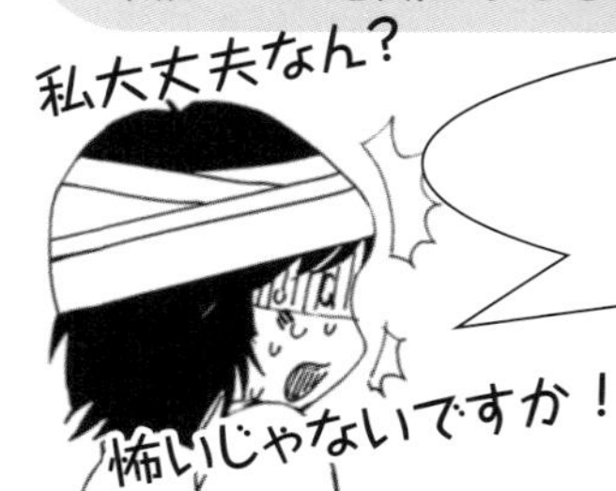

画像検査で異常がないから大丈夫とは言えないってことですか！！

その理解で正しい。それ邪道じゃないよｗ

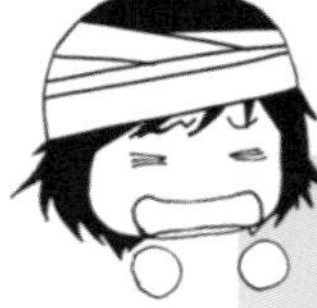

そんなこと言われたら不安になるじゃないですか！

今は完全に大丈夫だと言えない時期だからなぁ…しょうがないよ。
ナースとして患者さんを診る場合、どんな脳外傷であっても結局は脳が減るって所見になるので、能力低下はいつもの量の原理にあてはめて考えられます。

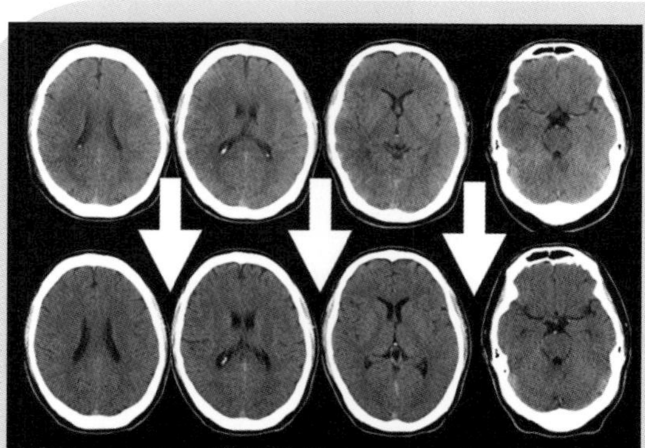

受傷1カ月後で脳実質が減っているが、極軽度。
無事に元通り復職できた25歳の脳外傷例のCT。

脳外傷は若い人が多いので、頭蓋骨と脳の間のまっ黒い隙間（CT、FLAIRの場合）が増えていれば、「同年齢より脳が減った」とすぐ判断できることも多い。
だから、高齢者の認知症より
脳萎縮が見やすいと思う。

注意点は、
脳萎縮が出てくるまでにタイムラグがあるので、1カ月以上はfollow upしないと画像所見がでないこともあるんよ。

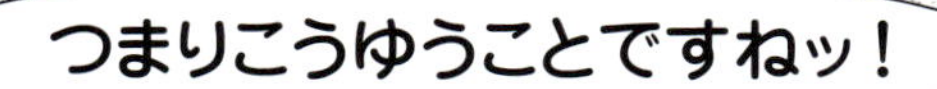

ゲッ

脳外傷の画像診断は！ クワッ(ﾟДﾟ)

① ケガは出血するので、わからない時も多いけど「急性期は出血＝白の原則どおり！(注1)」

② 時間が経ったら萎縮するので、「慢性期は黒い量の原理！(注2)」

せんせいの補足。
注1：出血は画像に映らないことが多いので、画像検査で問題がないから大丈夫とは言えません。急性期は油断せず意識レベルを気にしよう！
注2：慢性的な能力低下（後遺症）の目安は、黒い量の原理で！

もういつもの元気を取り戻したかね？
その調子なら心配しなくても大丈夫なんじゃないかな？

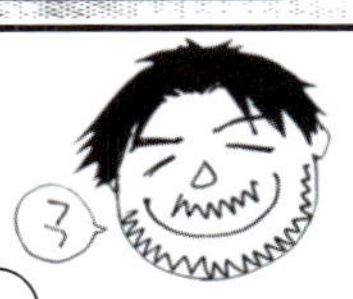

テンション・・・

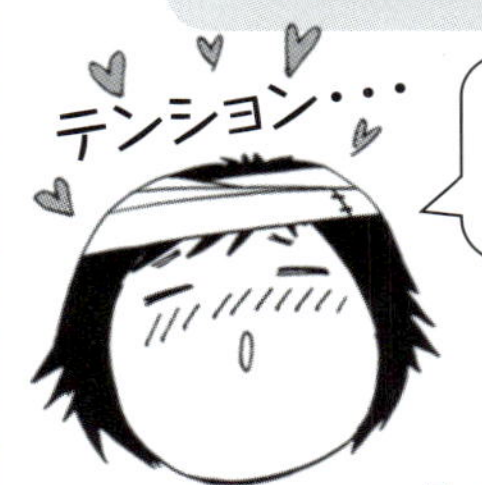

だって、通勤労災だし、慢性期のfollow up検査やるまでは仕事休めるんでしょ？

あがるぅぅぅぅぅw

そういう元気！ Σ(ﾟДﾟ;)

てか、脳外傷による能力低下があるかどうかは、元の生活を再開しないとわからないから仕事は再開してみないと！！！
そもそも、後遺症が残るような人は、とめても仕事したがるから対応が大変なんだよ！（病識欠如のため）。

とめても休みますよ私は www

…あいかちゃんは無事回復し、翌週、抜糸後から強制的に勤務再開しました。

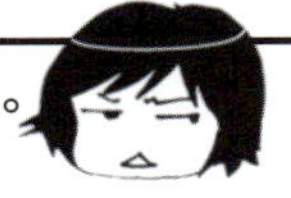

正常と見比べて学ぼう！
各年代のMRI-FLAIR,CT
正常画像スマホ版は
こちらから！

登場人物
あいかちゃん：脳外科医の父に、前下小脳動脈（Anterior Inferior Cerebellar Artery）と命名されそうになったが、略語のAICA（あいか）にしましょうと母に助けられた。大型バイクで出勤していることが今回発覚。元レディース総長？？いえいえ違いますよー。こう見えてもわたし、元生徒会副会長なんです！！
せんせい：脳画像を一日中見ている医者。顔面輪郭詐称の大家。あらゆるデメリットにもかかわらず、髭は絶対に剃らない。一日の大半を画像解析に費やす某リハ医と同一人物と噂されるが…？

参考文献

1) Uruma G, et al：A new method for evaluation of mild traumatic brain injury with neuropsychological impairment using statistical imaging analysis for Tc-ECD SPECT. *Ann Nucl Med* **27**：187-202, 2013
2) Uruma G, et al：Evaluation of regional white matter volume reduction after diffuse axonal injury using Voxel-based Morphometry. *Magn Reson in Med Sci* **14**：183-192, 2015

次回は養成講座 **第９回**：脳腫瘍の白と黒ッ！(ﾟДﾟ)

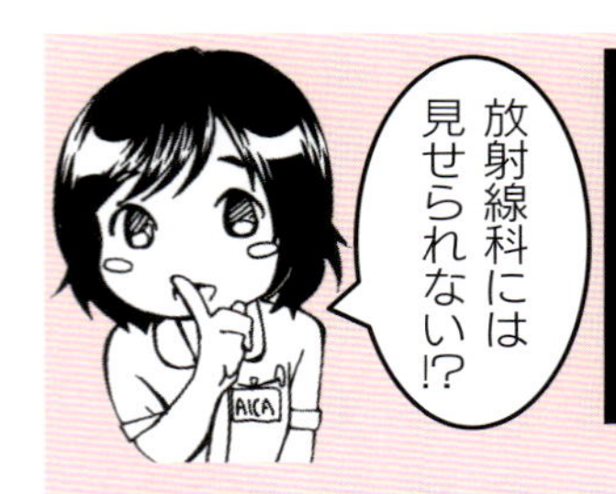

コメディカルのための ~~邪道な~~ 脳画像診断養成講座

原作：粳間　剛、まんが：仙道ますみ

養成講座 第9回：脳腫瘍の白と黒ッ！(ﾟДﾟ)

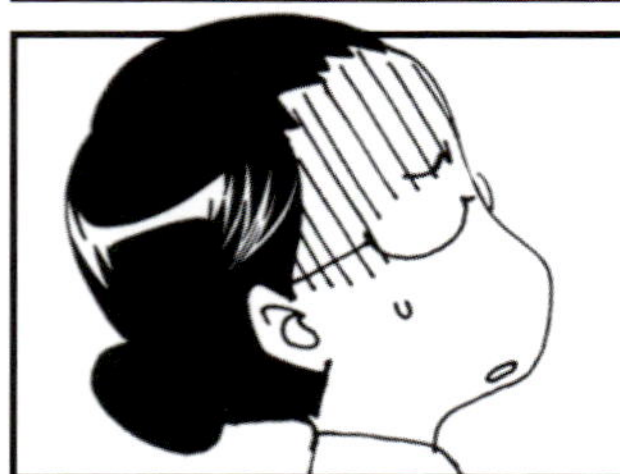

私は脳外科ナース一筋30年の看護師長…

30年間一度も控室が散らかったことはなかったのに（震え声）

あの悪性新生物が現れるまではッ！

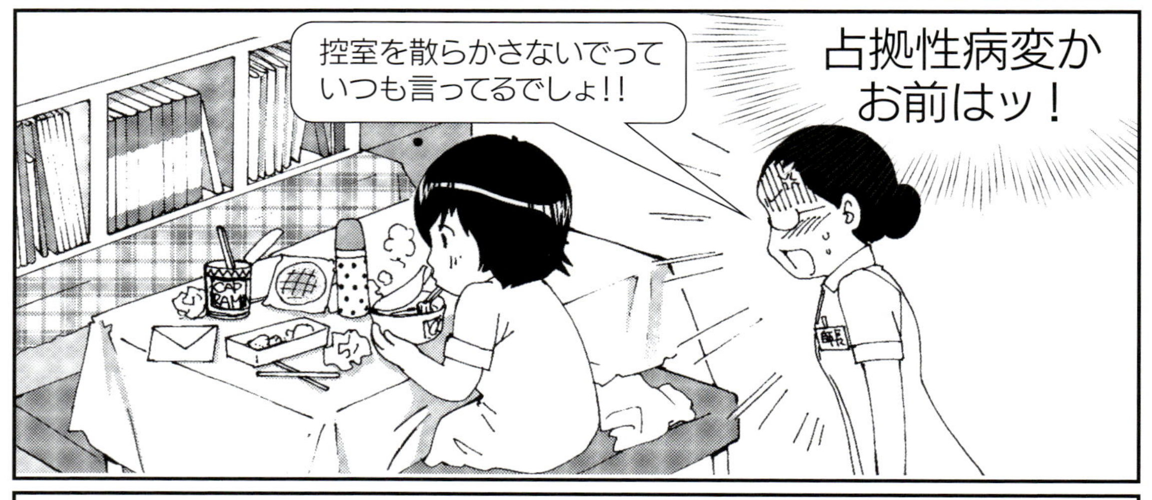

控室を散らかさないでって
いつも言ってるでしょ!!
占拠性病変か
お前はッ！

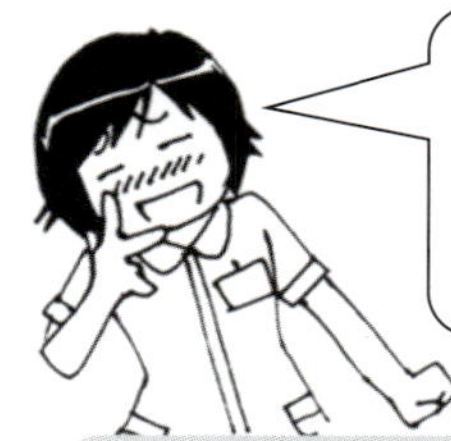

最近師長さんが私に選挙、選挙って、勧めてくるんですよー。なんか私がこの惑星で新生物？…ってくらい可愛いからってみたいでぇーwww

もうーw 私本気でセンターとっちゃいますよwww

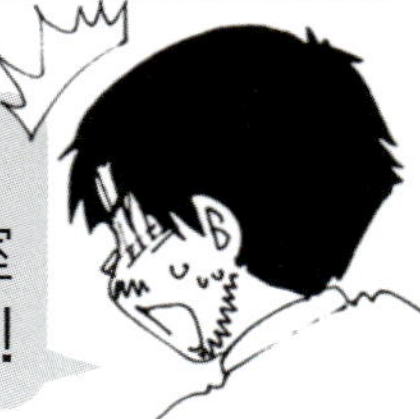

それは褒められてないよ あいかちゃん！
あいかちゃんが控室に夜食やおやつを置きまくるから、控室が機能しなくなってて、脳腫瘍みたいだって言われてるんだ！

(´・д・`)？

「占拠性病変」で「悪性新生物」だって言われてるんだよ！

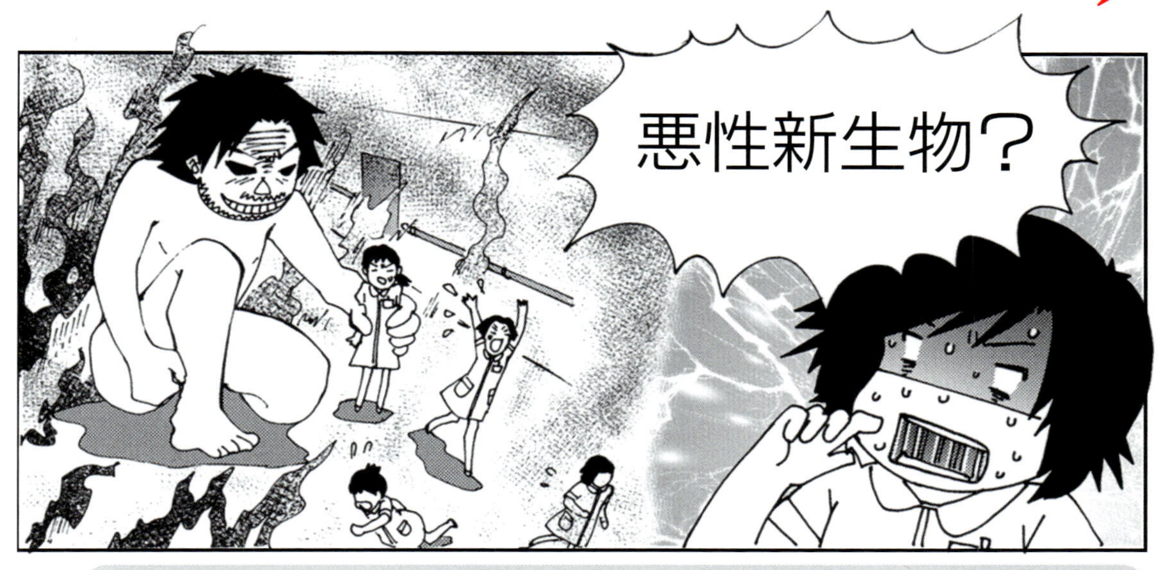
悪性新生物？

…なぜ自分がイメージモデルに使われてるのか疑問だが…（-_-#）
限られた空間が占拠されて、元々そこでできていた仕事ができなくなるイメージは、脳腫瘍を理解するためのイメージとしては悪くないよ。控室は元々師長さんが休憩時間にも事務仕事できるように片付いてたのに、あいかちゃんの荷物（食糧）が机の上を占拠していて仕事ができなくなっちゃってるって言いたいのさ、師長さんは！
（このジョークが理解できる知識があるかも試されてるかもよ www）。

えー。なんなん？ 私の荷物とは限らないじゃないですか！？

確かにおっしゃるとおりです。ちゃんと区別するのが大事！（ﾟДﾟ）
だから、脳腫瘍の画像診断も、どこまでが腫瘍で、どこから正常な脳組織なのか、区別するための特別な処置が必要になるのです！（ﾟДﾟ）

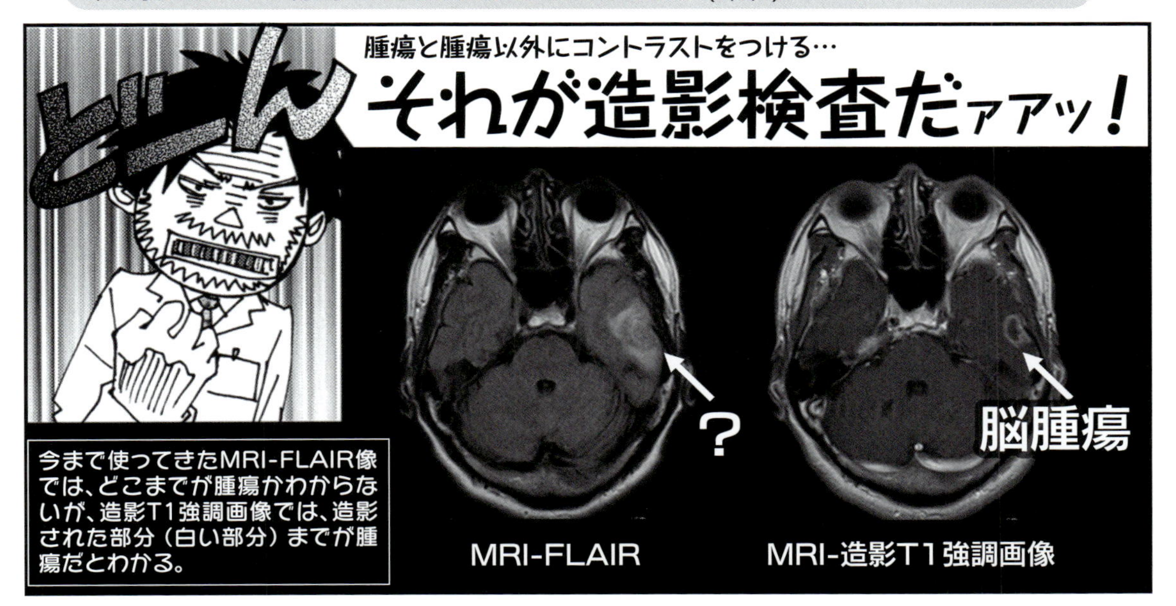
腫瘍と腫瘍以外にコントラストをつける…
それが造影検査だァアッ！
どーん
？
脳腫瘍
MRI-FLAIR
MRI-造影T1強調画像

今まで使ってきたMRI-FLAIR像では、どこまでが腫瘍かわからないが、造影T1強調画像では、造影された部分（白い部分）までが腫瘍だとわかる。

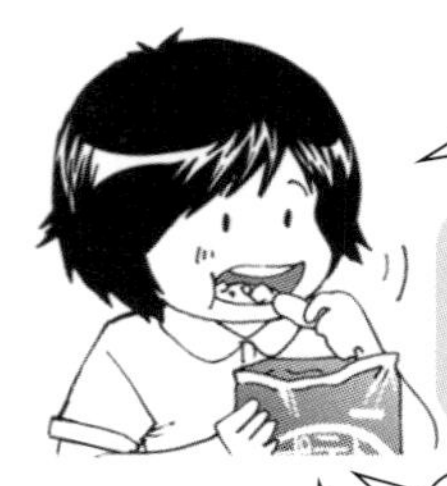

コントラストがつくと、腫瘍がはっきりわかりますね！

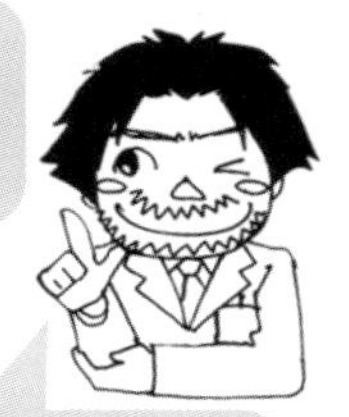

T1では白く映るものがほとんどない（第2回「MRIの白と黒ッ！」参照）。
腫瘍だけ（*）が白く染まる薬（造影剤）を注射してからT1を撮るんだ！
そうすることで腫瘍とそれ以外のコントラストがつくと。

なるほどー。でもなぜ腫瘍は造影されるの？

ここでのkeywordは誰かさんと同じ、大食いですwww

大食い？

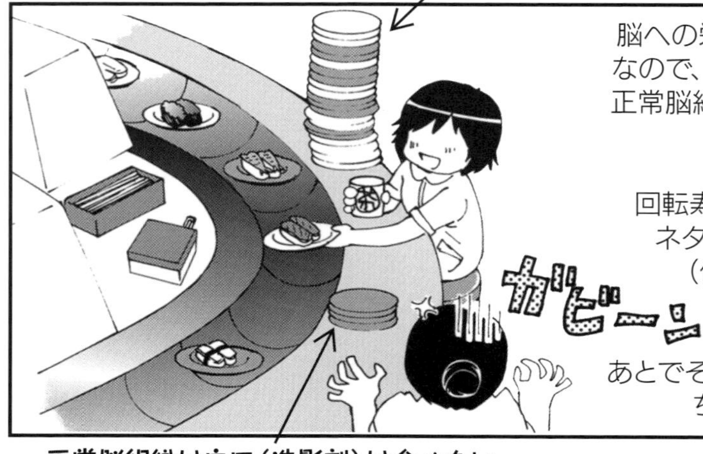

白皿は腫瘍しか食べない造影剤の例

正常脳組織は白皿（造影剤）は食べない。

脳への栄養は、そもそも血液で運ばれる。
なので、腫瘍も栄養は血管からとってます。
正常脳組織は造影剤を食べないんだけど、
ほとんどの腫瘍は食べます（*）。

回転寿司で、あいかちゃんしか食べない
ネタを白皿に載せてレーンに流せば…
（他の人も食べるネタは絵皿として）

あとでその白皿を数えれば、どこにあいか
ちゃんがいたかわかる的な理屈よ！

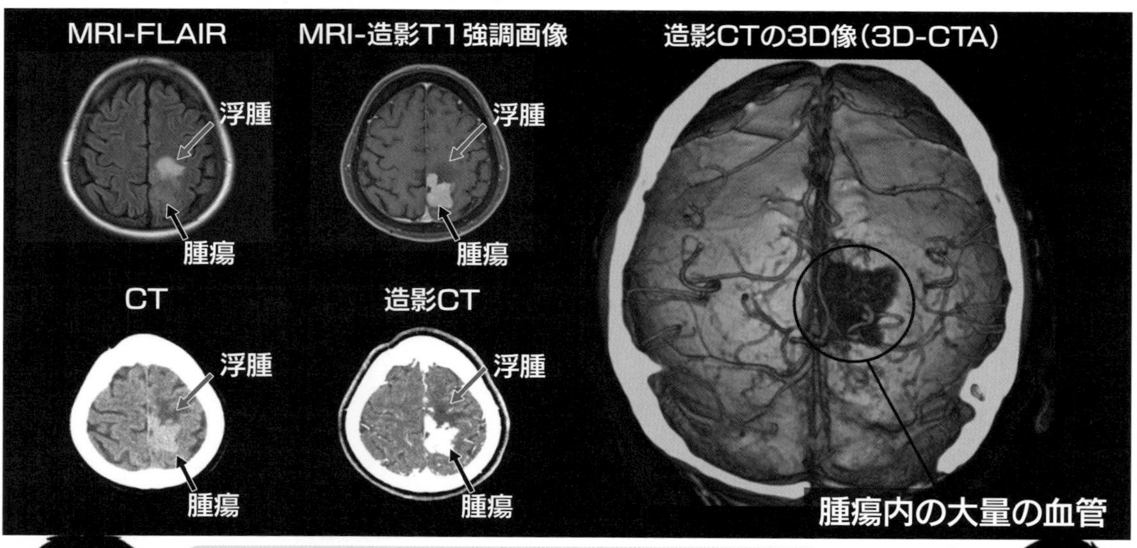

腫瘍内の大量の血管

ほとんどの腫瘍は、マイレーンを用意するほど食い意地が
張ってるから、その食い意地のせいで見つかっちゃうのさ。

ニヤニヤ

マイレーンwww
乙女の夢だな

脳腫瘍も血管障害や外傷と同じように量の原理が使えるんですか？

第９回：脳腫瘍の白と黒ッ！（ﾟДﾟ）

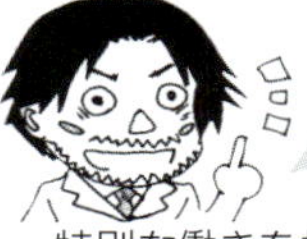

時期によっては、同じようには使えないから注意！
養成講座第5回梗塞編で話した「脳全体の余力を奪うタイプの脳梗塞」と、
「局所の神経脱落症状を出すタイプの脳梗塞」の、中間のようなタイプになります。

特別な働きを担う場所（局在機能がある場所）に血管障害が起こると、その働きの低下（神経脱落症状）が起きるという話をしたけど、腫瘍の場合はなかなかそうなりません。これは、病気の起こり方の違いによるものです。
脳血管障害では、急に異常が起きて、すぐには代償できないから神経脱落症状が出やすいのだけど、後から他の場所で機能代償されます。逆に腫瘍は少しずつ太って占拠していくから、時間をかけてゆっくり局所の機能を他の場所に引っ越しさせることができるので、なかなか症状が出ません。逆に、症状が出た時にはすでに他の場所でも代償する余力が十分に残ってないという状態なわけです。あくまで腫瘍は局所に起きるものだから、多発しないかぎり脳全体の余力を奪うことはあまりないのだけど、局所の余力をじわじわ奪うようなことをするのです。

手術後CT（造影なし）

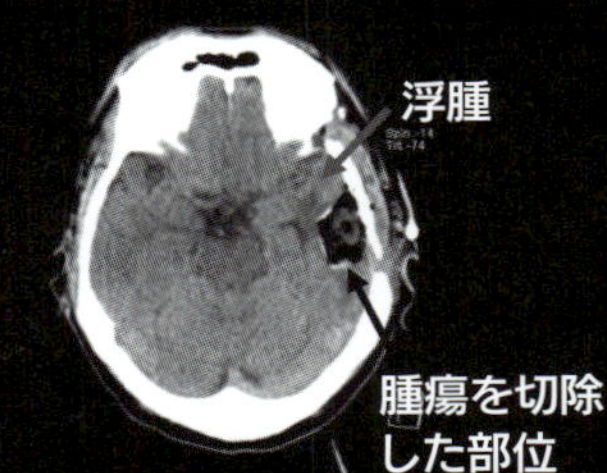

これは例1の脳腫瘍術後のCTです。
この症例では、側頭葉の下部の一部が完全に切除されてありません（黒くなっている部分）。この部位が働かないと、言語機能（特に読み書きや言語に関する記憶）が、ちょっと話せば周りから気付かれるくらいは低下するハズなのですが…
手術前も後もそのようなことはありませんでした。
腫瘍が少しずつ発育したために、手術時点ですでに機能的再構築がなされ、言語機能が別の場所で日常生活で困らない程度は補われていると考えられます。
一方で、精査では軽度の喚語困難と読み書きミスがあり、一見わからなくても、潜在的能力低下はあると言えます。

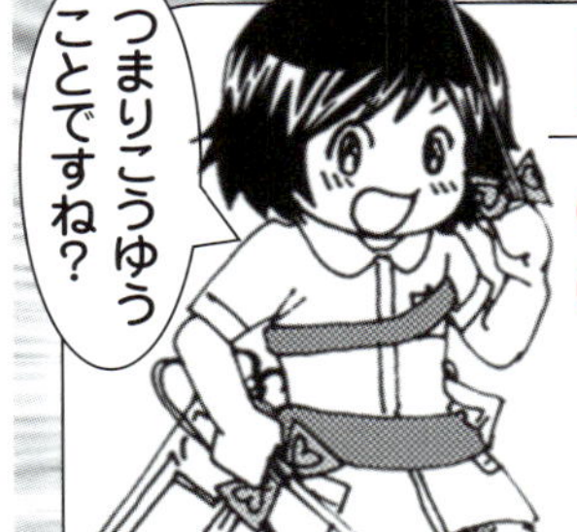

脳腫瘍の画像の見方！（ﾟДﾟ）

① 造影CT/MRIでほとんどが白く染まる。
② 症状がないように見えてもそれは他の場所で機能が代償されているから（潜在的には能力低下があるので注意！）。

腫瘍の成長に合わせて、少しずつ他の部位で機能代償されるので、症状が出る前に、まず代償する余力から奪われる。脳腫瘍で神経脱落症状が出る＝代償する余力が十分残っていない、ということ。同じ病変の大きさでも、脳血管障害は症状が出やすいが、他の部位の代償する余力が大きい。この点は、逆ですね。（せんせいからの補足）

注：~~立体起〇装置~~点滴セットです。~~剣~~翼状針，~~ワイヤー~~ルートなどを装備しています。

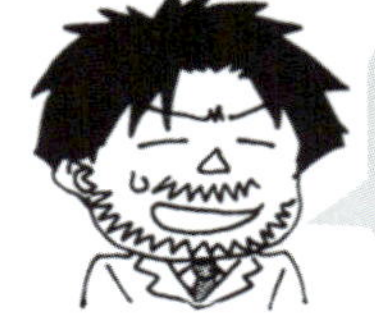

コスプレまとめかｗ　まぁだから、表面上、仕事に支障をきたしていないからといって、控室を散らかすのはダメじゃない？？
…誰かの仕事する余力を奪ってるのかもしれないよ？

へー。困っちゃいますね！！（一体、誰の話なん？）

正常と見比べて学ぼう！
各年代のMRI-FLAIR,CT
正常画像スマホ版は
こちらから！

登場人物
あいかちゃん：脳外科医の父に、前下小脳動脈（Anterior Inferior Cerebellar Artery）と命名されそうになったが、略語のAICA（あいか）にしましょうと母に助けられた。そんな出生事情。
ちなみに回転寿司では寿司とスイーツを交互に食べる秘技を見せる。すし皿とスイーツ皿が交互に積み上げられていたら、そこにあいかがいた証拠なーん！
せんせい：脳画像を一日中見ている医者。顔面輪郭詐称の大家。あらゆるデメリットにもかかわらず髭は絶対に剃らない。うすうす勘付いている方も多いかもしれませんが、この養成講座のほとんどはあいかちゃんの素行を改めさせるための遠回しな説教であって、せんせいは主に生活指導をしています。

次回は養成講座 第10回：水頭症と脳ヘルニアの白と黒ッ！（ﾟДﾟ）

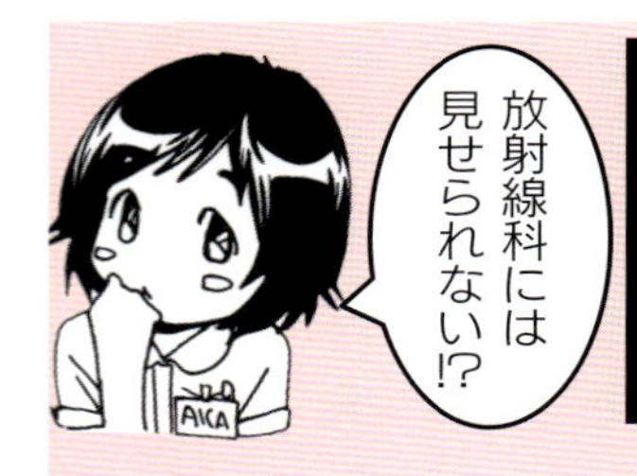

コメディカルのための ~~邪道な~~ 脳画像診断養成講座

原作：粳間　剛、まんが：仙道ますみ

養成講座 第10回：水頭症と脳ヘルニアの白と黒ッ！（ﾟДﾟ）

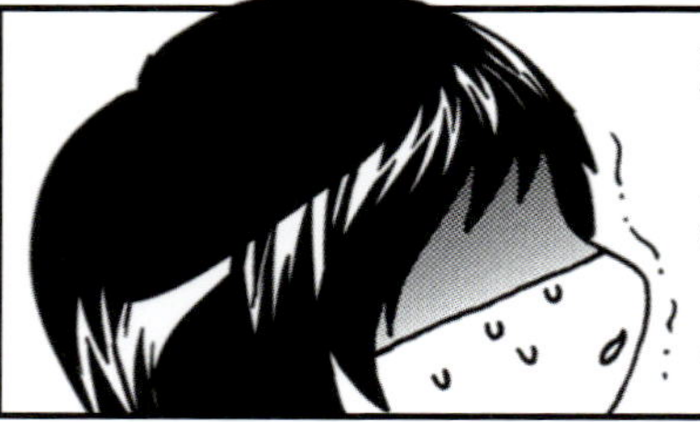

私は脳外科ナース１年目のあいか。

あれ…20年間一度もこんなことなかったのに…

…世界が縮んだのか??　それとも新手のスタ○ド攻撃？

気のせいだ！
きつくないッ！
きつくないゾォッ！
みしっ
あ、おはようー
あいかちゃん。

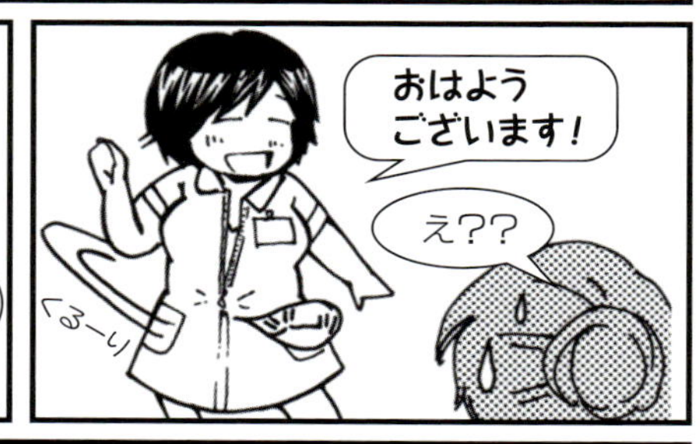

結局…どうしてもいつものナース服が着れないので、サイズの大きいナース服を急いで買いに行きました（＝遅刻）。

知らぬ間にス○ンド攻撃を受けて！
全ての服が縮まされたんですよ！

…たしかに服が縮んでもそうなるだろうが (-ω-;
本当に自分で自分に心当たりないの?[*1]

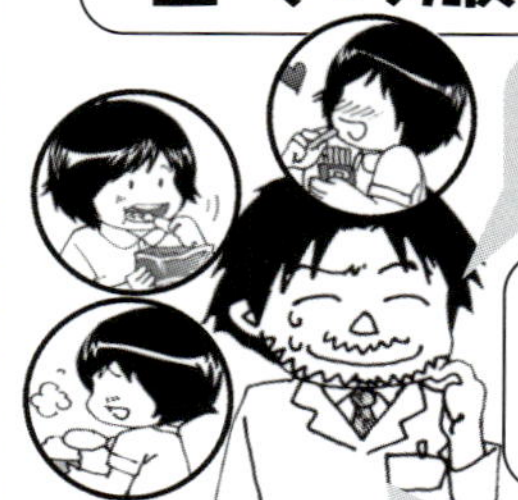

きっとステージ衣装も縮んでて！
キツクて着れないかもしれない！
そしたら次の選挙[*2] でわたし
センター陥落しちゃうかも！（ノДT）

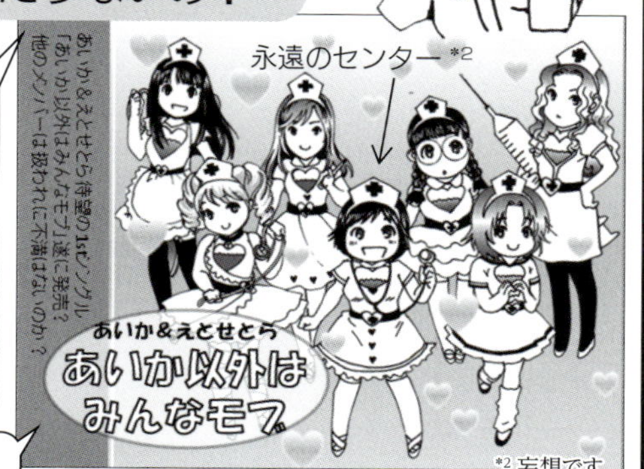

[*2] 妄想です

…選挙とセンターの話好きだな www。
前回の「占拠」性病変の話[*1]でも言ったように頭蓋骨内に余分なモノが増えてキツクなるのは脳にとってもよろしくない。そして、脳の場合も、キツクなった所見として、「センター」がおかしくなるのです！（ﾟДﾟ）クワッ

センターがおかしくなる?

[*1] 養成講座第９回「脳腫瘍の白と黒ッ」参照

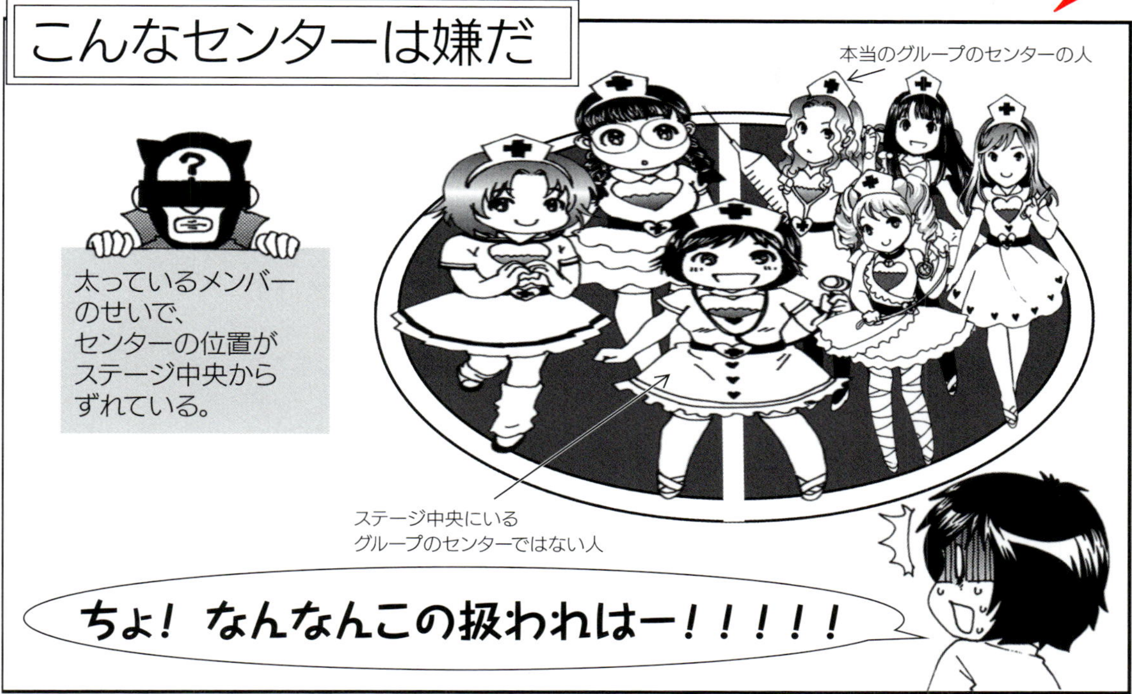
こんなセンターは嫌だ
本当のグループのセンターの人
太っているメンバーのせいで、センターの位置がステージ中央からずれている。
ステージ中央にいるグループのセンターではない人
ちょ！ なんなんこの扱われはー！！！！！

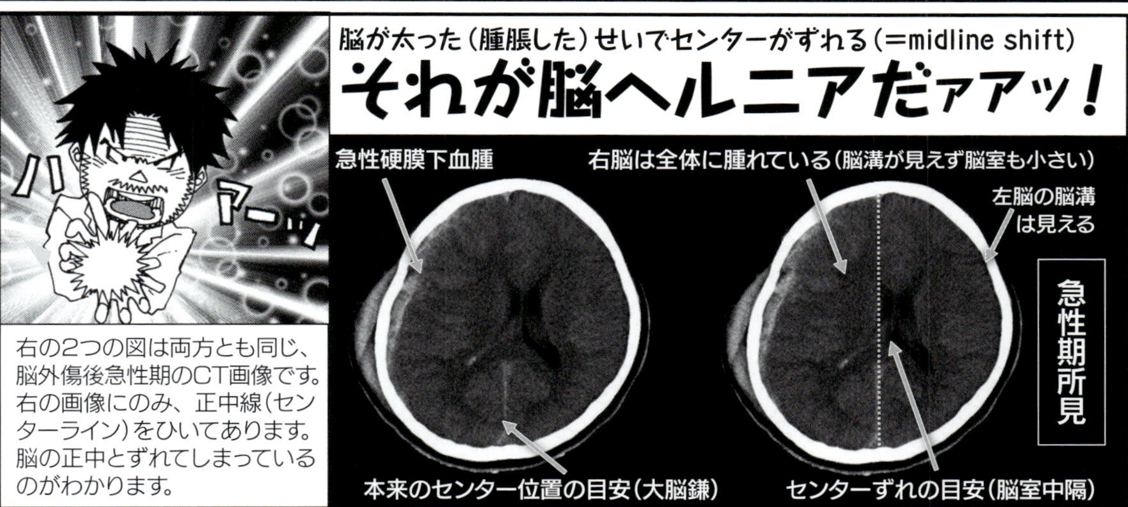
脳が太った（腫脹した）せいでセンターがずれる（＝midline shift）
それが脳ヘルニアだァアッ！
ハアーッ
急性硬膜下血腫
右脳は全体に腫れている（脳溝が見えず脳室も小さい）
左脳の脳溝は見える
急性期所見
本来のセンター位置の目安（大脳鎌）
センターずれの目安（脳室中隔）
右の2つの図は両方とも同じ、脳外傷後急性期のCT画像です。右の画像にのみ、正中線（センターライン）をひいてあります。脳の正中とずれてしまっているのがわかります。

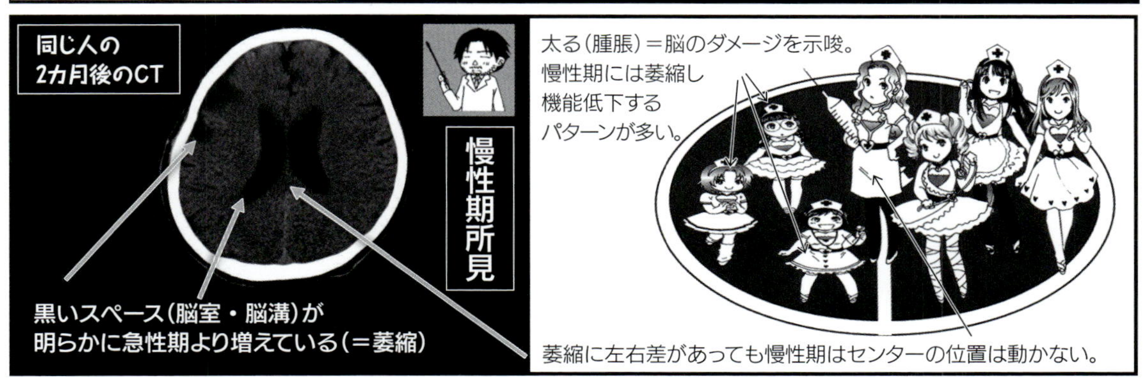
同じ人の2カ月後のCT
慢性期所見
太る（腫脹）＝脳のダメージを示唆。慢性期には萎縮し機能低下するパターンが多い。
黒いスペース（脳室・脳溝）が明らかに急性期より増えている（＝萎縮）
萎縮に左右差があっても慢性期はセンターの位置は動かない。

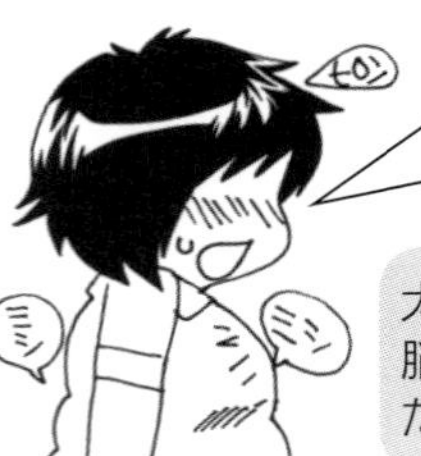

私を例に使ったことは許し難いですが…
脳は小さくなる（＝萎縮）だけでなく、大きくなる（＝腫脹）
方向にも変化するってことはわかりましたよ。

太ってしまうと服がキツクなって外にお腹がはみ出そうになるように、
脳も腫れたら余裕がある側にはみ出ます（はみ出ることをヘルニアという）。
だからセンターの位置は脳腫脹の目安になるのです（ﾟДﾟ）クワッ

でもそんなのどうやって判断すればいいんですか？（¯Д¯）例えば、
萎縮して小さくなった脳も、腫れた時は正常に見えたり…しません？

（ﾟДﾟ）ドキッ　するどいねぇw大事な指摘だ。脳腫脹・ヘルニアも量の原理の例外になるよね。
そもそも、養成講座第１回から原則にしている「黒い量の原理」は、脳実質が減ることで
頭蓋骨内の脳がないスペース（脳室＆脳溝）が大きくなり、このスペースがCTやMRI（FLAIR）で
黒く見えるから、「黒いスペースが増えていたら脳が減ったとわかる」…と言える、…という話だったよね？

この話の流れだと、脳が減ってないのに黒いスペースそのものが大きくなって
萎縮したように見える病態もあるって話ですか？（・△・）

そのとおり！（ﾟДﾟ）クワッ

脳が減ってないのに脳室拡大のせいで萎縮したように見える。

それが水頭症だァアッ！

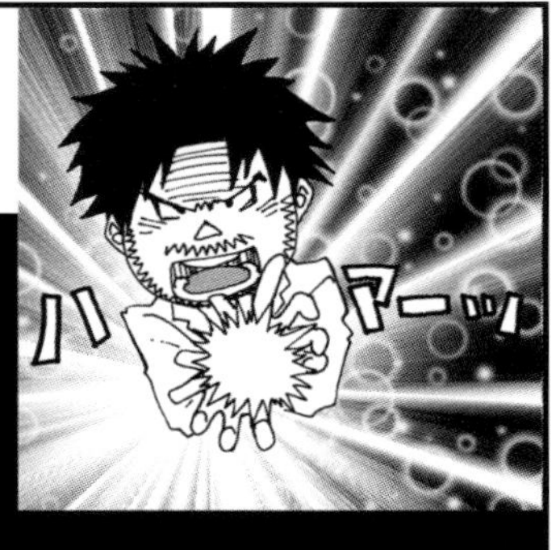

左：水頭症発症前，右：水頭症発症後

CT

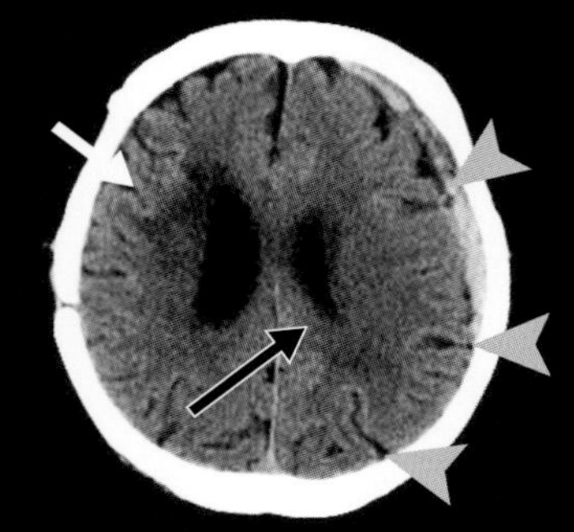

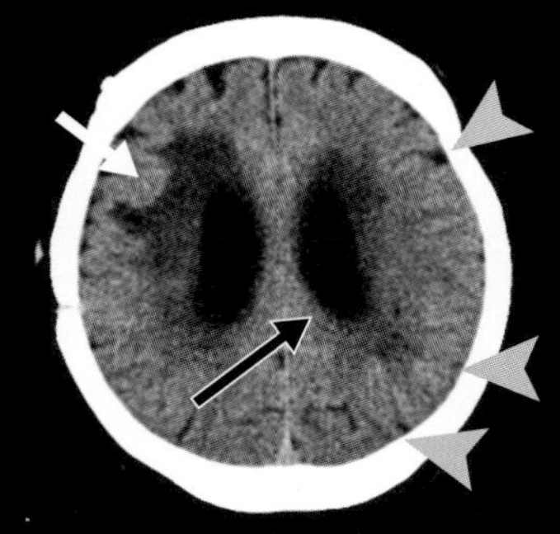

上段はCT，下段はMRI（FLAIR）
左図の二つ：水頭症発症前
右図の二つ：水頭症発症後

脳室（➡）は、水頭症発症前後で「大きく」なっている。
脳溝（➤）は、水頭症発症前後で「小さく」なっている。

MRI-FLAIR

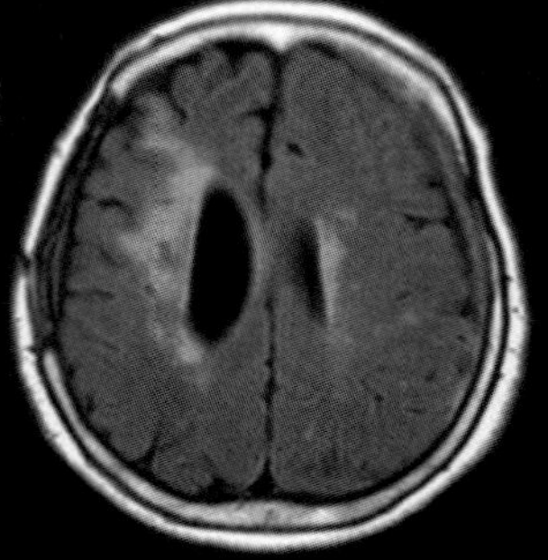

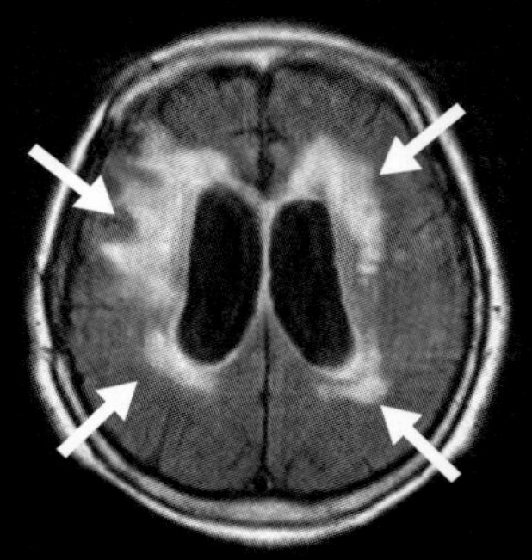

脳室の拡大に伴い、脳室周囲にしみ出し所見が出現（➡）。
（CTでは黒、MRI-FLAIRでは白）

水頭症（左）と萎縮脳（右）の違い

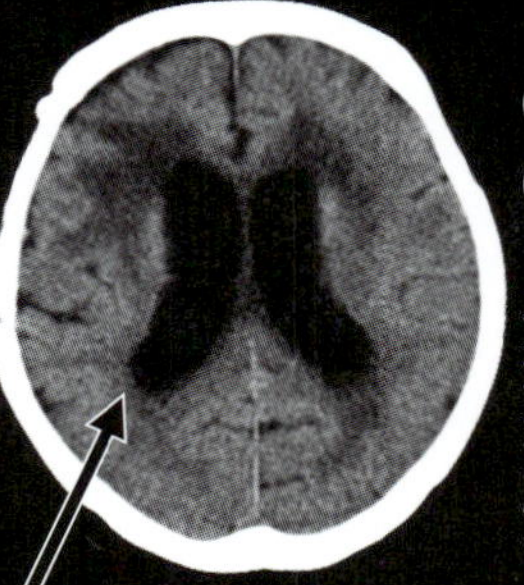

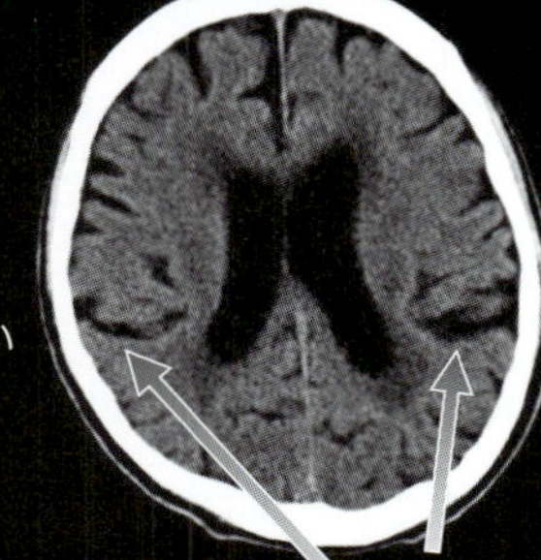

①水頭症は脳溝が見えにくくなる。
②水頭症では脳室が丸くなる。

水頭症はステージに穴があいてメンバーが避難しているようなもの（＝脳そのものは減っていないが窮屈になるので機能低下する）。
脳萎縮はメンバーが減ってステージにスペースができたようなもの（＝脳そのものが減って機能低下）。

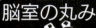

溝

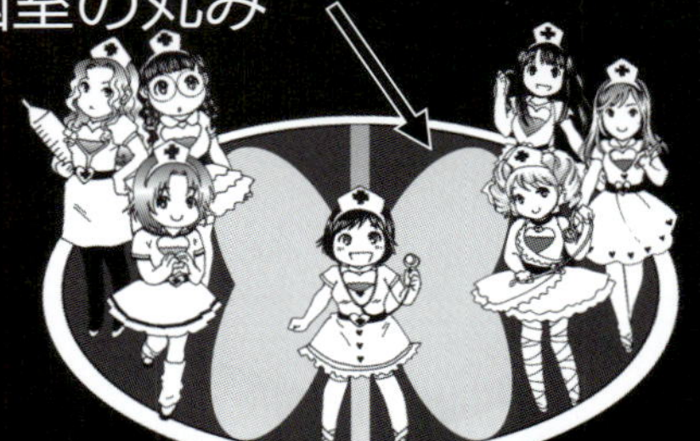

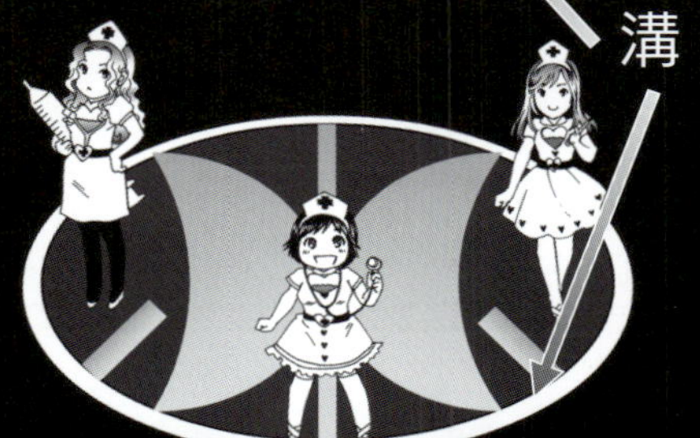

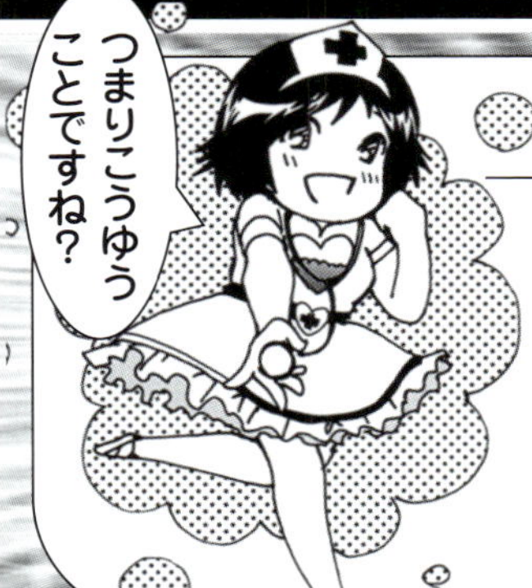

脳ヘルニア・水頭症の画像の見方！(ﾟДﾟ)

量の原理を当てはめようとする前に…
① 脳が大きいように見えても腫れているのかも！
② 脳が小さいように見えても水頭症かも！

脳の量を評価するための黒い量の原理は便利だけど、萎縮以外にも黒いスペースの大きさが変わる病気があるから気をつけてね！

脳ヘルニア（腫脹）も水頭症も、時間経過毎の画像を見比べるのが大事です！
正常では脳実質が成人後に大きくなることはないし、萎縮に伴って脳室が大きくなる時は脳溝も大きくなるので注意すればわかります。いずれの病態も、急性期の画像を量の原理にあてはめて考えてしまわないように注意です！
（特に水頭症は圧損傷なのでくも膜下出血[*3]同様、慢性期でも萎縮せず、量の原理にあてはまりません）

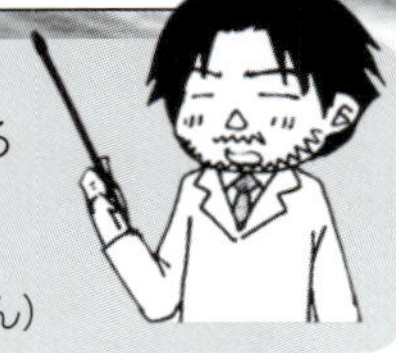

[*3] 養成講座第7回「脳血管障害③くも膜下出血編」参照

正常と見比べて学ぼう！
各年代のMRI-FLAIR,CT
正常画像はこちらから

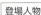

登場人物
あいかちゃん：脳外科医の父に、前下小脳動脈（Anterior Inferior Cerebellar Artery）と命名されそうになったが、略語のAICA（あいか）にしましょうと母に助けられた。そんな出生事情。院内アイドルグループ「あいか＆えとせとら」の不動のセンター。メンバーはいまのところあいかちゃんとせんせいの二人。
せんせい：脳画像を一日中見ている医者。顔面輪郭詐称の大家。あらゆるデメリットにもかかわらず、髭は絶対に剃らない。重症のグループアイドルヲタ。某スクールアイドルアプリのfullcombo達成のために溶かした石は数知れず。その圧倒的な資本投資についたあだ名は石油王。口癖は「もう課金しない」。

次回は養成講座 第11回：Treatable dementiaとアイウエオチップスッ！(ﾟДﾟ)

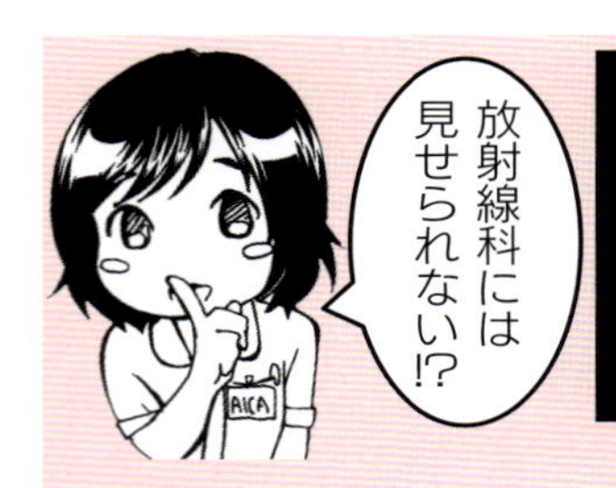

コメディカルのための ~~邪道な~~ 脳画像診断養成講座

原作：粳間　剛、まんが：仙道ますみ

養成講座 第11回：Treatable dementia とアイウエオチップスッ！(ﾟДﾟ)

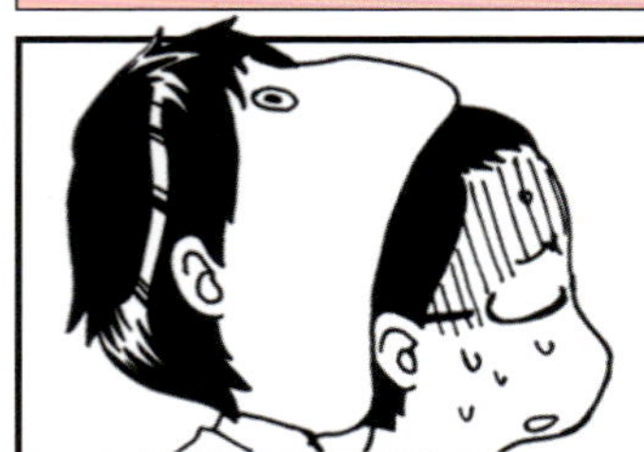

私は脳外科ナース一筋30年の看護師長…

最近部屋を散らかさなくなったわね？と褒めただけなのに…

これはMRI撮って脳を調べるような病気になってるんじゃないかしら？
変な物食べたとか…脳炎とかの感染？寄生虫とか？寄○獣？

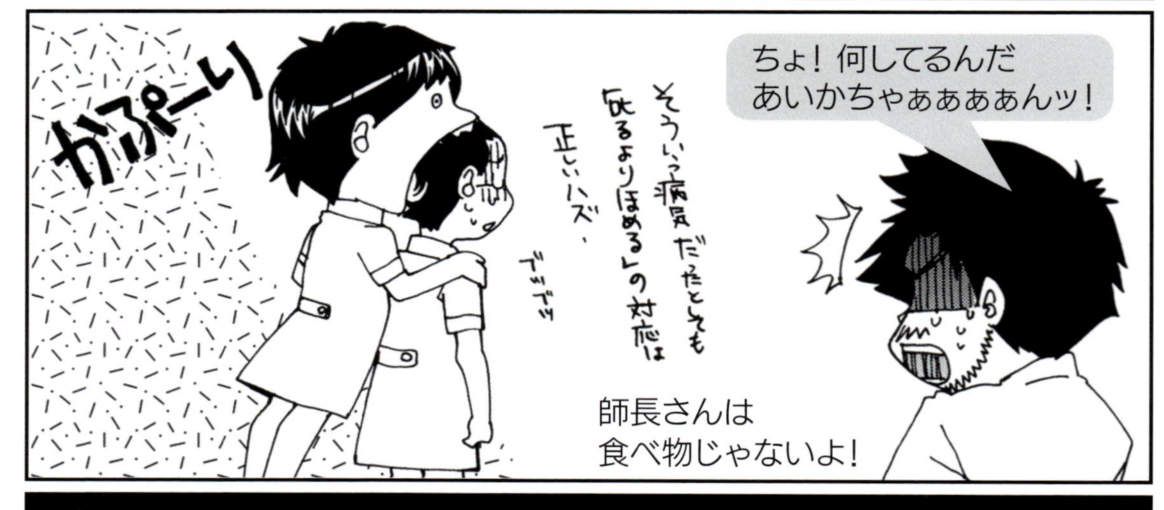

ちょ！何してるんだ
あいかちゃぁぁぁぁんッ！
そういう病気だったとしても「叱るよりほめる」の対応は正しいハズ。
ブツブツ
かぷーり
師長さんは
食べ物じゃないよ！

結局そのまま取り押さえられ救急室へ。原因不明の昏睡になるも本体いっぽん点滴をしたら目覚め、ご飯を食べたら元どおりに。

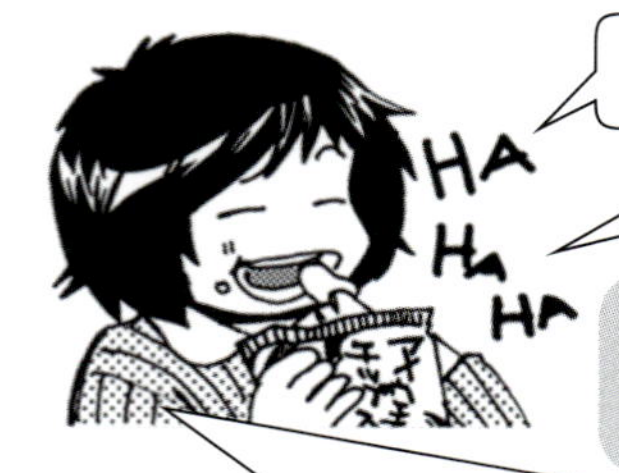

なんか大変だったみたいですねぇ。

他人事かッ!!

だってわたしは覚えてないですもん。

さっき撮ったMRIでも異常なかったし、多分、経過からして、低栄養か脱水っぽいけど…
ダイエットしすぎ？？ 栄養はある程度はとらな！

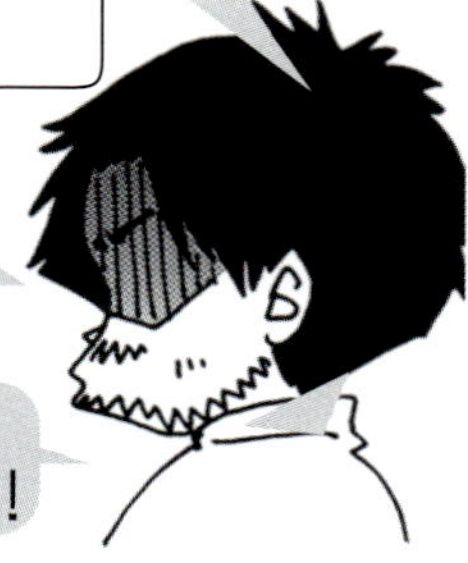

栄養とれ言われたからこうしていっぱい食べて、
反省してるんじゃないですかー？ てかダイエットした
覚えないのに痩せたっぽいwww＼(´▽`)ノいえい

なんか
ムカツク！

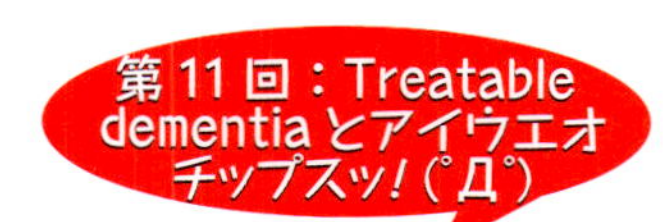
第11回：Treatable dementiaとアイウエオチップスッ!(ﾟДﾟ)

てか…え？ ダイエットしてたの覚えてないの？ いつから記憶ない？

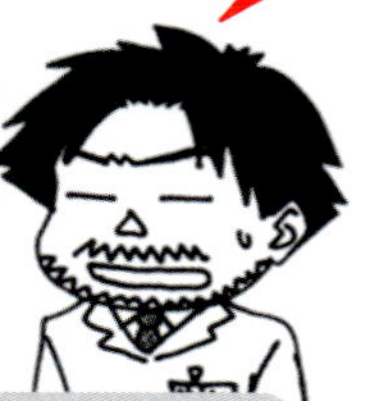

わからないけど、師長さんが4週間前くらいから控室に私が食べ物を置かなくなったって言ってたからそれぐらいじゃない？ ダイエットしてた記憶はぜんぜんないんだけどなぁ、脱水・低栄養になる程がんばるなんて偉いなぁワタシ！

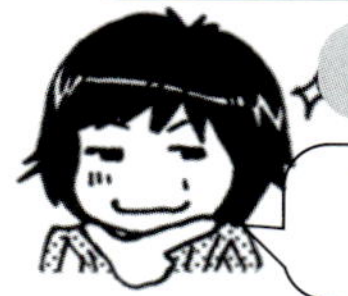

4週間？ じゃあ…時間をおいてからMRI撮り直したほうがいいなそりゃ。

またまた何をwww 私知ってますよ。低栄養とか脱水で行動がおかしくなっても、トリートメントなんたらって言って…原因がおさまれば治るんですよ！

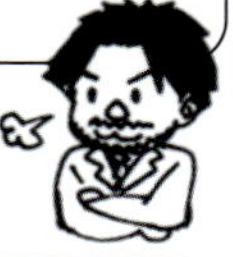

おお！ treatable dementia（治療可能な認知症・認知異常）のことだね！ よく知ってるじゃない！

老人の意識障害の原因は脱水か低栄養が多いから、意識障害を見たら…血糖を測って低かったらブドウ糖！違ってもとりあえず点滴をはじめる。採血データでおかしいところがあれば補正する。こんな感じでやってれば…そのうち元に戻ることが多いじゃないですか？

おお…なんかこなれた町の看護師さんみたいなモノ言いになってきたなw

私も同じようなものでしょ？ 頭の写真撮って何もなければ…普通はすぐ退院するでしょ？

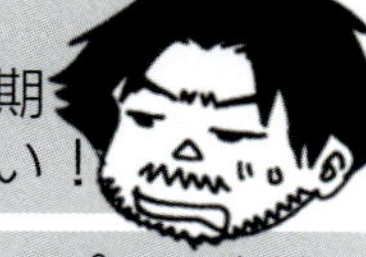

やり方はあっているよ。ただそれは意識障害の期間が短かった場合ね。「第8回脳外傷の白と黒ッ！」で話したように、意識障害の期間は、健忘の期間と病歴が目安になる。原因物質によるけど、4週間はいくらなんでも長い！

じゃあ何が原因としてありえるんですか?!?Σ(ﾟДﾟ;)

アイウエオチップスです!!

意識障害の原因〔アイウエオチップス（AIUEO-TIPS）〕を思い出せばtreatable dementiaの原因もイメージできます！(ﾟДﾟ)

A：Alchol（アルコール）急性アルコール中毒・アルコール離脱・Wernicke脳症（ビタミンB1欠乏でも起こる）
　Anemia*1（アネミア）貧血、脳循環不全（＝脳貧血：起立性低血圧、自律神経性の失神など）
I：Insulin（インスリン）血糖異常、Insufficiency*2（インサフィーシェンシー）不足（脱水・低栄養）
U：Uremia（ウレミア）尿毒症（腎臓）
E：Electrolytes（エレクトロライツ）電解質異常（Na、Caなど）
　Endocrinopathy（エンドクリノパチー）内分泌・ホルモン異常（甲状腺機能低下・副腎不全など）
　Encephalopathy（エンセファロパチー）脳症（高血圧性脳症・肝性脳症など）
O：O_2（オーツー）&CO_2 低酸素、Co_2ナルコーシスなど
　Overdose（オーバードーズ）過量服薬、薬剤性、悪性症候群、Overwork*3（過労・睡眠不足）
T：Trauma（トラウマ）脳外傷、Temperature（テンパラチャー）体温異常（低体温・熱中症）
I：Infection（インフェクション）感染症（脳炎・髄膜炎・寄生虫など脳実質や脳実質外の感染症）
P：Psychogenic（プシコ）精神疾患（ヒステリーなど）
　Pressure*4（プレッシャー）脳実質を圧迫する実質外の異常（慢性硬膜下血腫・水頭症）
S：Seizure（シージャー）てんかん　Shock（ショック）ショックによる脳循環不全など
　Stroke（ストローク）脳卒中（脳梗塞・出血・くも膜下出血）

下線部がほぼtreatable dementiaにあたります。一般的なアイウエオチップスの例にいくつか加えています（波線があるもの）。
*1：syncope（失神）としてSに含めることもありますが、脳の貧血としたほうが覚えやすいと思うのでここに。
*2：Senile（老人性）としてSに含めることが多いようですが、イメージしにくいので「不足」という項目を作りました。
*3：あると思います！ *4：数少ない脳画像診断するtreatable dementia「水頭症・慢性硬膜下血腫」をイメージしやすくするために圧迫病変として追加しました。

…あまりにもたくさん種類があって、最初は覚えるのに困るんだけどねwww
要するに、脳実質の問題ではない外因による意識障害・認知異常は治る可能性があるということ。
①必要なモノの不足(血流・休息を含め)②脳に悪影響のあるモノ③脳実質外からの圧迫、
どれも①から③のどれかに属する。おおざっぱに「脳の環境を悪くするモノ」と覚えよう!

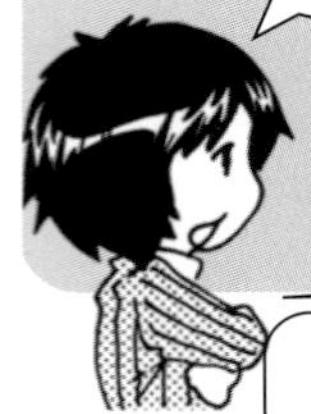

③の硬膜下血腫と水頭症以外は画像診断できないんじゃないですか?

そのとおり! でも、後遺症は意識障害の期間に比例することは共通なん!
この脳内の環境がおかしい期間が長引くと脳細胞が死んで元に戻らなくなる。
もし4週間も意識がおかしかったなら相当長いから、原因によっては脳細胞が死滅したかも…と考えます。

あーそういうことかぁ…

もしそうなら、時間をおいてもう一度MRIとれば、脳細胞が死んでしまった分、脳が減って黒いスペースが増えているハズで…それでわかるってことですか?

そのとおり! 画像は原因をしらべるんじゃなくて、後遺症として能力低下が残るかどうかの評価!

そういう見方でわかるならコメディカルにもわかりますね。
黒い量の原理を応用できそうなのはわかりましたけど
もし4週間くらい意識障害?だったとして、どんな物質がその期間足りなかったら脳に影響が出そうなんですか?

でしょ? 量の原理。

欠乏→脳が死滅するまでの期間が一番短いのは?

血糖!!! σ・Д・)σ

いやいや…酸素でしょ、どう考えてもwww

低酸素性脳症の経過

上段:心肺停止例の発症当日CT

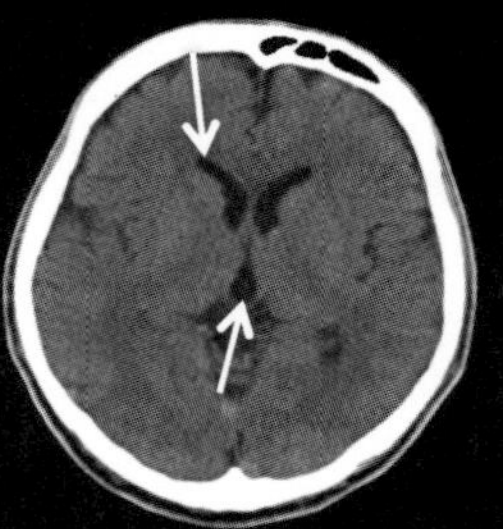

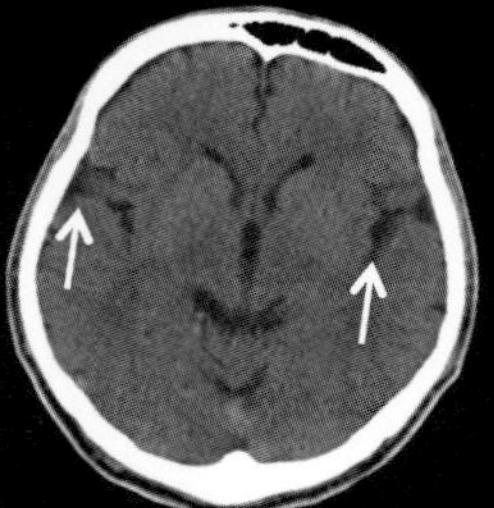

上段:一酸化炭素中毒関連の低酸素性脳症発症当日のMRI-FLAIR

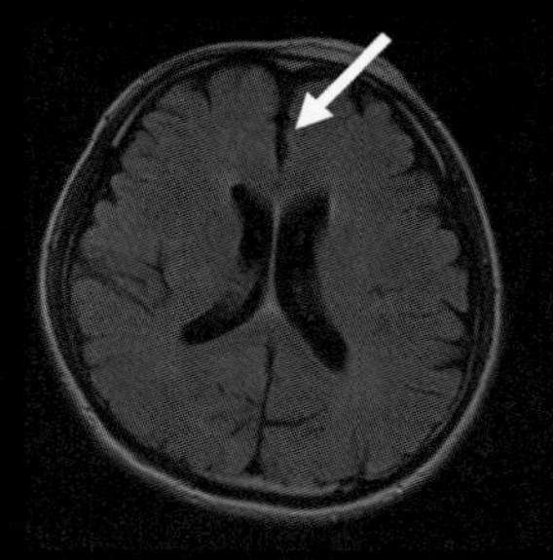

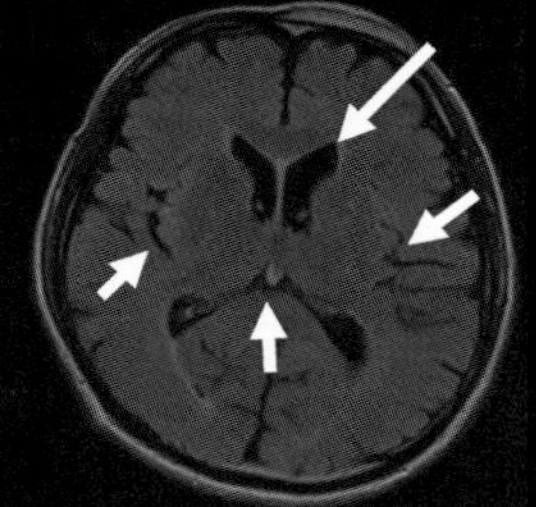

下段:発症日から9ヵ月後のCT

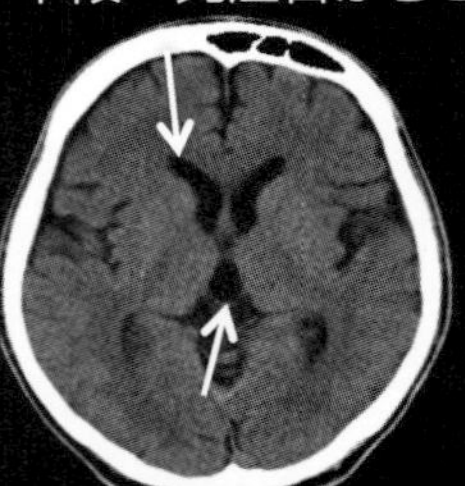

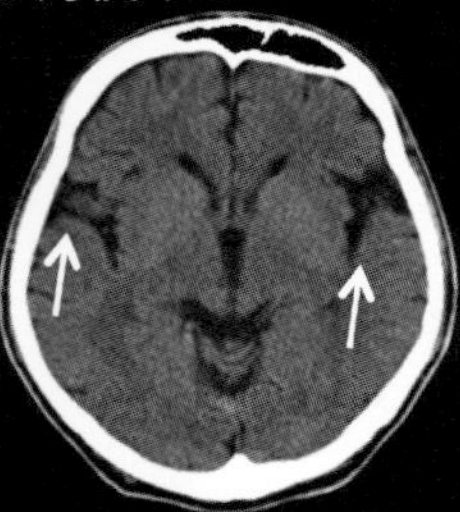

下段:発症から4ヵ月後のMRI-FLAIR

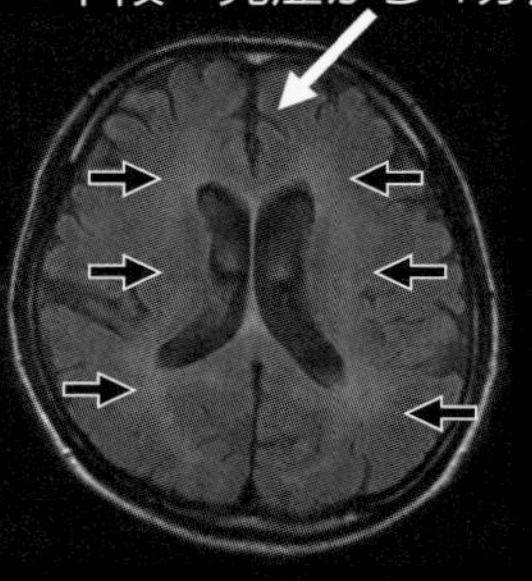

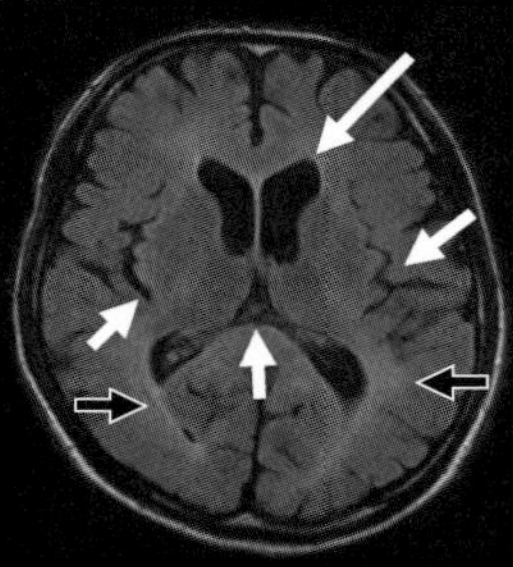

treatable dementiaの中で、酸素欠乏が最も早く脳が死滅するため、後遺症支援を要するケースは低酸素性脳症が最も多くなる。

⇨(白矢印):脳室・脳溝の経時的拡大
➡(黒矢印):脳室周囲の白質障害像

第11回：Treatable dementiaとアイウエオチップスッ！(ﾟДﾟ)

低酸素性脳症に特徴的な変化は、基底核の変性と言われているけれども、その程度や有無が能力障害と全然比例しないので大胆に説明を省きました www。結局脳のどこが低酸素に陥るかは低酸素・無酸素に至った原疾患や症例によってまちまちなので、どこが障害されやすいとか特徴的な所見とか覚えてそればかり見ようとすることよりも、「後遺症が残る程のダメージは脳萎縮を伴う」ことを意識して、萎縮をちゃんと評価したほうが能力障害の評価としてよっぽど役に立ちます。
結局、treatable dementiaが本当にtreatableなのかどうかの予想は、「意識障害の程度と期間」で、能力障害の目安は「量の原理」でというのは、全疾患共通です。

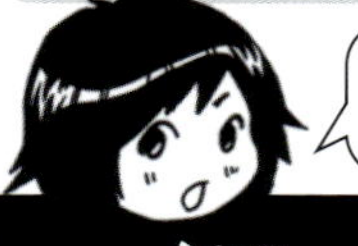

でも、萎縮しか評価に使えなかったら、どうやって老化や他の病気とかと見分けるのですか？

経過で判断！

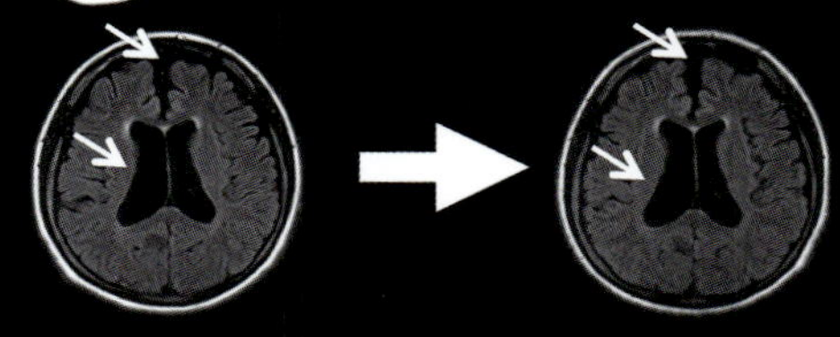

溺水による低酸素性脳症後、約12年目(32歳:左図)から13年目(33歳:右図)にかけての1年間のMRI-FLAIR像の経時的な比較。明らかに年齢不相応な脳室・脳溝拡大があるが、1年間で全く進行していないことがわかる。
発病・受傷後の一定期間のみ急激に萎縮が進行し、その後進行しないのがこれらの疾患の特徴。老化や変性疾患などの進行性疾患であれば萎縮は進行するので経過が異なる。

脳外傷とかでも同じような経過になる？

そう！出血所見のない外傷と見分けるのは無理やw

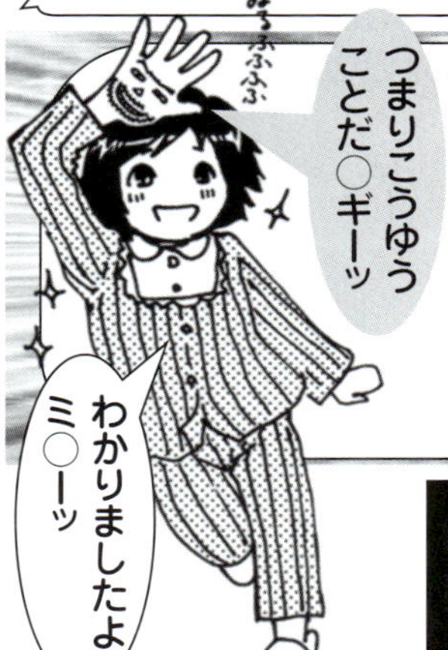

つまりこうゆうことだ○ギーッ
わかりましたよミ○ーッ

Treatable dementiaの画像の見方！(ﾟДﾟ)

① 原因の診断は画像診断ではほとんどできません！
(硬膜下血腫・水頭症以外は、急性期に画像上異常所見が出ない)
(病歴が大事。本当にtreatできるかの目安は意識障害の期間で予想できる！)

② 後遺症が残る程のダメージがあれば脳は萎縮する！
(発症後少し時間がたってから急激に萎縮して以後進行しないというパターン)
(量の原理で能力低下の程度は予想できるが、これは後遺症評価で、原因診断ではない)

結局あいかちゃんは1カ月後の再検査でも脳のやせなし。
徹夜で遊び続け二日寝続けた末の脱水、迎え酒のせいと発覚。
(そもそも体も、まったく痩せていませんでした)

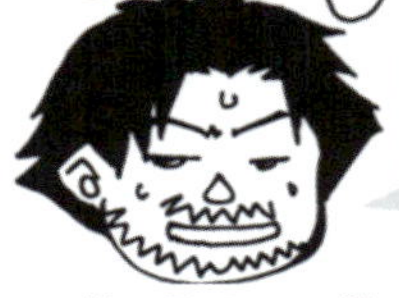

結局ダイエットした記憶がなかったのは、健忘じゃなくてダイエットしてなかったからなんだね。
食べ物を控室に持ち込まないようにした努力だけは認めようw

私、明日から頑張る

正常と見比べて学ぼう！
各年代のMRI-FLAIR,CT
正常画像スマホ版はこちらから！

登場人物
あいかちゃん：脳外科医の父に、前下小脳動脈(Anterior Inferior Cerebellar Artery)と命名されそうになったが、略語のAICA(あいか)にしましょうと母に助けられた。そんな出生事情。右手にせんせいの顔が見えたのは症状か？ネタか？天然か？はたまた原疾患は寄生○？謎が残る回でした。
せんせい：脳画像を一日中見ている医者。顔面輪郭詐称の大家。あらゆるデメリットにもかかわらず、髭は絶対に剃らない。あいかちゃんのエキセントリックさは、主に性格のせいであることを毎回科学的に説明するのが趣味。寄○獣であれば不可逆的な変化だと思います。

参考文献
寺沢秀一，島田耕文，林　寛之：研修医当直御法度(第5版)―ピットフォールとエッセンシャルズ．三輪書店，2012

次回は養成講座 第12回 CT/MRIで白黒つかないモノ：(非器質性)精神疾患編ッ！(ﾟДﾟ)

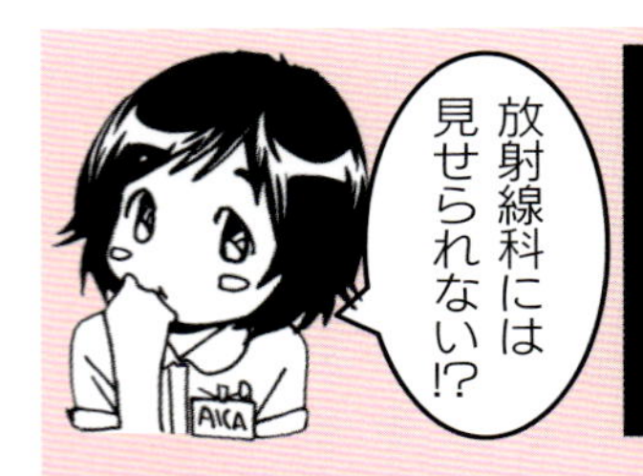

コメディカルのための ~~邪道な~~ 脳画像診断養成講座

原作：粳間　剛、まんが：仙道ますみ

養成講座 第12回：CT/MRIで白黒つかないモノ!(ﾟДﾟ)：(非器質性)精神疾患編

私は脳外科ナース１年目のあいか。
おニューのパソコンが壊れてしまって修理に来ています。

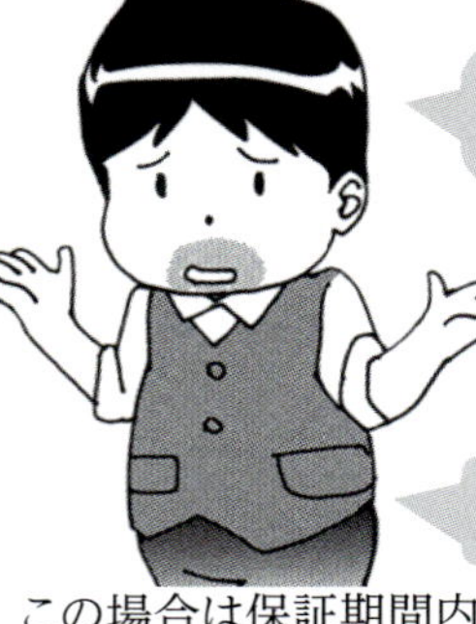

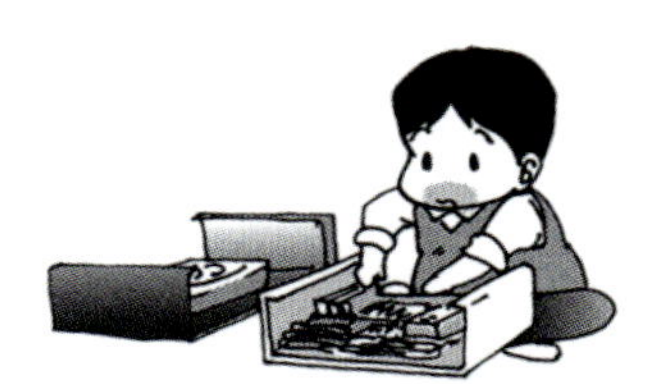

検査の結果どこも壊れてませんでしたよ？

え？でもめっちゃ動きが遅かったりするんですけど？

気のせいじゃないですか？

この場合は保証期間内でも返品・交換などは承っておりません。

「検査で異常がないから何も問題ない」なんて乱暴やないかいぃぃぃぃ！

ちゃんと動くかどうか見てほしいのに
部品だけチェックして壊れてないって

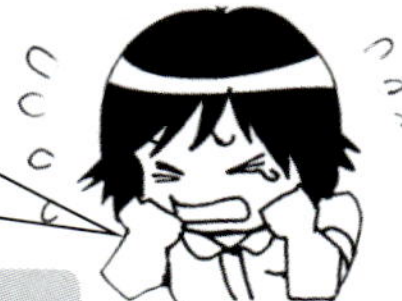

あぁ、物理的な故障だけの保証サービスだったんだね・・(-ω-;

ちゃんと動かないんだから壊れてるでしょ！（ノДT)
買ったばっかなのに保証してくれないなんて詐欺なん！

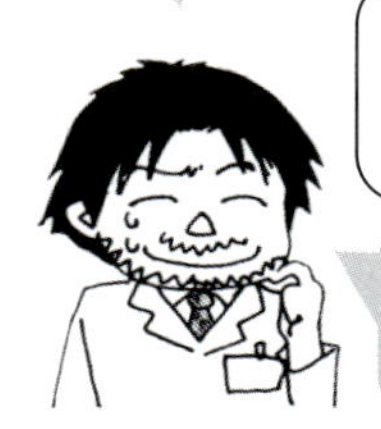

物理的な故障って意味わかる？

動かしてみないで故障してないとかなんなん!?

うん。意味わからないのだなw では画像の例え話で…

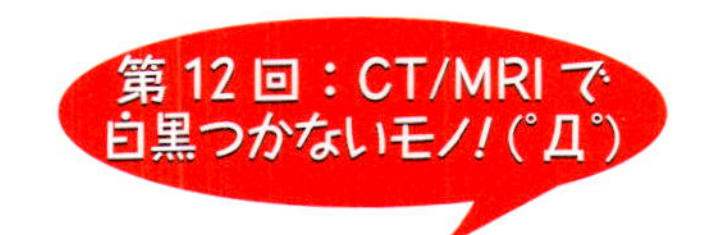

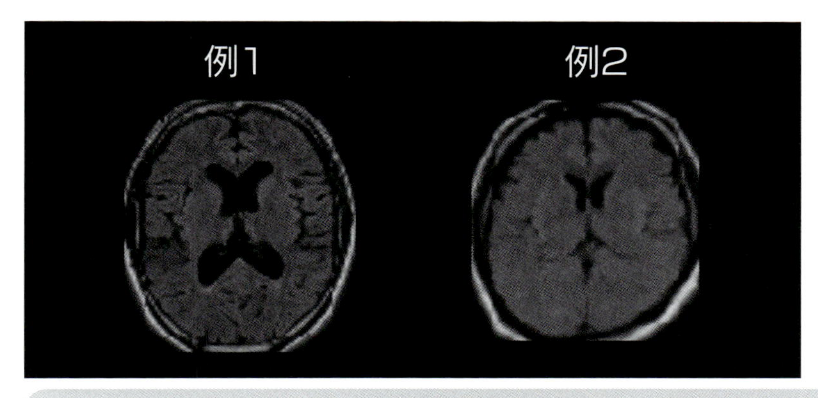

いずれも40代例，MRI−FLAIR

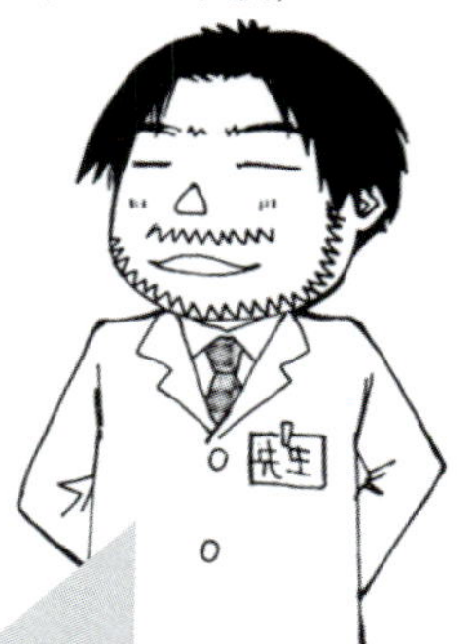

この2例はいずれも強い記憶力低下を訴えていた40代の例ですが、
それぞれどこに異常があるかわかるかい？

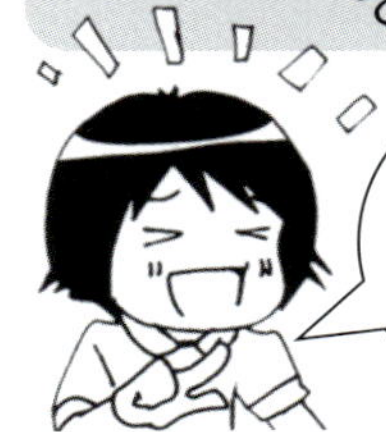

左は
萎縮
してる!

FLAIRで白いところもないし…この年で変性疾患は考えにくいから
… 外傷かな？

そのとおりー、外傷ですー。
一年間でずいぶんわかるようになったねー

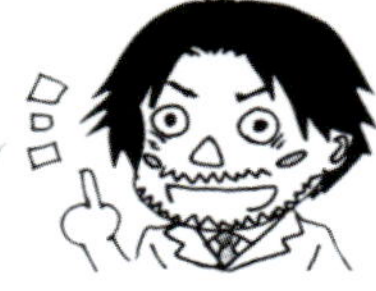

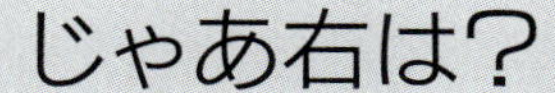

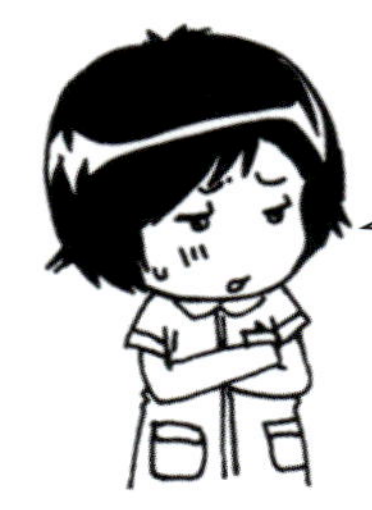

それが…どこが異常なのか…
よくわかんないんですよね…

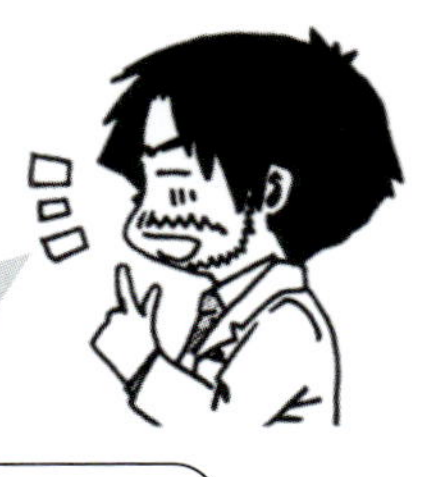

大正解ー異常所見はありませんー。
ひっかけ問題なのによくわかったねーwww素晴らしい成長やで！

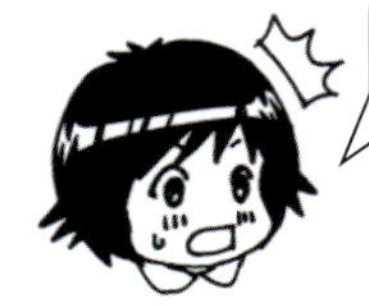

え？…じゃあ記憶力低下は気のせいとか…
精神的なものとか…いずれにせよ問題ないってことですよね？

教科書的には、CT/MRIで異常がない認知症状は精神的な問題か詐病だって習うよね。

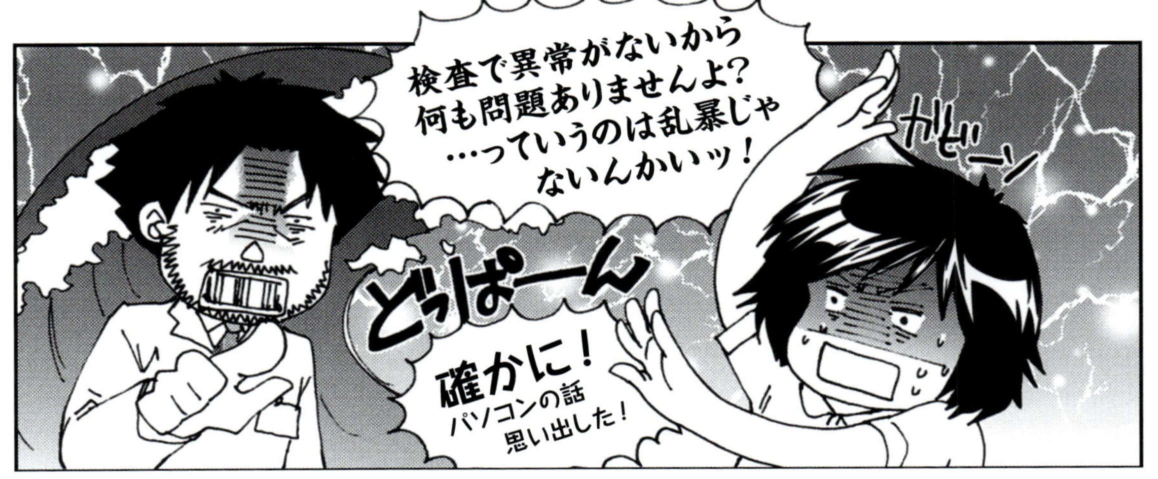

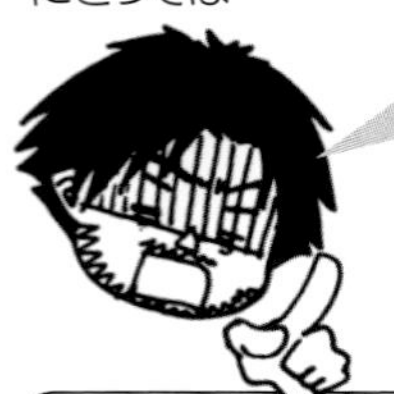

こういう患者さんにとっては…

検査で異常がないから問題ないです。って言う医療者は、動かしてもいないのに部品だけ見て問題ないと言い、何もしてくれない修理屋さんと、同じじゃないのかなァァァァァァアアアアッ！

うわぁ…痛いほどわかる…確かにMRIやCTは分解して部品を見る検査みたいなもんですもんね…
ちゃんと動くかどうかの検査じゃないから、検査で異常がないから問題ないなんて本当は言っちゃいけないですよね。

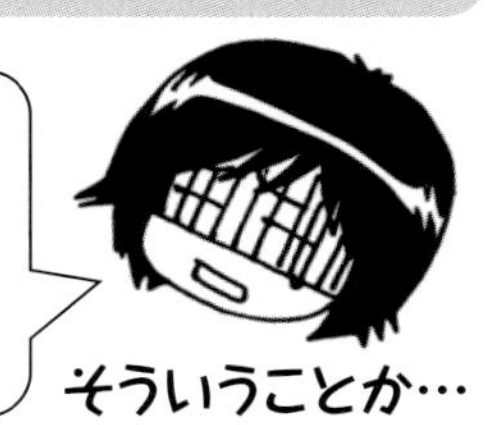

そういうことか…

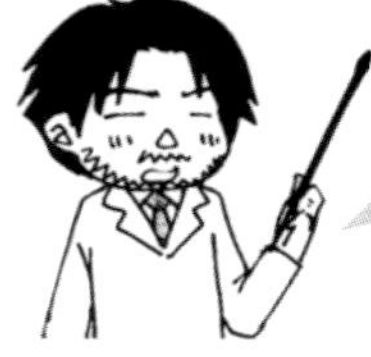

そんなあなたに朗報です。
下の図はその「動き」を見る検査（脳機能画像検査）の結果を症例1と2のMRI結果に張り付けたものです。

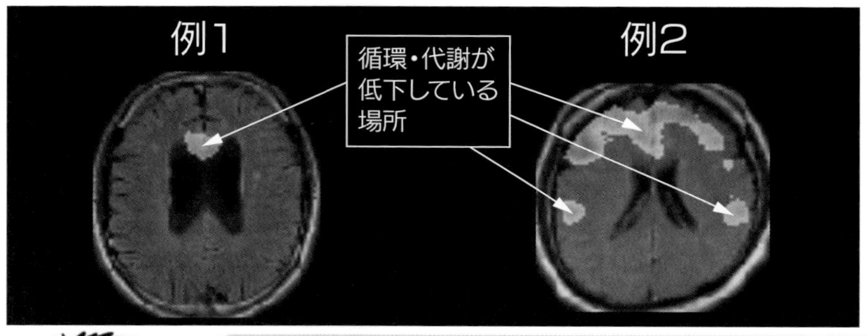

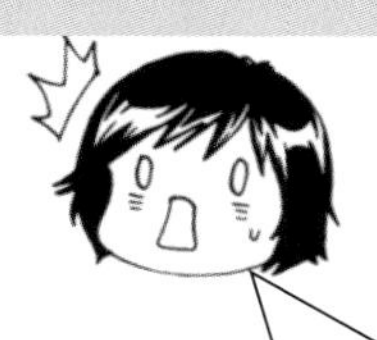

2例とも同じ場所の動きが悪い！
むしろ例2のほうが悪く見えるくらいやないかい！

どちらのケースも、記憶をはじめとする高次脳機能のネットワークに重要な前部帯状回の働きが悪くなっています。この部位の機能低下が症状の原因として考えられます。しかし、2例とも、この部位にCT/MRIで異常はありませんでした。このように、脳機能画像検査では、物理的損傷がはっきりしない部分にも、機能低下が映ることがままあります。

例1ではその部分に検査ではわからないくらい細かいケガがあったのかな？…っていうのはなんとなくわかりますけど…例2は何なんです？

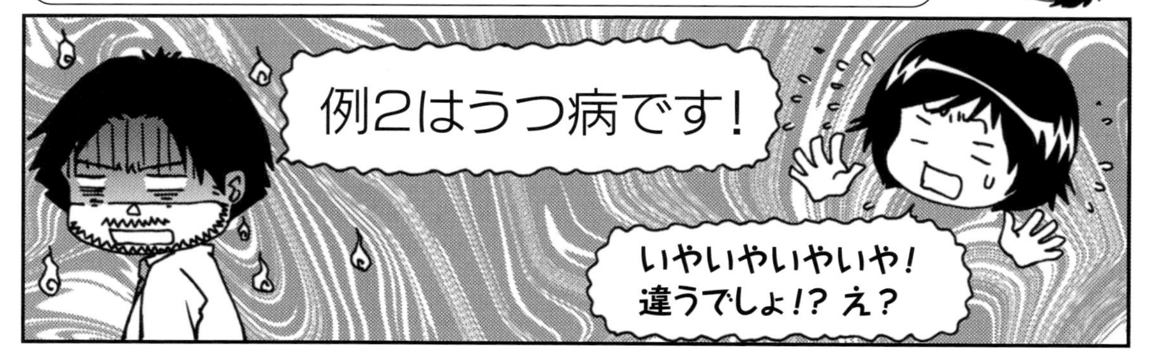

例2はうつ病です！
いやいやいやいや！
違うでしょ!? え？

第12回：CT/MRIで白黒つかないモノ！(ﾟДﾟ)

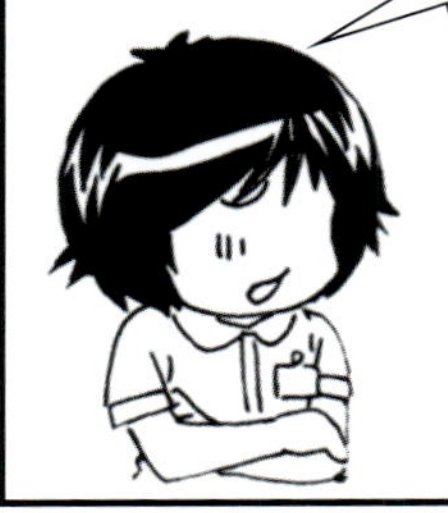

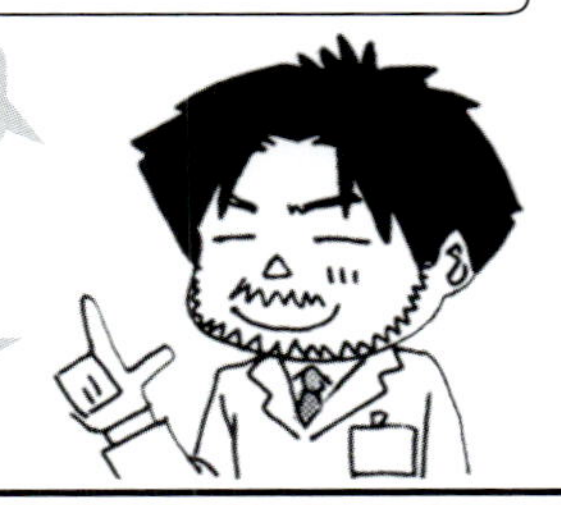

脳の機能低下があるモノは脳の病気でしょ？

うん。だからうつ病は脳の病気だよ。

うつ病はココロの病気でしょ？

脳の病気だよ！？

え？

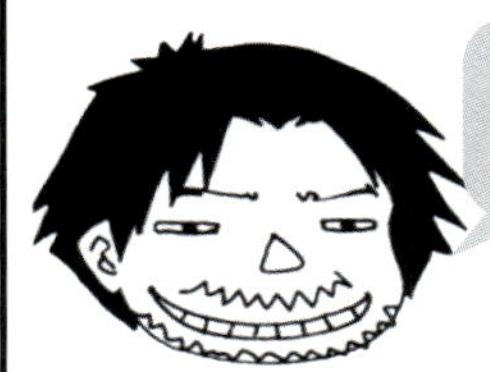

てか、あいかちゃんの言うココロって何？
なんかの臓器？ 身体のどこにあるの？ 医学的に説明して。

え？ ココロってのは…精神？
でも精神て何？ 精神はココロ？
あれあれあれあれ？

ココロや精神が何かなんてよくわからないのに、
なんでそれが病気になるなんて信じてるのさwww 科学的じゃなくね？ www

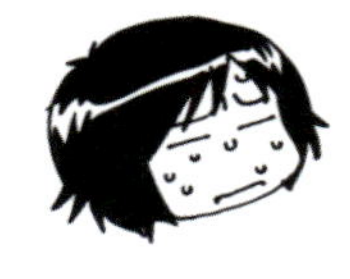

えー。でも、脳機能が落ちているんだから、
精神なんてよくわからないものの病気じゃなくて、
CTやMRIでわからないくらいの脳の病気やケガがある！
…って考えるほうが自然じゃありません？

まぁ検査の結果を先に見た人はそう思うかもねー。でも、CTやMRIで
わからない脳の病気に、うつ病等の精神疾患も含まれますから。

ココロや精神は脳が生み出しているから、精神疾患は脳の病気って解釈になるんですね。

てかココロって何！？
主観的体験意識のことを言っているなら、
脳の活動に付随する事後現象なのかな？
…て考える派ですよワタシハ！
マト○ックスは知ってる？ w

せんせい本当に血が通った人間ですか…

こないだケガしたら出血したよ！ まだ痛い www

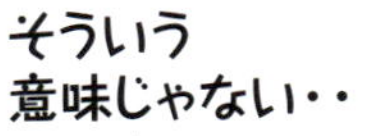

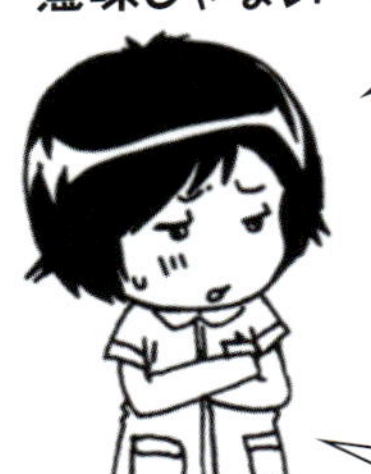

精神疾患でも脳の機能が低下するなんて知らなかったですよ！
そんなのも画像でわかるんですね！

症状と直結するのは、病気やケガがあるのかよりも、脳の機能低下が
あるかどうかだから、同じような症状があるのであれば、背景の原因は
違えど、同じような機能低下所見がとれるのが脳機能画像です。
そんなわけで、精神疾患の脳機能低下も捉えられることがあると。

まったく知らなかったです…

ただ問題は、脳機能画像検査だけでは根本原因の区別はつかないことなんだよね。冒頭のパソコンの話で例えるなら、電源を入れてみて、「この時にはここの部品がこう動いているハズ」って状況を作り、その時その部品がちゃんと動いているかチェックするぐらいの検査が脳機能画像検査よ。

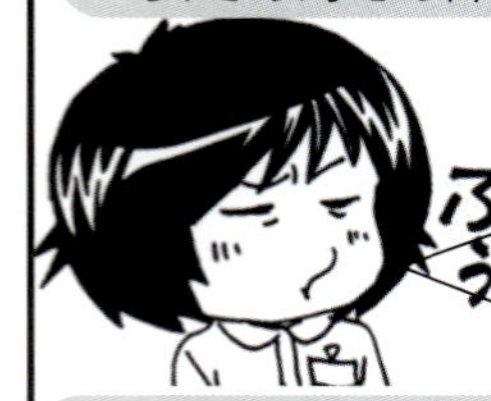

そういう機能チェックだけでもやってくれてたら、私も修理屋さんに怒ったりしませんでしたよ！動作確認もしてないのに問題ないと言われたのが腹立つ！見た目壊れていなくても、どこかにちゃんと動いてない部品があって、その部品が壊れているんじゃないの？って思います！話戻しちゃいましたが…

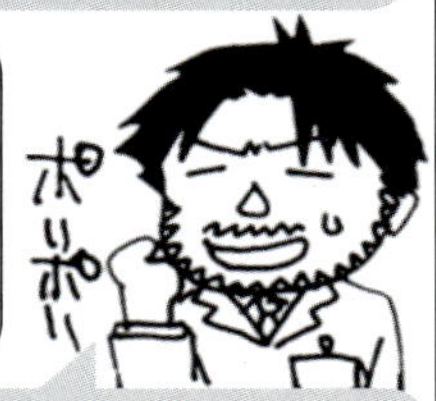

「電源入れて動かして部品の故障を確かめないのか？」って思うキモチはわかるんだけどそういう話じゃないw機能検査である部品がちゃんと動いていないことがわかったとしても、その部品が壊れているのか、部品を動かすプログラムのほうが壊れているのかは見分けつかんやろ？わかるのは、「あぁ、本当にちゃんと動いていない部品がありますねぇ、不具合は気のせいじゃなさそうですねぇ」ってことだけで。「部品が物理的に壊れている場合の保証をする根拠にはならないから機能検査自体しませんよ？物理的に壊れているのかだけ分解してチェックしますよ？」って理屈が修理屋さんにはあったんだと思うよ。この理屈わかる？ www
こういう物理的な故障にあたるのが、医学だと器質的な異常と言って、プログラムの問題みたいな物理的でない異常にあたるのが機能的な異常って言ったりします。例に出したような、CT/MRIで異常がないのに機能画像で機能低下アリとなったケースは、「CTやMRIでは映らない器質的問題が実はある時（変性疾患の初期など）」も、「器質的問題がないのに機能的な問題だけがある時（精神疾患など）」もあるんだが、この検査結果だけではどっちかわからない。この場合、結果を解釈する人間の心理的習性と相まった問題が発生する危険性があると僕は考えている。人は認知的不協和を避けようとする、つまり、「矛盾はストレスになるから全体の整合性がとれるように都合よく解釈しちゃおう！」となりがちな習性を持っているから、元々器質的問題だと考えている人は隠れた器質的問題があると解釈したくなり、元々器質的問題ではないと考えている人は機能的問題であると解釈したくなるものなのです。事実はこの結果からだけでは誰にもわからないのに、わかったと思いこませる根拠にしちゃう危険性があるのさ！少なくとも、 CT/MRIで異常ナシかつ機能画像で異常アリの意味を、ちゃんと説明しても、 「CTやMRIで見えない小さなケガがあるんですね！」と言い出す人もいれば、「悩みの心当たりがあります！」と言い出す人もいたり、いやいやそういうことじゃないんですよ？と言っても修正できなくなる危険が！そういう意味でも、修理屋さんが電源入れて動かして部品の故障を確かめなかったキモチもよくわかるんよwww修理屋さんとしては「物理的損傷がないという根拠があります！」ともう言っているのだから、わざわざ、隠れた物理的損傷があると顧客に思わせる危険性がある検査をあえてやろうとはしないやろw

何言ってるのか全くわかりません！（´;ω;`）

結局、症状との関連がCTやMRIよりも深いってところが機能画像検査のよいところ。CTやMRIで器質的問題がないと思われた場所が本当に正常に機能していそうか調べることで、量の原理がどれくらい当てはまりそうかな？ って予想したりというような使い方がいいと僕は思っているよ。CTやMRIで異常なしの人に、機能検査で異常が出ちゃった時は、なんで異常になったか原疾患を断定できなくて困るんだけどさ www

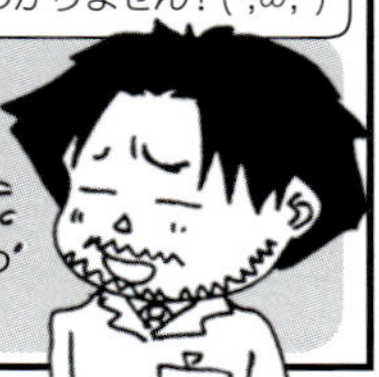

つまり…こうゆうことですかい？

CT/MRIで白黒つかない疾患ッ！（ﾟДﾟ）

CT/MRIで見た異常の量に比べて患者さんの能力低下が重い時も、脳機能画像検査での異常量が多ければ、能力低下に納得できる時があるよ。

1. なんでそういう脳の状態になっているのか、原因は不明なままだけど、2. 「脳の異常はないんだから大変そうに見えてもそんなに支援しないでも大丈夫なんじゃない？」と誤解する危険は減る！

ベネッ！ココロある機能画像検査結果の捉え方やで。

最初からこの連載は、「おおざっぱにどれだけ脳に異常があるか見ておくと患者さんの能力の予想になるから、コメディカルが支援を考えていくうえで有用な使い方ですよ？」ってコンセプトだもんね。特に生活支援なんかは、何が症状の原因であろうと、生活が困らないようにしなくちゃならないんだから、原因診断よりも能力の予想に使える検査のほうが大事なわけで。「原因いかんで支援をするかどうか決めるために検査する」…なんて使い方をしないかぎり、機能画像検査は有用ですよと。

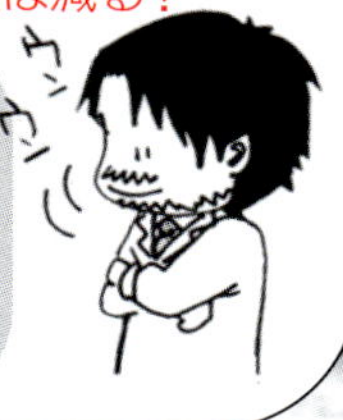

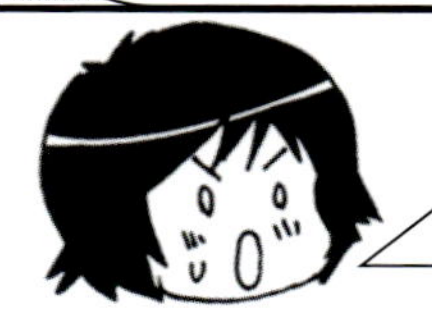

てか！せんせいも「ココロ」って言葉を思いっきり使ってるじゃないですかい!?
私には「ココロって何？」とかいじわるな質問さんざんしといてさ！

σ･Д･)σ ドンマイ！
ただ、最終回にふさわしい、いいまとめだと思ってさ！

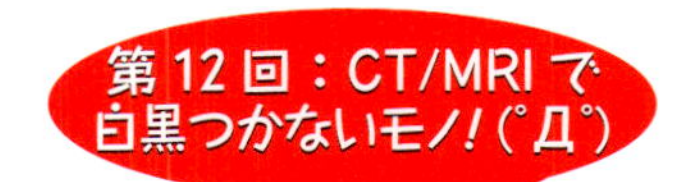

第12回：CT/MRIで
白黒つかないモノ!(ﾟДﾟ)

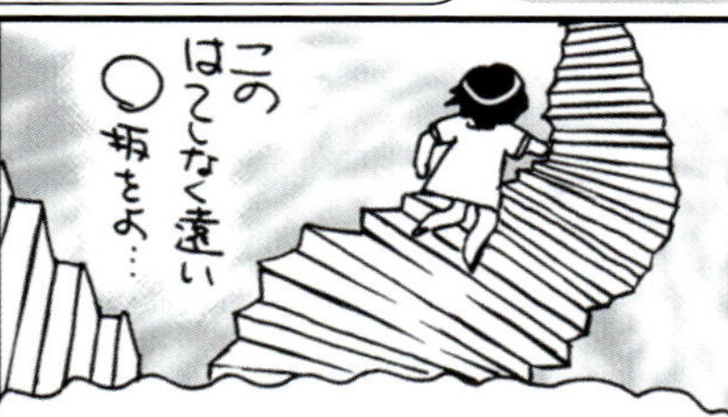

最終回!?

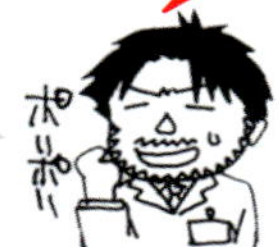

師長さんが
そう言ってたよ?

ええッ?
いきなり最終回
なんて乱暴
じゃないんかい!

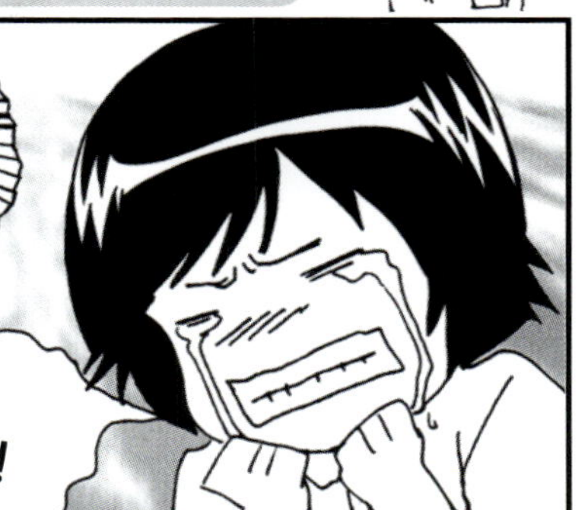

このはてしなく遠い
○坂をよ…
あいかはまだのぼり
はじめたばかりなのに!

参考文献

1）粳間　剛，他：「精神障害(うつ)」と「高次脳機能障害」の脳形態画像・機能画像所見を比較する試み−MRI・SPECTを用いた頭部外傷後の症例における検討. *Jpn J Rehabil Med*　51：662−672，2014

2）飲茶：哲学的な何か、あと科学とか(5版). 二見書房，2011

本編のご愛読ありがとうございました (*･ω･)ﾉｼ

登場人物

あいかちゃん：脳外科医の父に、前下小脳動脈(Anterior Inferior Cerebellar Artery)と命名されそうになったが、略語のAICA(あいか)にしましょうと母に助けられた。なおパソコン修理の件は納得も理解もしていません。

せんせい：脳画像を一日中見ている医者。顔面輪郭詐称の大家。あらゆるデメリットにもかかわらず、髭は絶対に剃らない。電化製品が好きで、脳もその一つにすぎないと豪語。
でも、高校物理はコンデンサで挫折した。

なんでここで
看護師長
が出てくるわけ?

解雇?

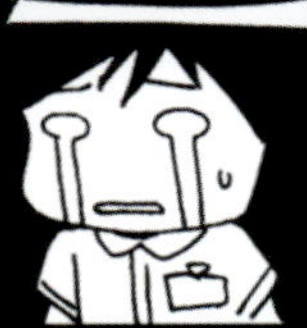

最終回ってどうゆうこと?

え?コレで終わり?そんなあなたへ朗報です。

第二部
地域支援
外来編

高次脳機能障害・発達障害・認知症のための
~~邪道な~~地域支援養成講座
2016年春より「地域リハビリテーション誌」で新シリーズ連載中!

あんた異動だから(by師長)。

特別編

コメディカルのための ~~邪道な~~ 脳画像診断養成講座

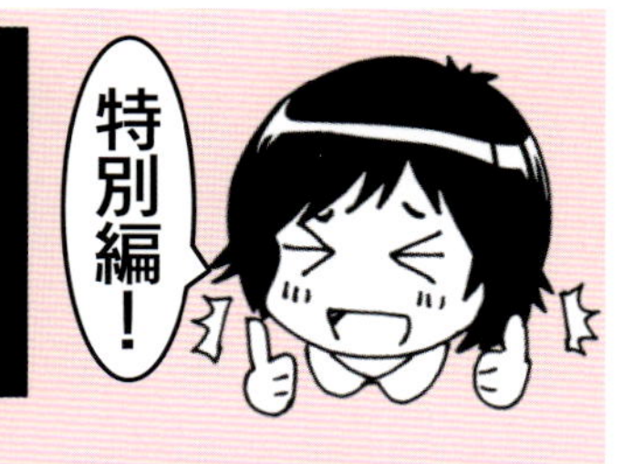

原作：粳間　剛、まんが：仙道ますみ

養成講座 第1.5回（特別編）：量の原理の補足ッ！(°Д°)

他人の脳の量と比較するのではなく、自分の最盛期と比較するのが量の原理

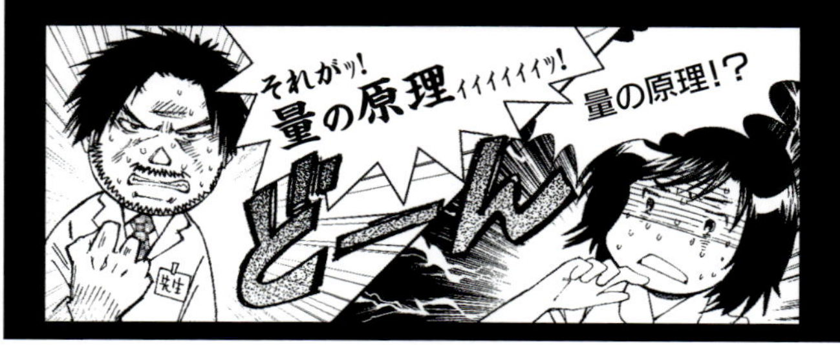

今回の特別編は、養成講座第１回「量の原理とはッ！」に掲載できなかったちょっと専門的な話です！

①比例と相関の意味合いの違い。

養成講座第１回の量の原理のまとめにおいて、「ADLや自己管理能力は正常な脳がどれだけ残っているかに比例する」という表現を使いました。

通常の医学論文では、比例という言葉はめったに使わず、相関という表現を使いますが、ここではあえて比例という表現を使っています。ここではその補足を。

【「相関」とは？】

通常の医学論文では、２種類のデータに関連性があることを示す場合「相関」という概念を用います。

平たくいえば、「Xの大小とYの大小との間に関係があること」を相関があるといいます。Xが大きくなればなるほどYが大きくなる、あるいは、Xが小さくなればなるほどYが小さくなるならば正の相関(図1-1)、Xが大きくなればなるほどYが小さくなる、あるいは、Xが小さくなればなるほどYが大きくなるのであれば負の相関があるといいます(図1-2)。こういった関係が見られなければ、相関がないといいます(図1-3)。

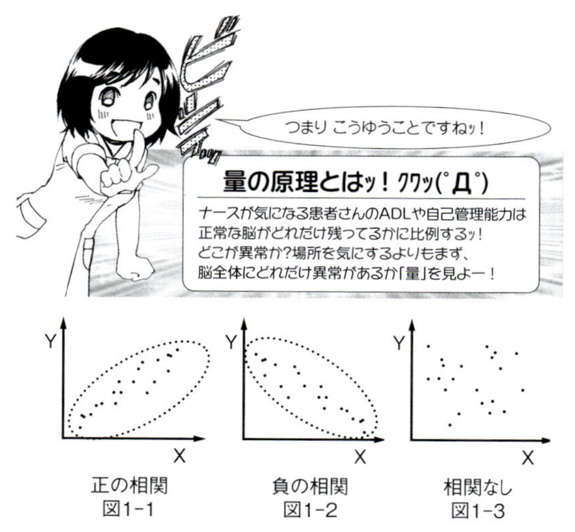

正の相関 図1-1　負の相関 図1-2　相関なし 図1-3

では、正常な脳組織の量にADLや自己管理能力が相関するということなのか？というと、正常な脳組織の量もADLや自己管理能力も、はっきりとした数値として測定ができないので正確な相関を調べることがそもそもできません。そのため、その代替手段として、「ある量以上の脳損傷がある患者さんとそうでない患者さんの生活機能を比べると、前者のほうが悪い」「ある水準以下に生活機能が低下した患者さんとそうでない患者さんの脳損傷の量を比べると、前者のほうが多い」などといったデザインで調べられてきました。よって、正常な脳組織の量にADLや自己管理能力が相関しているのかどうかは正確にはわからないため、当講座では「比例する」という表現を使っています。

②量の原理は自分の脳との比較だけ成り立つ法則
他人の脳の大きさと比べてもダメです。

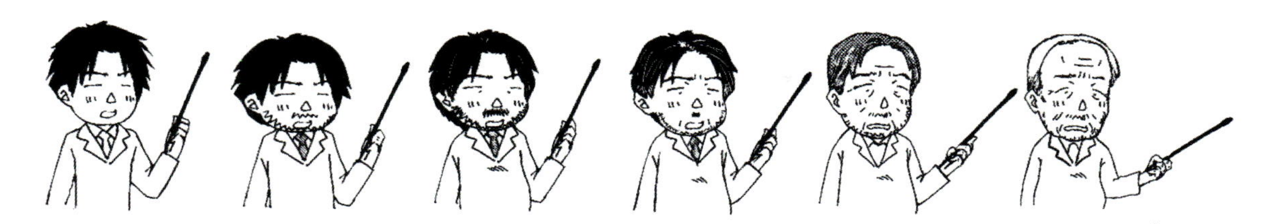

同じ人での年齢と見た目の関係

上図は同じ人の年齢と見た目の関係を示したものです。一目で左から右の順に年をとっていっていることがわかると思います。しかし、この中に、他の人が混じっていたら、年齢順に正しく並べることができるでしょうか？
難しいと思います。たくさんの人を集めて見た目の順で並べたら年齢順にはならないことは想像できると思います。
この例からだけでも、同じ人の中では見た目と年齢は比例しますが、複数の人を集めて見た目と年齢は相関するかということを研究しても証明できないことは実感できると思います。脳の量の原理も同じです。本来自分の脳の中でだけ成り立つ法則です。

③頭蓋骨の大きさが最盛期の自分の脳の大きさの目安

※図は経過のイメージです。

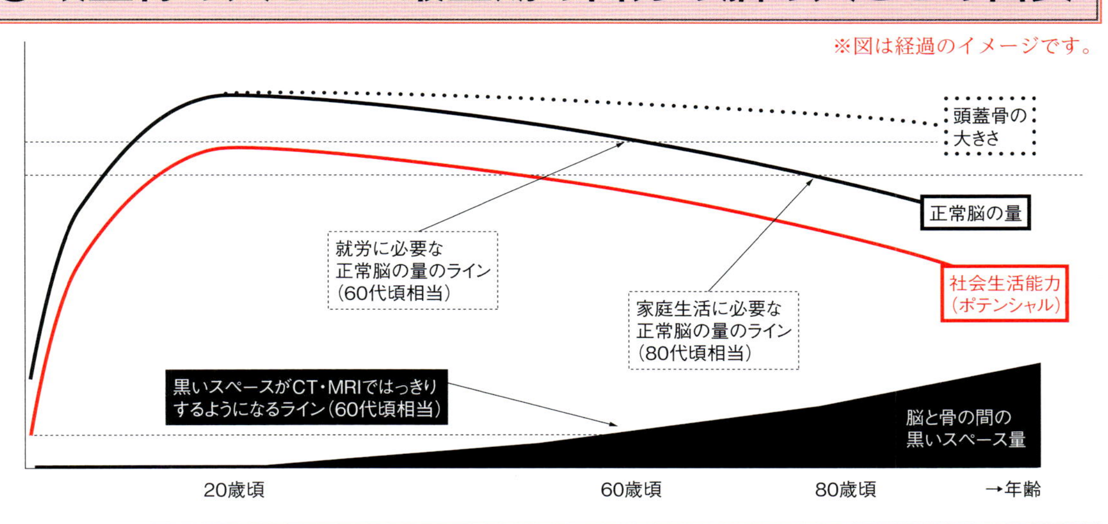

上図は年齢とともに変化する「正常脳の量」「頭蓋骨の大きさ」「社会生活能力（ポテンシャル）」のシェーマです。
通常は脳の量・頭蓋骨ともに10代のうちに成長が終了しピークをむかえます。その後年齢とともに一定のペースで減っていきます。社会生活能力（ポテンシャル）は正常脳の量に比例して変化していきます（30〜40代頃のほうが能力が高く感じますが、経験による慣れや学習によるものが大きく、例えば、「次々と新しい仕事に変える」など環境を変化させた場合は、その適応能力は若い頃の自分には勝てません）。
これらの減少に比して頭蓋骨の大きさはあまり変化しません（∴頭蓋骨の大きさが最盛期の脳の量の目安）。
この、脳と頭蓋骨の大きさの差が、その間の黒いスペースの拡大としてはっきりしてくるのは50〜60歳頃からです。

注：見やすくするために、正常脳の量と社会生活能力のMAXの高さをそろえていません。

④世の中にはいろいろな人がいる －経過と能力の高低は個人差が大きい－

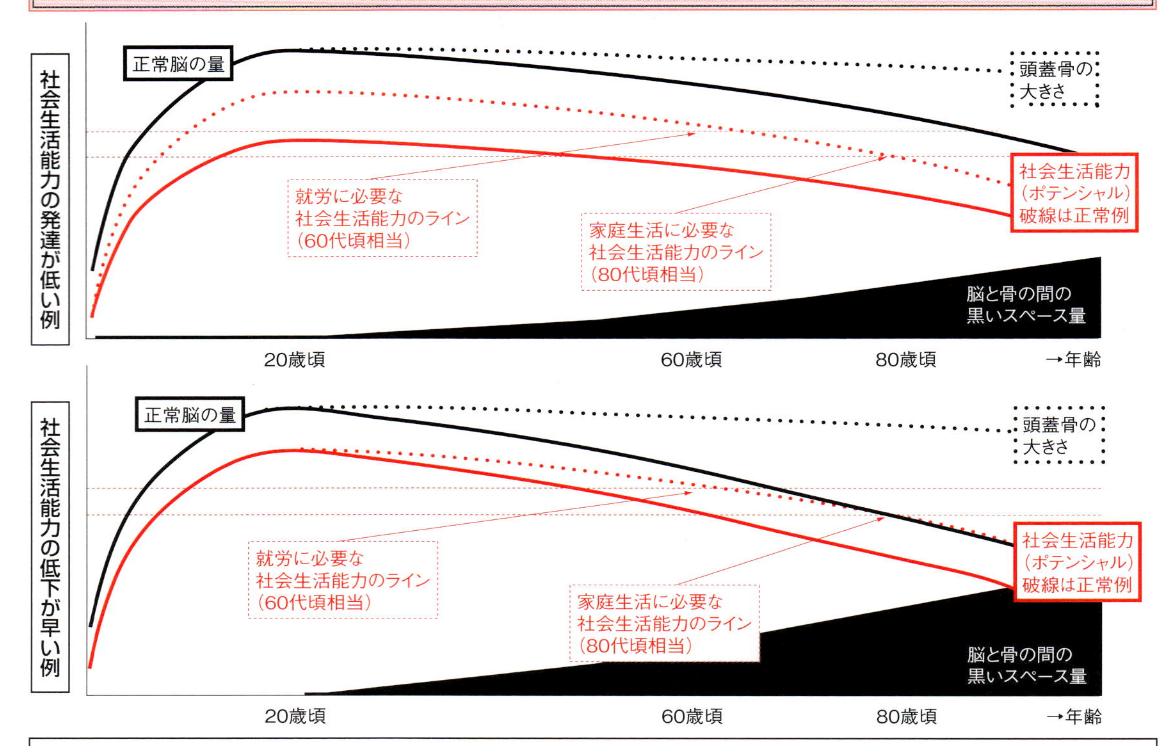

上２図に「社会生活能力の発達が低い例」と「社会生活能力の低下が早い例（＝老化の早い例）」を示しました。前者（図上）はピークでも就労に必要なラインに達していません。後者（図下）は早期に就労に必要なラインを下回っています。このように、経過と能力の高低は個人差が大きいので、複数人を集めて「脳の量と能力の関係」を調べたら相関は証明できない道理と思われます。一方このような場合も、個人においては、「脳の量」「頭蓋骨の大きさ」「社会生活能力（ポテンシャル）」の関係性は保たれます。

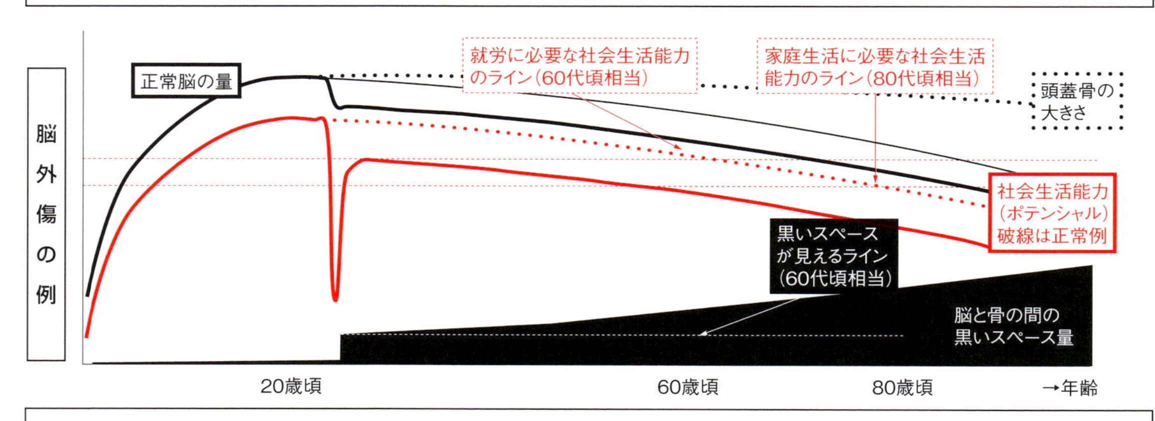

黒太線は脳外傷例における社会生活能力と正常脳の量を示しました（黒細線は正常例）。受傷と同時に社会生活能力は一気に低下し、1.5年程度かけて回復した後再度老化とともに低下します。脳の量は受傷から少し遅れて数か月で急激に減少し、その後年齢とともにゆるやかに減少します。頭蓋骨の大きさはほとんど変わりませんから、受傷後の脳の急激な減少が止まった時点の大きさと頭蓋骨の大きさの差から、どれくらい脳が減ったかが推定でき、それが長期的な予後の予測に利用できるというわけです（∵機能回復が止まるよりも先に外傷性萎縮が完成する）。

⑤量の原理が使いやすい年代

※図は経過のイメージです。

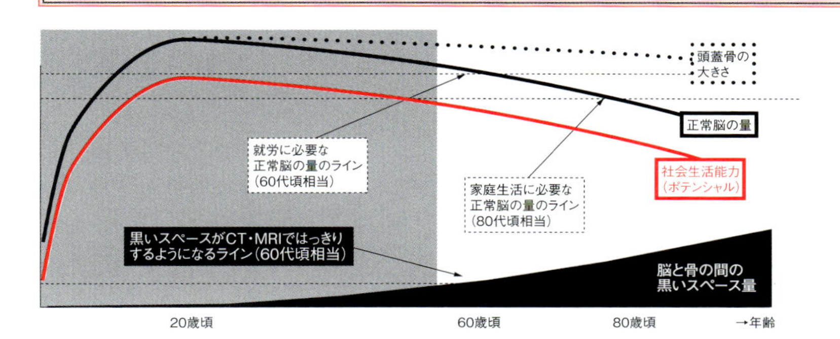

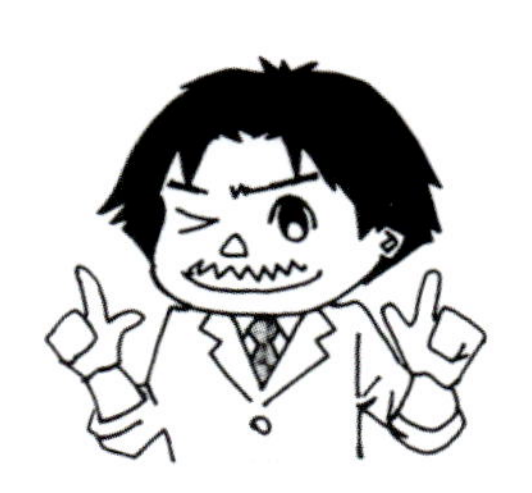

上図の網掛けをしたくらいの年代だと、頭蓋骨の大きさと脳の量にほとんど差がない（見てわからない）ので、頭蓋骨と脳の間の黒いスペースが増えて見えたら、即、異常と判断しやすいです。
この年代に多いのは脳外傷です。
これ以上高齢になると、正常範囲内の萎縮をしているのか病的な萎縮をしているのか判断するのが非常に難しくなります。高齢になればなるほど難しい。

⑥発達障害における例外（脳が成熟する前の脳損傷のケース）

脳が成熟する前の若年時の脳損傷だと、受傷後にも脳や頭蓋骨が成長します。そのため、頭蓋骨と脳の間のスペースをチェックしても脳の量の減少が画像所見に現れないことがあります。
その場合でも「頭部全体に対して脳や頭が小さい」などの所見が残ることがあります。
右図上は、小児期の脳外傷例で、脳と頭蓋骨そのものが小さい例です。比較の健常人像（図下）と同じ大きさにしてありますが、頭部全体に対して脳も頭蓋骨も小さいのがわかると思います。

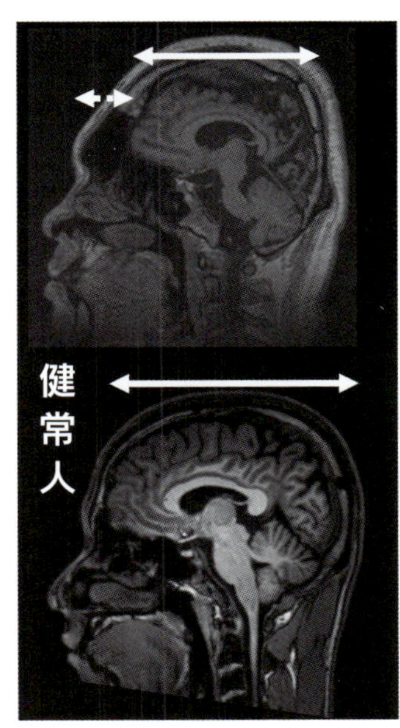

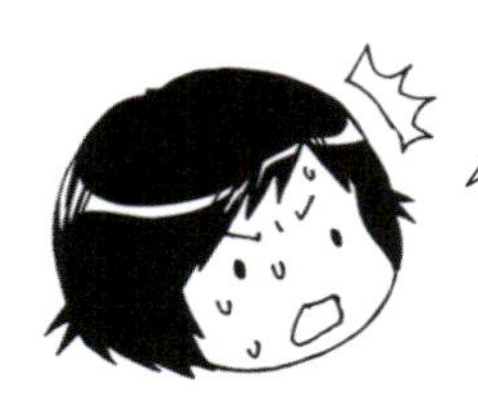

こんなにたくさん注意事項があるんかい！

これだけじゃないけどね…
主要なところを。

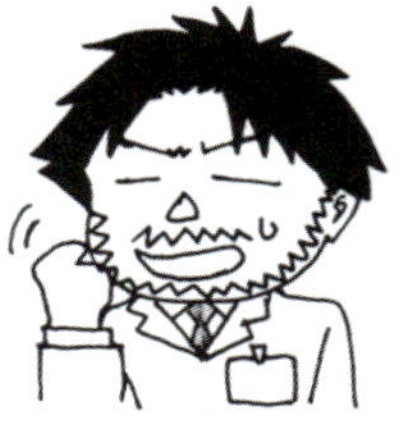

疾患ごとにひとつひとつ覚えるよりは楽だと思うよ。量の原理は疾患ごとに覚えなおす必要が少ないから頑張ろう！

⑦厳密に解析すると、量の原理はちゃんと“相関”する

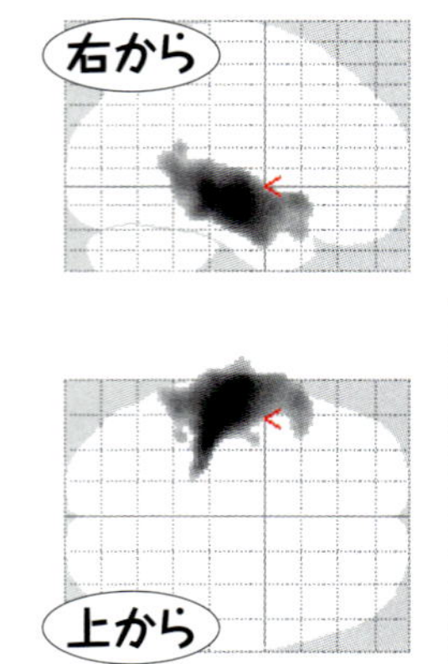

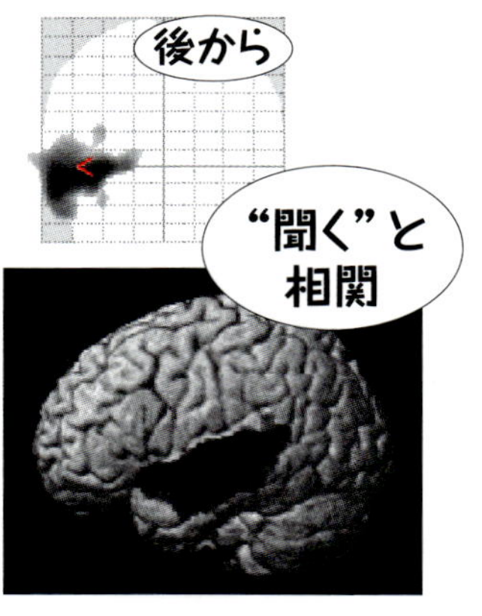

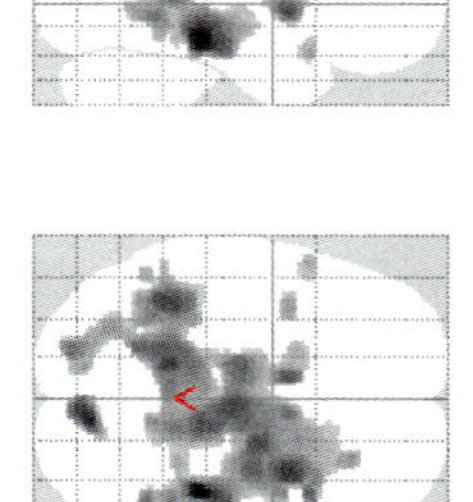

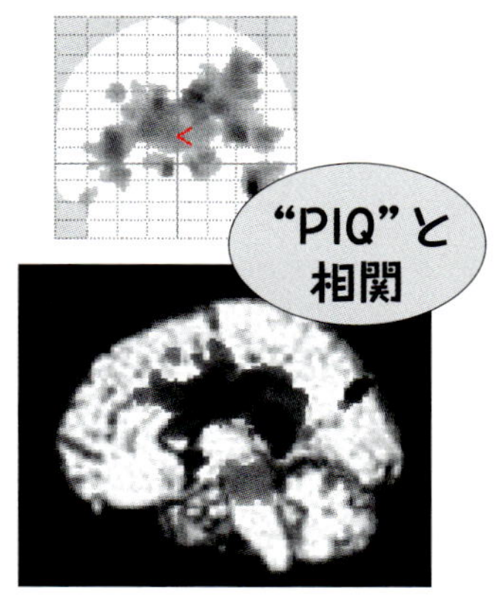

【左図：病変の“場所”で見るべきパターン】
標準失語症検査「聞く」の成績と、安静時の局所脳循環代謝が相関する領域(SPM12, uncorrected p<0.001)。(年齢不相応な白質病変のない)脳卒中後失語症例 18 人の結果。上-中側頭回の限局した領域に“強い”相関。

【右図：病変の“量”で見るべきパターン】
WAIS-Ⅲ「PIQ」の成績と、白質容積が相関する領域(SPM12, uncorrected p<0.001)。(挫傷や血腫などの局所病変のない)びまん性軸索損傷例 29 人の結果。深部白質の広汎な領域に“弱い”相関。

さて、54、55 頁で、量の原理では「比例する」と表現するべきで、「相関」と表現するのはやめようと書きましたが…実は、ある程度は相関もします(統計画像解析をすると)。この項⑦ではそのお話を例示します。

上の図は左半分が、脳画像を「病変の“場所”で見るべきパターン」の例示で、右半分が、脳画像を「病変の“量”で見るべきパターン」の例示です。前者は、標準失語症検査(SLTA)「聞く」の成績低下と、循環代謝異常が“相関”する領域を，後者は、WAIS-Ⅲ「PIQ」の成績低下と、脳萎縮が“相関”する領域を示しています。比例ではなく相関です。

いずれの図も、“相関”する領域が黒く塗られて表示されています。まず、左半分と右半分で、それぞれ一つずつ 3D の脳の図があるので見て下さい。左の 3D 図では左脳の側頭葉が、右の 3D 図では脳深部(脳梁周辺領域)が黒くなっているのがわかるでしょう。この黒くなっているところが、脳損傷の程度と、SLTA「聞く」および PIQ の成績低下が、それぞれ相関する領域です。

ここでもっと注目してほしいのは 3D 脳の図にそれぞれ 3 つずつくっついている図です。オサグナルイメージとよばれる図なのですが、これは「もし脳が透明だったとしたら、それぞれの神経心理検査の成績と相関する領域はどのように見えるのか？」を表現した図です。上図の例では、脳の「右から」「後ろから」「上から」の 3 方向から見て、脳がもし透明だったら、その相関する領域は、それぞれの方向からこのように見えますよと。そういう図です。なお、相関が強ければ強いほど濃い墨色でその領域が塗られています。

このオサグナルイメージで、左半分の例と右半分の例を見比べてみましょう。左の SLTA「聞く」と相関する領域は「狭い範囲に濃く」見え、逆に、右の PIQ と相関する領域は「広い範囲に薄く」見えることがわかると思います。こうして比べると『(聞く能力“だけ”のように)限定された能力は脳の一部“だけ”が強く関わっているが、一方で、(PIQ のような)複合的な能力は脳の広い領域が弱く関わっている』ということがわかりやすいと思います。だから、前者は「病変の“場所”を見るのが大事(∵特定の領域“だけ”が強く関わるから)」で、後者は「病変の“量”を見るのが大事(∵広い領域が少しずつ関わるから)」と言えるのです。まさしく量の原理ですよね？

脳局所の一部“だけ”が強く関わる能力の障害は、巣症状なんて言われたりします。「巣」なんて言い方はまさしく，特定の限定された場所が関わることを示してますよね（巣症状以外にも、神経学的脱落症状とよんだりもします）。このような巣症状は定義どおり、ある特定の領域の脳損傷の程度と障害の程度がよく相関します。ただし、巣症状は、病変や正常脳の量とは相関しません。実臨床でも、失語の程度を脳全体の萎縮で予想したりなんかできないでしょ？ でもその一方で、PIQのような、複雑で、脳全体を要求されるような課題の成績は、病変や正常脳の量とちゃんと相関します。下記に、有名な論文のデータ〔および筆者（粳間）が自分のデータで再現したデータ〕を示します。なお、この再現実験は、58頁右図のびまん性軸索損傷29例のデータを使っています。

PIQ（WAIS-R）と萎縮の相関（脳外傷における）[2)]

①全脳容積：0.47
②脳脊髄液量：−0.46
③側脳室容積（全体）：−0.55

数字は偏相関係数（全頭蓋容積で補正）

粳間の再現実験（WAIS-ⅢのPIQ）の相関

①全脳容積：0.68
②脳脊髄液量：−0.68
③側脳室容積（全体）：−0.43

数字は偏相関係数（年齢と全頭蓋容積で補正）

「①脳（実質）全体の容積」「②脳（実質）以外の量（≒脳脊髄液量）」「③側脳室（全体）の容積」のいずれも、脳外傷例ではPIQの成績と相関（逆相関）します（本書で解説した「黒い量の原理」は、このうち②の量を目視で評価するやり方です）。相関係数の数字を見てもイメージがわかないよ！と言う人のためにざっくり解説すると、この例くらいの中等度の相関（相関係数0.4～0.7程度）がある他の組み合わせとしては、学業成績と知能指数の相関とかは同じくらいの程度の相関です。もう少しイメージしやすいように、下図に、同年代で同程度の頭蓋容積（≒頭蓋骨の大きさが同じくらい）の脳外傷例をPIQとともに載せておきます。

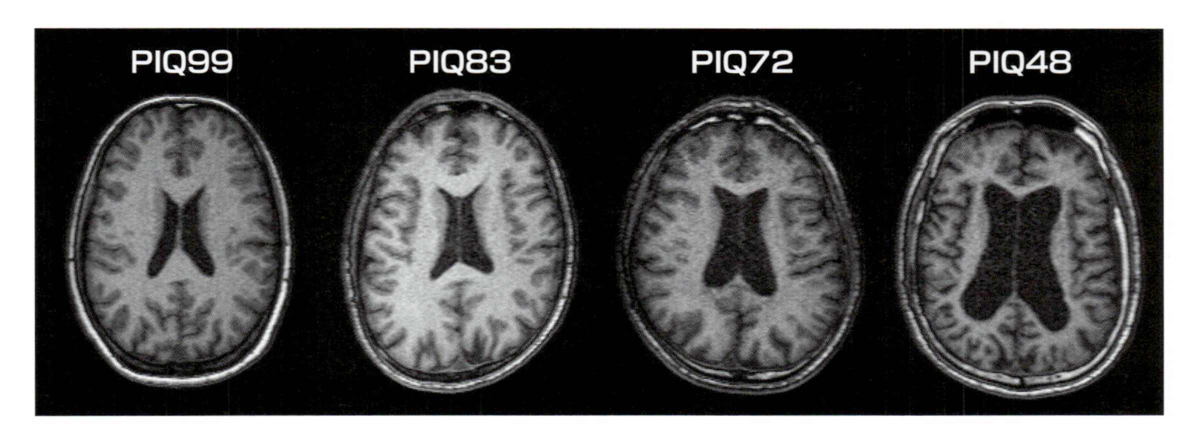

順番に並べられるとなんとなく相関関係がわかると思いますが、一人分だけのMRIを見て、どの程度の萎縮なのかを評価するのは至難の業だと思います。だから無理して厳密さにこだわらず、本書で紹介した「健常人と比べるやり方」や「受傷時の画像と比較するやり方」を推奨します（本編・疾患各論編参照）。この項⑦はあくまで「厳密に解析するとちゃんと相関しているんですよ？」ということの証明であります。人間の目の力だけで厳密にやるのは難しいので無理せずに…。それでももっと知りたいよ！ という方は，拙著[3)]や私のオンデマンド解説動画[4)]があるので、そちらをご参照下さいませ！（宣伝でした）

参考文献

1）山鳥　重：神経心理学入門．pp14-15，医学書院，1985
2）Blatter DD, Bigler ED, Gale SD, et al：MR-based brain and cerebrospinal fluid measurement after traumatic brain injury：correlation with neuropsychological outcome. *Am J Neuroradiol* **18**：1-10, 1997
3）粳間　剛：国家試験にも臨床にも役立つ！リハビリPT・OT・ST・Dr.のための脳画像の新しい勉強本．三輪書店，2019
4）https://www.gene-llc.jp/rehanome/contents/5a059373d3207ce90c6e84473f8ee0dfc78449e0/

動画のQRコード→ 

コメディカルのための 邪道な 脳画像診断養成講座

特別編！

原作：粳間　剛、まんが：仙道ますみ

養成講座 第2.5回（特別編）：正常MRIの白と黒ッ！(ﾟДﾟ)

正常MRI画像を持ち歩けば覚えなくて済む

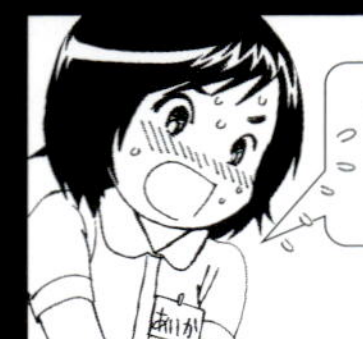

スマホでも！手帳でも！別に何でも済むでしょ？

正常サンプル持ち歩きとは！
誰も思いついてなかったね、そのやり方はー！！！

今回の特別編は、養成講座第２回「MRIの白と黒ッ!」に掲載できなかった各年代のMRIです！

本特別編ではまず各年代別MRI-FLAIR像の特徴をダイジェストを説明し、次いで、各年代の正常MRI-FLAIR画像例の全スライスを掲載します。

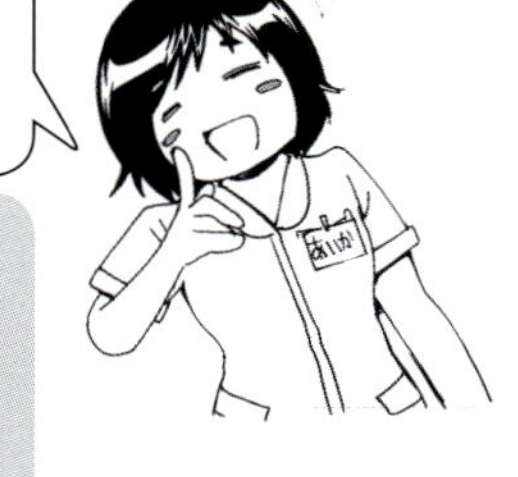

あいかは永遠の18歳だから、10代と比べればいいのかな？
永遠の18歳？
本当は同年代と比較するのではなく、自分の若いころのMRIを保存しておいて、見比べるのが一番正しいんじゃがな。
でも実際それができることはあまりないから…
18歳の自分と今の自分を見比べて老いてなければ永遠かのｗ

量の原理は、同年代と比較するものではなく、「自分の最盛期」と比較するものです。

最盛期の脳の量に合わせて頭蓋骨は成長しますから、頭蓋骨を最盛期の脳の大きさの目安にして、脳と頭蓋骨の隙間の黒いスペースを評価しましょう。

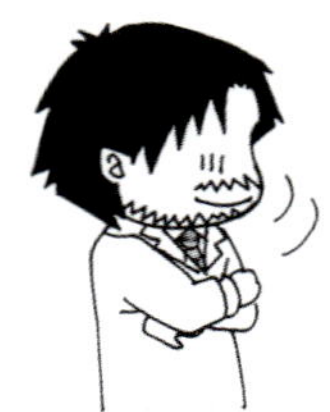

右頁に掲載した20代の正常な２例の画像を、「本来のMRI-FLAIR正常像」として覚えておくとよいと思います。
これぐらいを正常の目安として覚えておいて、各例の脳と頭蓋骨の隙間の黒いスペースを評価しましょう。

20代のMRI-FLAIR像の正常例

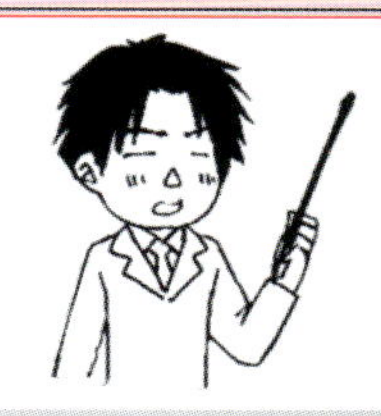

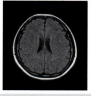

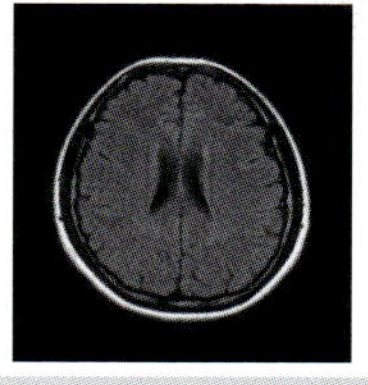

20代まで
①虚血所見（白い点）があることはまずない。
② MRI-FLAIRで脳萎縮がわかることはまずない。

20代までであれば、MRI-FLAIRで白い点が見えることはまずありません。脳萎縮が見られることもまずありません。よって、これらの20代の脳を、本来のMRI-FLAIR正常像と覚えておくとよいと思います。

正常MRI-FLAIR像の例①（20代女性、異常所見なし）

正常MRI-FLAIR像の例②（20代女性、異常所見なし）

30 代の MRI-FLAIR 像の正常例

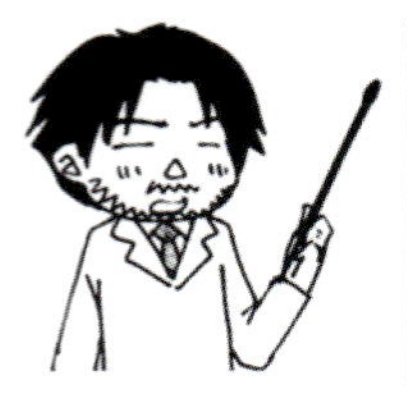

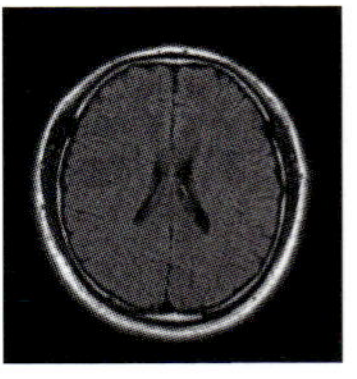

30 代～
①虚血所見(白い点)は稀に健常例にも見られる。
② MRI-FLAIR で脳萎縮がわかることはまずない。

30 代になると、MRI-FLAIR で白い点が見える人が稀に健常者にも出てきます。これが虚血所見です。虚血が一つも見られないのが通常ですが、1 ～ 2 個程度であれば健常例でも見られることがあります。この程度で脳機能低下に至ることは稀ですが、動脈硬化がはじまっているという重要な所見です。

正常 MRI-FLAIR 像の例(30 代男性〈リハ医〉、異常所見なし)

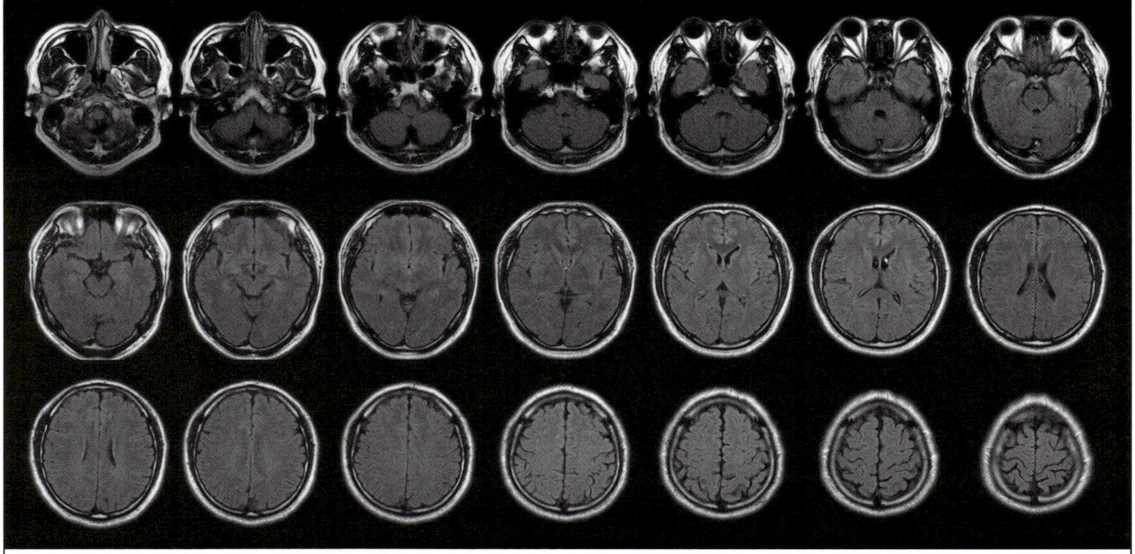

30 代正常 MRI-FLAIR 画像のその 1 です。

・虚血を示す異常な高信号域(白い点)は全く見られません。
・脳萎縮所見もなし。黒いスペースはほとんどなく、脳がみっちりつまっています。
・精神年齢だけは永遠の~~中学 2 年生~~20 歳。そんな某リハ医の脳です。

なお、この例を統計画像解析という処理で同年代と大きさを比較すると、前部帯状回が著しく大きく、前頭葉底面、脳幹背側部-小脳虫部で著しく小さいことがわかっています(105 頁参照)。
…が、この MRI-FLAIR 像のスライスで見るかぎりはよくわかりません。
その人にとって MAX の大きさ(＝頭蓋骨の大きさいっぱい)まで脳実質で満たされていれば、その人にとっての MAX からの脳実質の減少はない(＝正常範囲内)と判断します。

正常MRI-FLAIR像の例(30代女性、軽度虚血を認めるが正常範囲内)

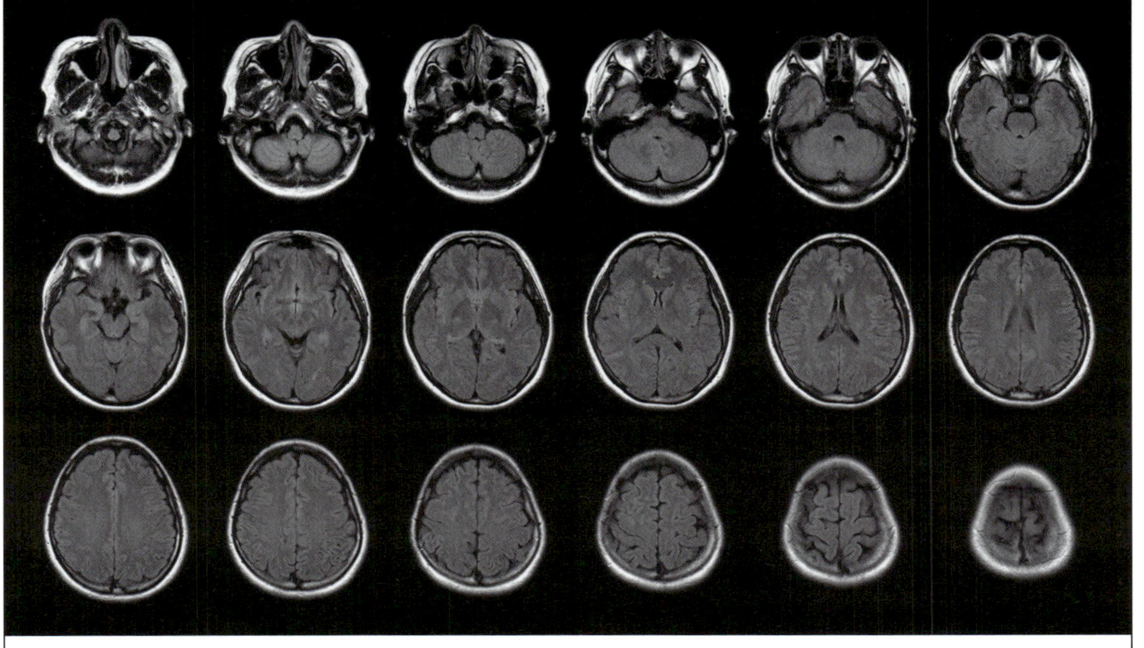

30代正常MRI-FLAIR画像のその2です。

・脳実質内に白いポツポツとした点が見えています。

(両側の前頭葉に複数あるので探してみましょう。わかりにくい人は40代正常MRI-FLAIR像の例その2を一度見てから、もう一度トライするとわかると思いますよー)

これが虚血を示す所見です。この所見が見られることはこの年代では少ないですが、この程度であれば正常範囲内(*注)だという例として、見ておいてください。

・脳萎縮は認められません(この年代で明らかな脳萎縮があれば異常です)。
上記の虚血所見が少しあっても、萎縮がなければまず正常範囲内(*注)です。

(*注)生活に支障をきたすほど脳機能には影響がない範囲という意味です(動脈硬化などの疾患が背景にあることを示唆している可能性があります)。

40代のMRI-FLAIR像の正常例

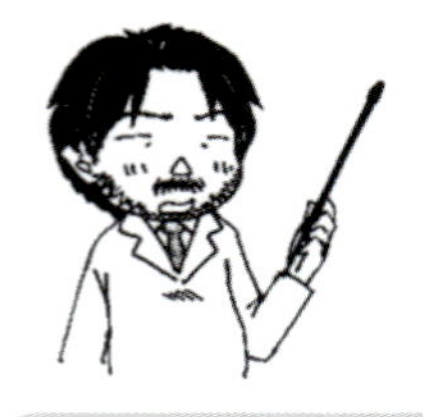

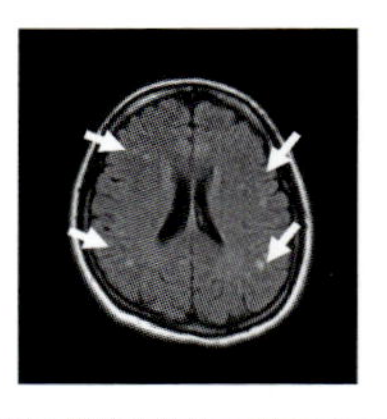

40代～
①散発の虚血所見(白い点)が複数ある人もいる(⇨)。
②MRI-FLAIRで脳萎縮がわかることは稀。

40代になると、MRI-FLAIRで白い点がポツポツと見られてくる人が増えます。これが散発の虚血所見です。
しかしそれでもMRIでわかるような細胞死に至るほどの例は少ないため、脳萎縮が見られることは稀であり、生活に支障をきたすような機能低下にも至りません。よって、白いポツポツが複数見られても、症状や脳萎縮がなければ正常範囲内です。

正常MRI-FLAIR像の例(40代男性、脳実質正常[両側副鼻腔炎+])

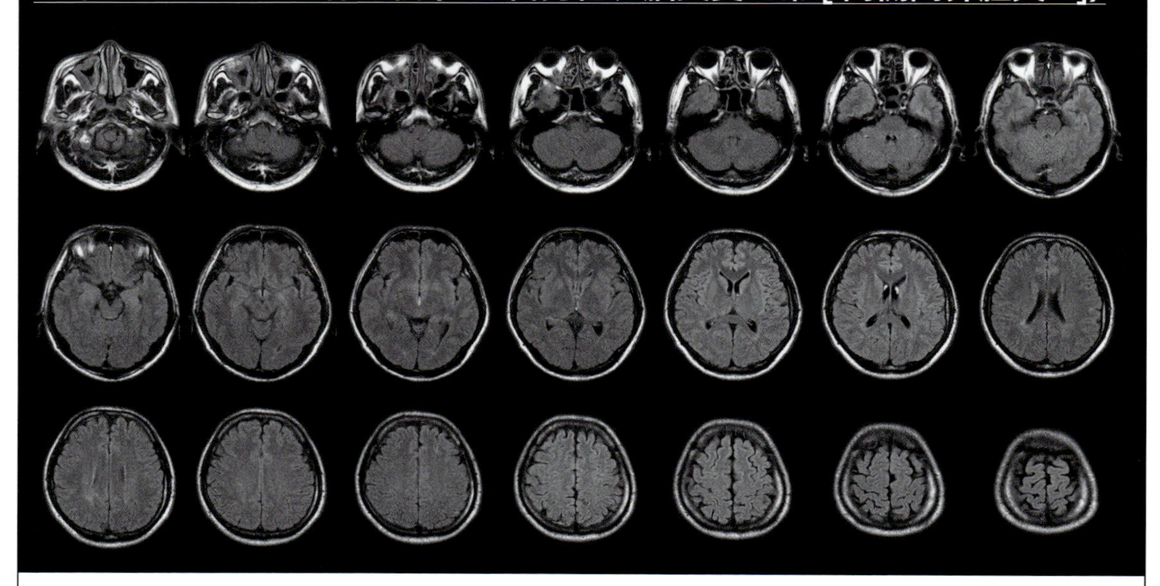

40代の正常MRI-FLAIR画像例その1です。

・虚血を示す異常な高信号域(白い点)は全く見られません。
・脳萎縮所見もなし。黒いスペースはほとんどなく、脳実質がみっちりつまっています。
・両側の副鼻腔炎がありますが、脳実質内には異常所見はありません。

正常FLAIR像の例（40代女性、軽度虚血を認めるが正常範囲内）

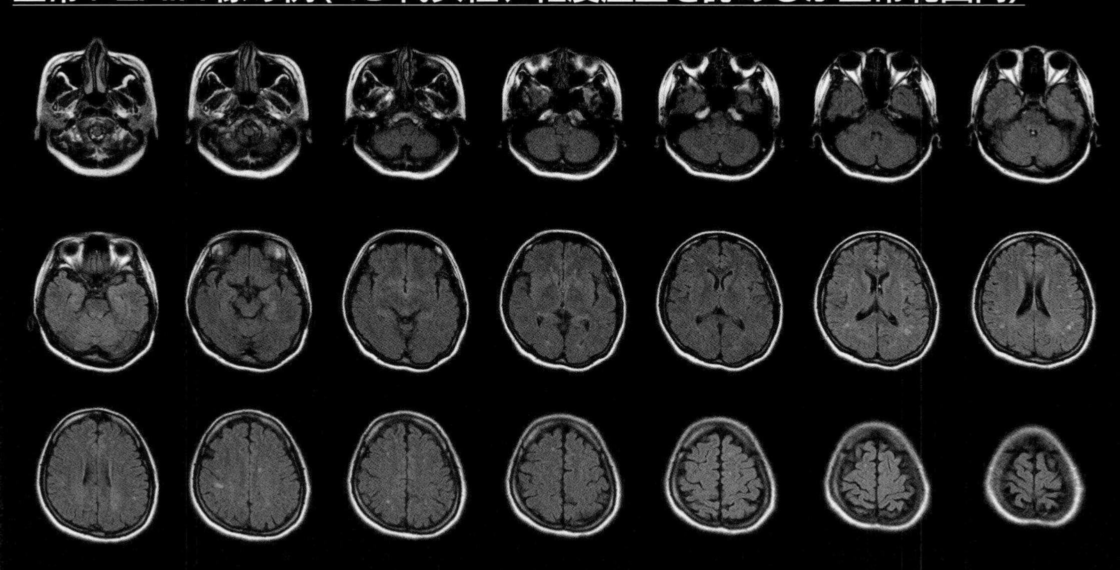

40代の正常MRI-FLAIR画像例その2です。

・脳実質内に白いポツポツとした点が見えています。
これが虚血を示す所見です。この年代では、この白い点が散発して見えることがままあります。この程度であれば正常範囲内(*注)だという例として、見ておいてください。

・脳萎縮は認められません（この年代で明らかな脳萎縮があれば異常です）。
上記の虚血所見が少しあっても、脳萎縮がなければまず正常範囲内(*注)です。

(*注)生活に支障をきたすほど脳機能には影響がない範囲という意味です（動脈硬化などの疾患が背景にあることを示唆している可能性があります）

50 代の MRI-FLAIR 像の正常例

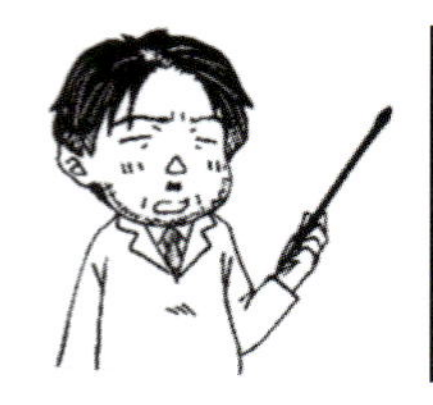

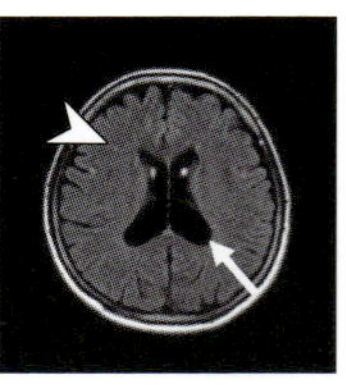

50 代～
①散発の虚血所見（白い点、⊳）が複数ある人が多い。
②MRI-FLAIR で脳萎縮（⇨）がわかる例が出てくる。

50 代になると、MRI-FLAIR で白い点がポツポツと見られる人がさらに増えます。散発の虚血所見です。加えて、MRI-FLAIR でも目視できる脳萎縮が見られる例も出てきます。こういった例は、若い頃の自分と比べてはっきりと能力低下を自覚するかもしれません。しかし、同年代と比較すれば、大きな差を感じることはないでしょう。

正常 FLAIR 像の例（50 代女性、脳実質正常 [右副鼻腔炎 +]）

50 代の正常 MRI-FLAIR 画像例その 1 です。

・虚血を示す異常な高信号域（白い点）は全く見られません。
・脳萎縮所見もなし。黒いスペースはほとんどなく、脳実質がみっちりつまっています。
・右側の副鼻腔炎がありますが、脳実質内には異常所見はありません。

50 代のケースになると、このような異常所見が全くない画像を見る機会は減っていきます。

正常 FLAIR 像の例（50 代女性、軽度虚血と脳萎縮を認めるが正常範囲内）

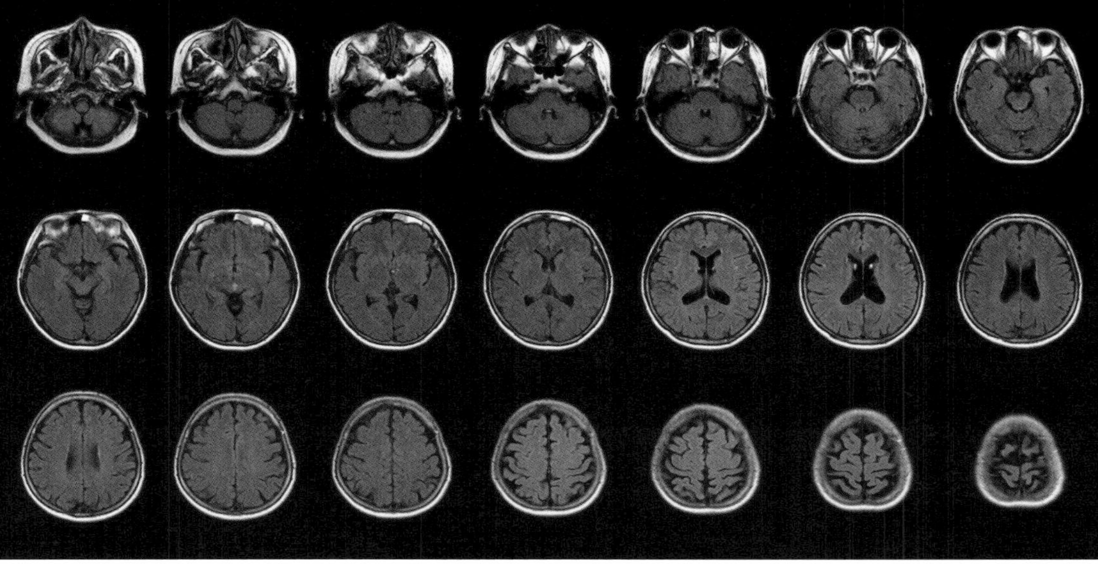

50 代の正常 MRI−FLAIR 画像例その 2 です。

・脳実質内に白いポツポツとした点が見えています。
これが虚血を示す所見です。この年齢であれば、この白い点が全くないことよりも、散発して見えることのほうが多くなってきます。
複数の白い点が癒合して見えないかぎり、正常範囲内（* 注）です。

・軽度の脳萎縮を認めます。
（50 代の例 1 と例 2 を比べると、例 2 のほうが脳室が大きいことがよくわかります）。
この年代であれば、ある程度の脳萎縮は正常範囲内（* 注）ですが、若い頃の自分の脳と比較すると、量が減っているといえます。
同年代間では能力の差を感じなくても、若い頃の自分と照らし合わせて考えると、加齢とともに脳の機能が低下していくのを自覚している人は多いと思いますが、50 代くらいになると、その物理的証拠となる、「頭蓋骨内のスペースの拡大（＝脳実質の量の減少）」が、MRI 検査でもはっきりとわかるようになってきます。

（* 注）若い頃の自分と比較するとなんらかの機能低下はあるはずですが、社会的な生活機能には支障がない範囲という意味で正常範囲内です（動脈硬化などの疾患が背景にあることを示唆している可能性があります）。

60代以降のMRI-FLAIR像の正常例

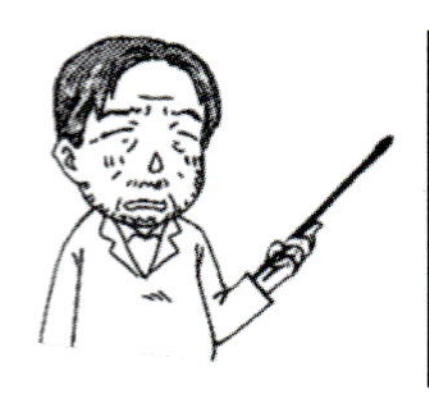

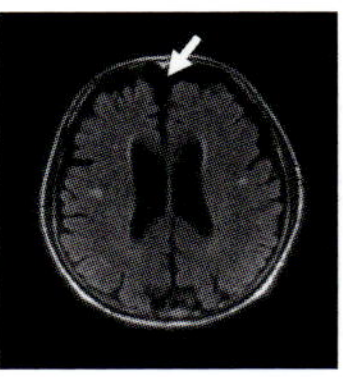

60代以降
①虚血所見(白い点)は複数あって当然。
②MRI-FLAIRで脳萎縮がわかって当然。

◀左図は80代前半男性(就労自立)です。脳の萎縮が見られます(⇨)。

60代以降になると、MRI-FLAIRで白い点がポツポツと見えるのが普通になります。これらの白い点が単独で散発するだけではなく、複数の白い点が癒合して見えるようになる例も見られます。またMRI-FLAIRでも脳萎縮が普通に目視できるようになり、萎縮例では脳溝が開いて見えてきます。
こうなってくると、白い点や黒いスペースの増加が認められても、正常加齢の範囲内なのか、異常なのかの判断が難しくなります(若い頃の自分の脳と比べていうのであれば、いずれの所見も確実に脳が減っている証拠であるといえるのですが…)。脳萎縮の個人差は大きいので同年代と比較しすぎないのも大切です。

正常FLAIR像の例(80代前半男性、就労まで完全に自立している例)

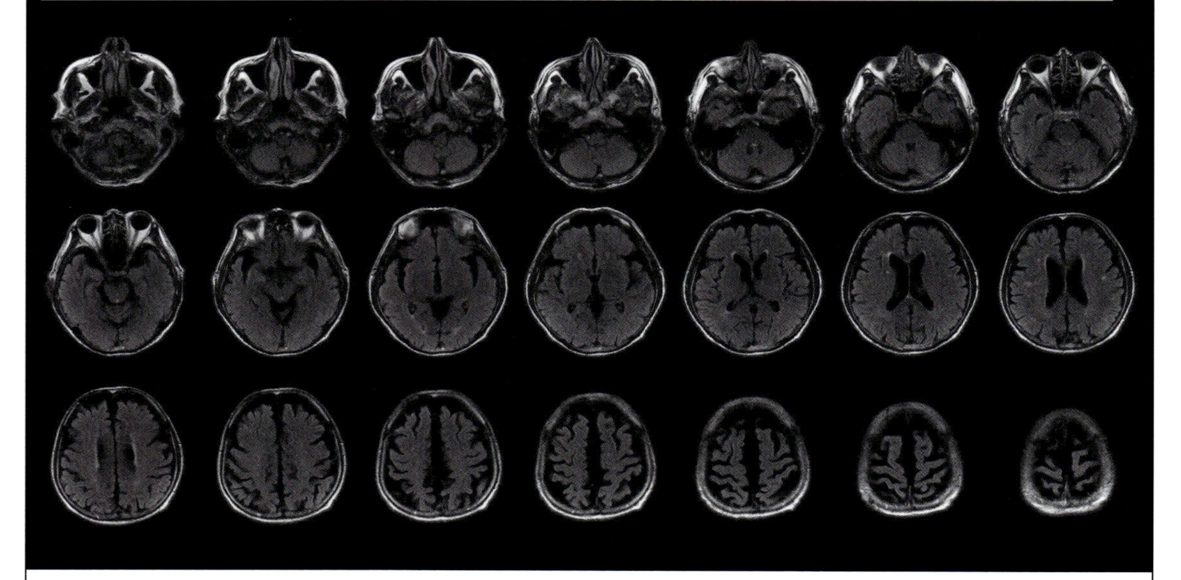

80代の正常MRI-FLAIR画像例その1です。

- 明らかな虚血所見として白い点が散在しています。
- 脳萎縮もあり、頭蓋骨の大きさに比して脳実質が占める割合が、減少しています(特に左右の大脳半球間の黒いスペースが大きくなっています)。
- 一方で、明らかな能力障害もなく就労も自立しています。
(このMRI撮像後3年が経過しても、問題なくお仕事を続けられていた健常ケースです)

正常 FLAIR 像の例（80 代後半女性、就労していないが家事 /APDL も自立）

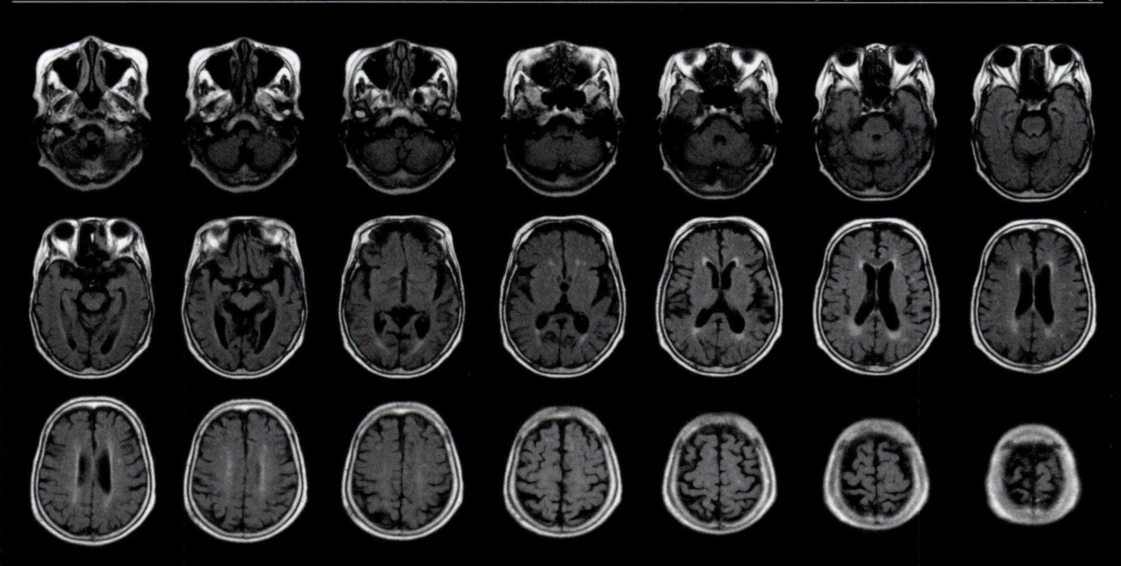

80 代の正常 MRI−FLAIR 画像例その 2 です。

・明らかな虚血所見として白い点が散在しており、一部、複数の白い点が癒合しています。

・脳萎縮もあり、頭蓋骨の大きさに比して脳実質が占める割合が減少しています。
（80 代正常例 1 と異なり、側脳室の拡大が目立ちます。このように脳萎縮のパターンは個人差が大きいです）。

・このケースは就労はされていませんが、身の回り ADL は自立し、家事・通院などの APDL も自立されています。

APDL：activities parallel to daily living

正常と見比べて学ぼう！
各年代の MRI-FLAIR,CT
正常画像スマホ版は
こちらから！

Web 版正常画像データベースへのリンク

http：//jyadou.web.fc2.com/mrindb-contents.html

紙媒体で資料を持ち歩くのが大変！という方や、
もっと拡大して画像を見たいよ！という方のために、
Web 版での公開を行っています。
基本的にスマホ版ですが、PC でも見れますよー！

コメディカルのための ~~邪道な~~ 脳画像診断養成講座

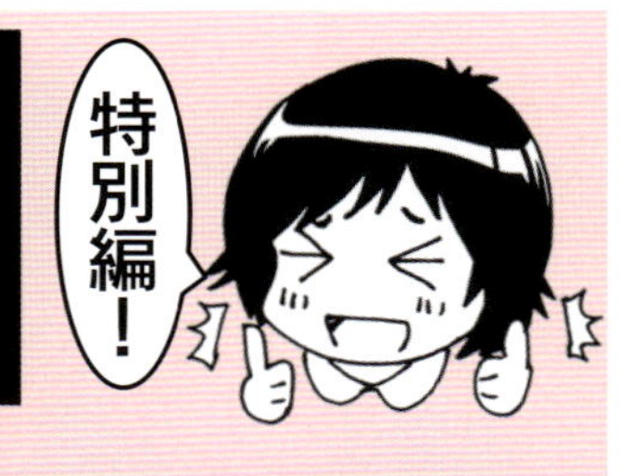

原作：粳間　剛、まんが：仙道ますみ

養成講座 第3.5回（特別編）：正常CTの白と黒ッ！（ﾟДﾟ）

正常CT画像を持ち歩けば覚えなくて済む

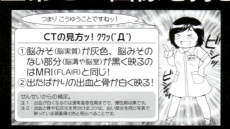

今回の特別編は、養成講座第３回「CTの白と黒ッ！」に掲載できなかった各年代の正常CT画像の解説です！

本特別編ではまず各年代別CT像の特徴をダイジェストで説明し、次いで、各年代の正常CT画像例の全スライスを掲載します。

30代までのCT像の正常例

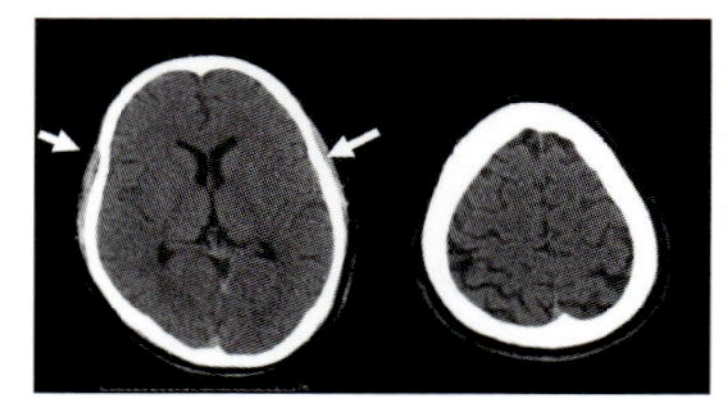

30代まで
①虚血所見（黒い点）が見えることはまずない。
②CTで脳萎縮がわかることはまずない。

◀左図は20代男性（大学生）ですが、頭蓋骨内に脳実質が占める割合（充填率）が高く、隙間はほとんどありません（⇨）。

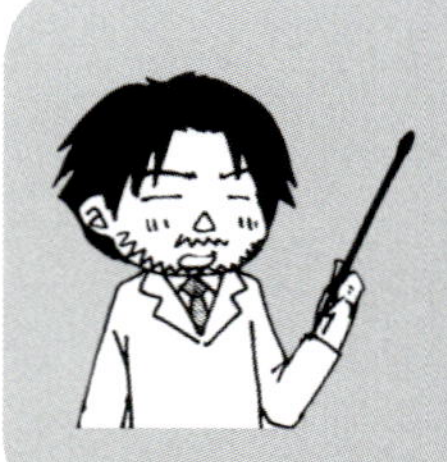

20代までであれば、CTで虚血所見（黒い点）が見えることはまずありません。萎縮が見られることもまずありません（骨との間にスペースもなく脳実質がみっちり詰まっています）。
よって、20代までの正常像を、本来のCT正常像と覚えておくとよいと思います。

30代になると、虚血所見がある人が稀に健常者にも出てきます。しかしあっても1～2個程度であり、この程度だとMRI-FLAIRでは見えるのですが、CTではまず見えません（*注）。よってこの年代までは実質内の異常所見は見えないのが正常と思っていてよいでしょう。萎縮もまず見えることはありません。

（*注）この年代では虚血所見などを示す黒い点や萎縮があれば異常と確定です。
一方、所見が全くなくても「映っていないだけ」かもしれず、CTだけで「異常なし」と判断するのはオススメしません。

右頁の２例は完全に正常な例です。

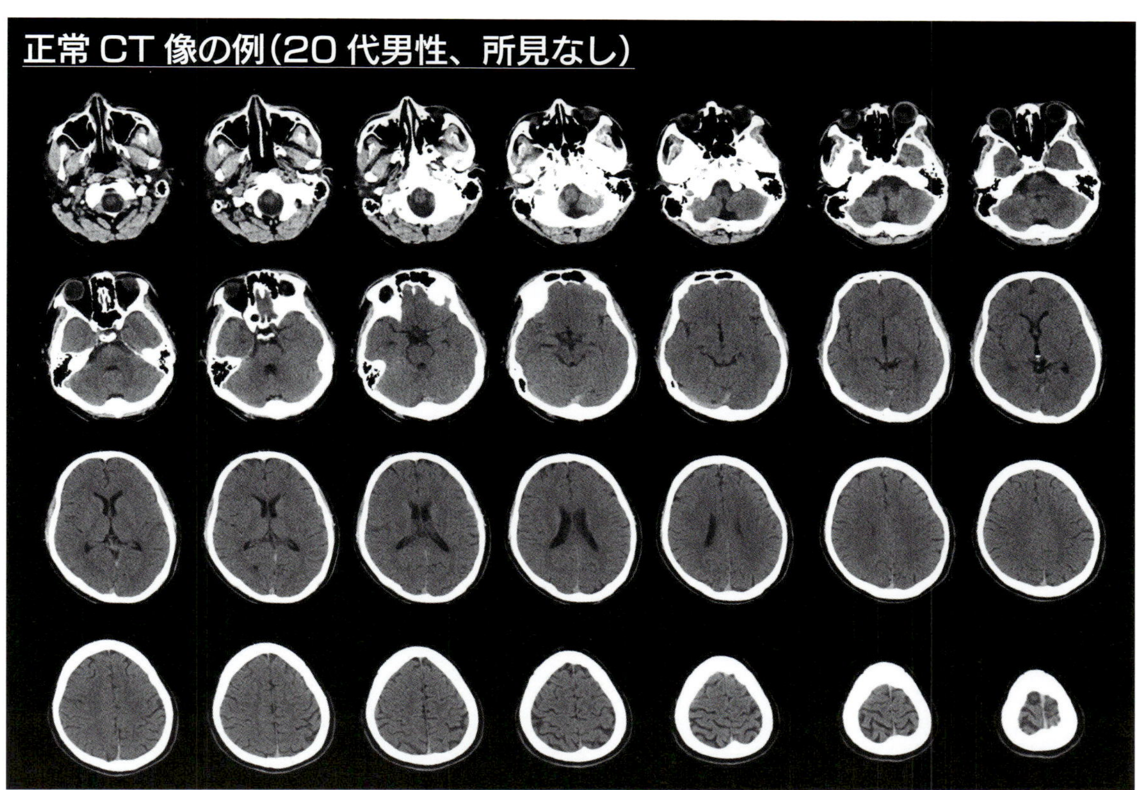
正常CT像の例(20代男性、所見なし)

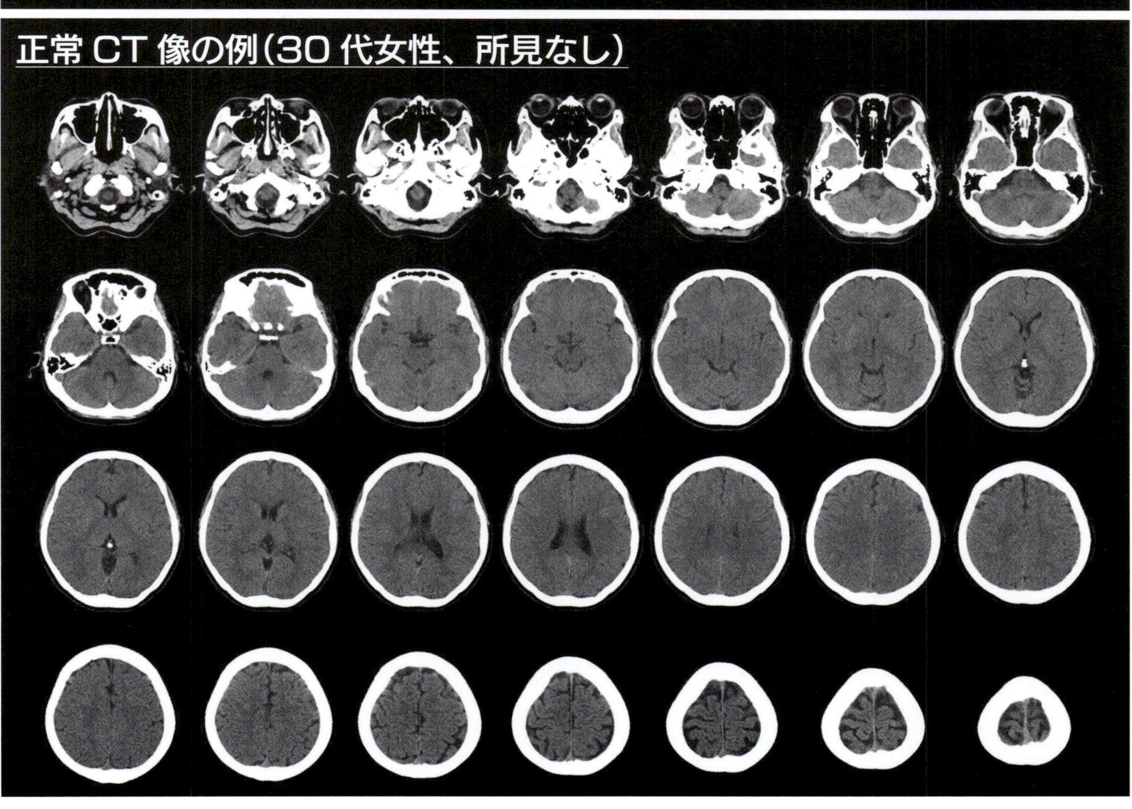
正常CT像の例(30代女性、所見なし)

40代～50代のCT像の正常例

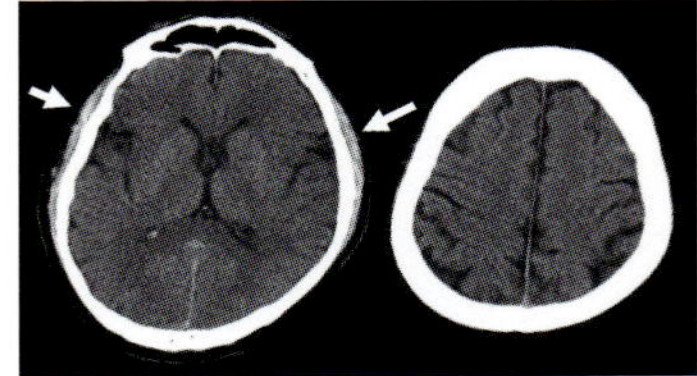

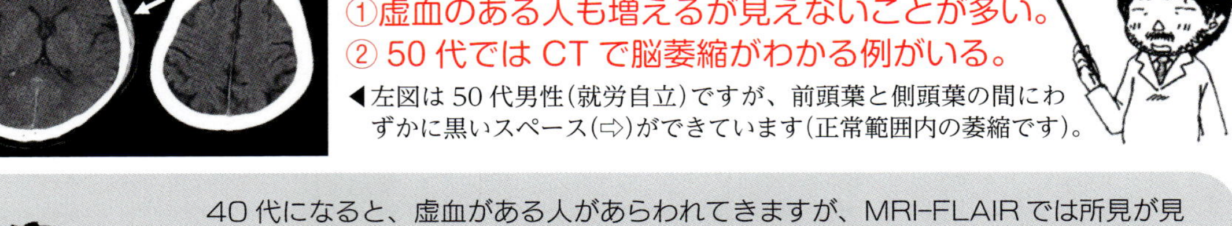

40代～50代

①虚血のある人も増えるが見えないことが多い。

② 50代ではCTで脳萎縮がわかる例がいる。

◀左図は50代男性(就労自立)ですが、前頭葉と側頭葉の間にわずかに黒いスペース(⇨)ができています(正常範囲内の萎縮です)。

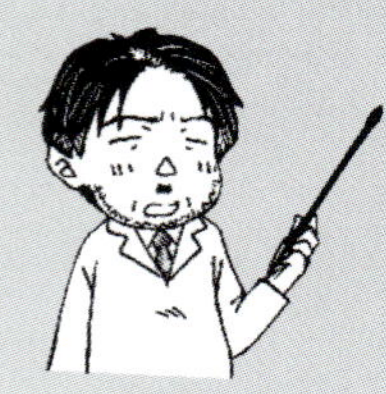

40代になると、虚血がある人があらわれてきますが、MRI-FLAIRでは所見が見えてもCTでわかることは稀です。40代では脳萎縮が見られることも稀であり、ほとんど30代と変わりない正常像です。
50代になると、脳萎縮をCTでも目視できる例も出てきます。こうした例では、若い頃の自分と比べて能力低下を自覚するかもしれません。しかし、同年代と比較すれば、大きな差を感じないでしょう。 50代になると、慢性虚血も増えるのですが、40代同様CTでは見えないことが多いです。

この年代では脳実質内に黒い点がはっきり見えれば異常である可能性が高いです。
一方、所見が全く無くても「映っていないだけ」かもしれず、CTだけで「異常なし」と判断するのはオススメしません。

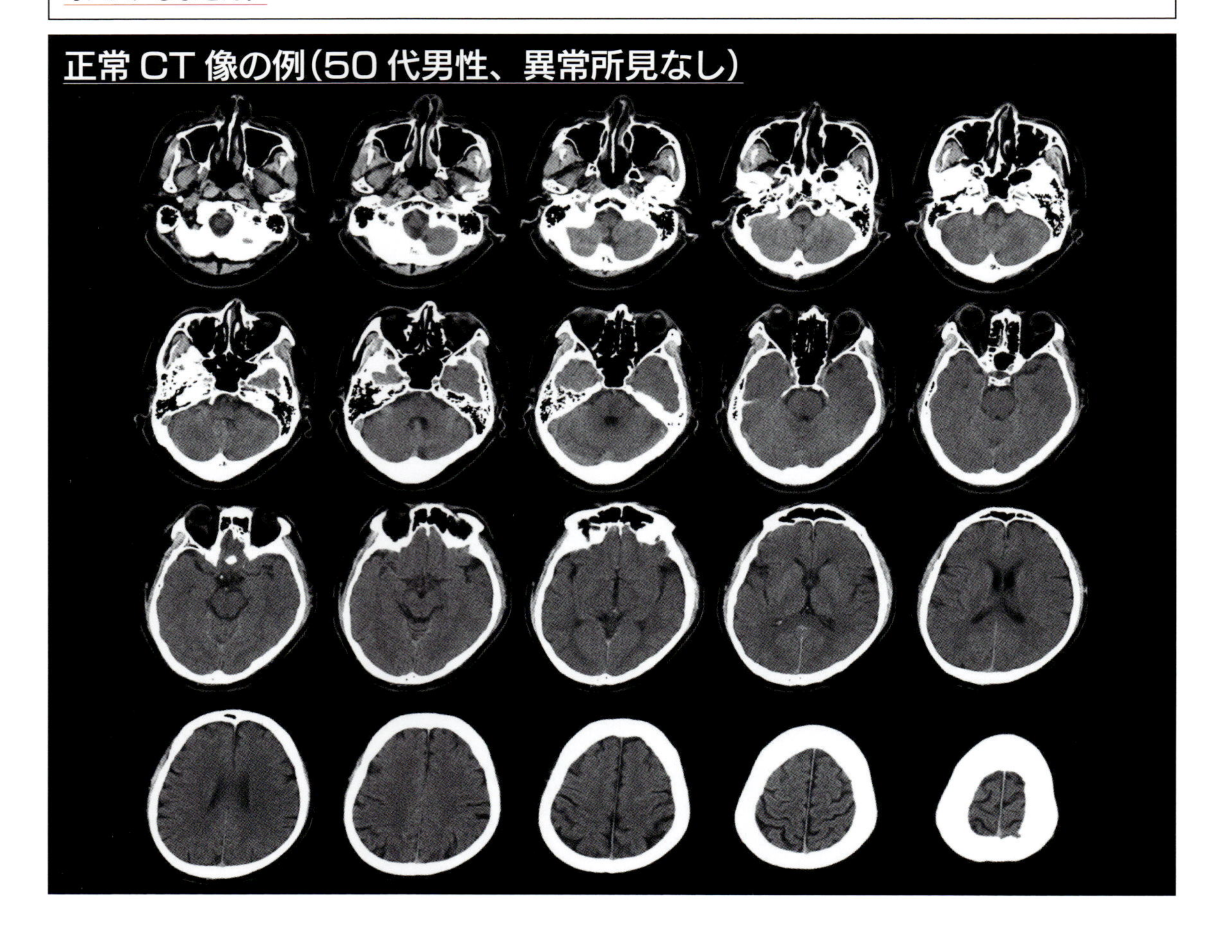

正常CT像の例(50代男性、異常所見なし)

同じ例の MRI-FLAIR 像ではわずかな白い点（慢性虚血所見）が散在

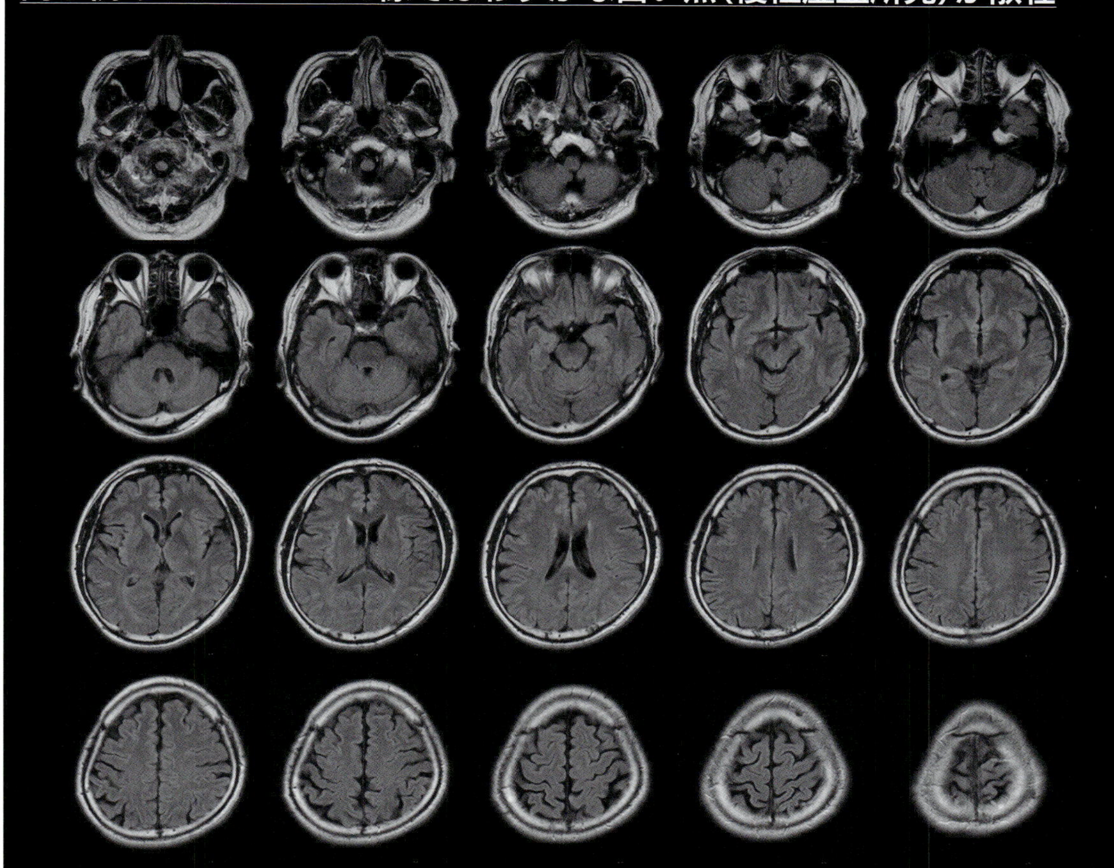

50 代の正常画像です（前頁が CT 像、上図が MRI-FLAIR 像）。

MRI-FLAIR では明らかな虚血所見として白い点がわずかに散在しているのですが（わかりますか？）、CT ではこの所見は全く見えません。

年齢不相応な脳萎縮は認められませんが、前頭葉-側頭葉の間の黒いスペースがわずかに拡がっているなど、若年層と比較すると脳実質の充填率が低下しているのがわかります。
（この所見は CT でも MRI-FLAIR でもわかります）

60 代以降の CT 像の正常例

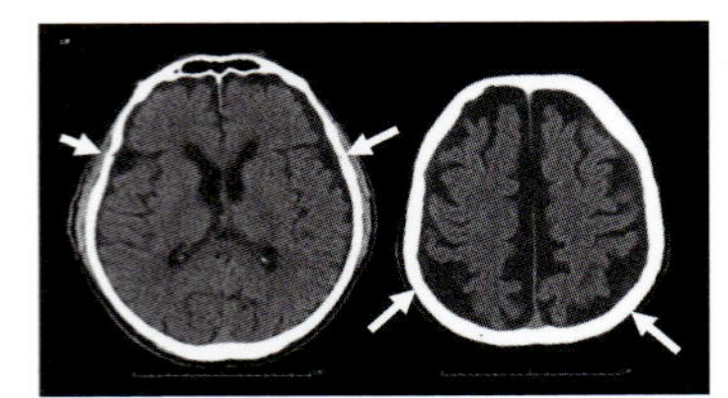

60 代以降

①虚血（黒い点）はあって当然だが見えないことが多い。

② CT で脳萎縮が認められて当然。

◀左図は 80 代前半男性（就労自立）ですが、頭蓋骨内に脳実質が占める率（充填率）が若年より低くなっているのがわかります（⇨）。

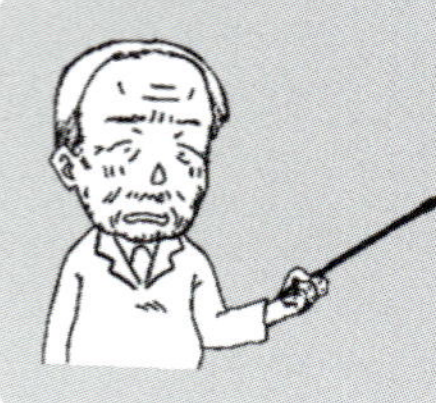

60 代以降になると、慢性虚血はあって当然になるのですが、CT では見えないことも多いです。また、仮に見えても、正常加齢の範囲内であることもあります。萎縮に関しても、普通に目視できるようになるのが 60 代以降です。こうなってくると、黒い点や黒いスペースの増加を見ても、正常加齢の範囲内なのか、異常なのかの判断が難しくなります（若い自分と比べていうのであれば、いずれの所見も確実に脳が減っている証拠であるといえるのですが…）。

この年代では脳実質内に虚血（黒い点）や萎縮が見えても異常とは限りません。
一方、所見が全く無くても「映っていないだけ」かもしれず、CT だけで「異常なし」と判断するのはオススメしません。

正常 CT 像の例（80 代前半男性、就労まで完全に自立している例）

同じ例のMRI-FLAIR像では白い点（慢性虚血所見）が散見される

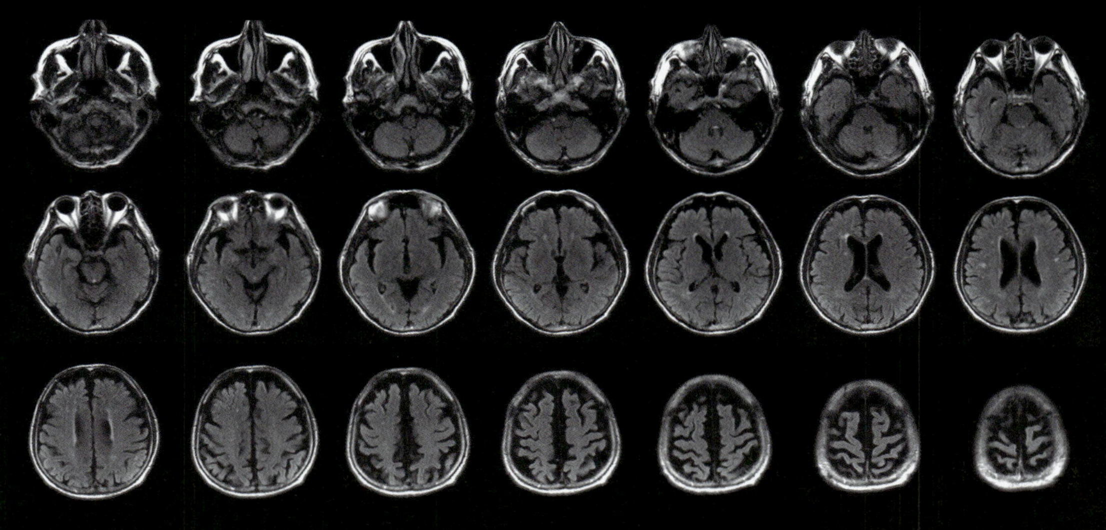

80代の正常画像です（前頁がCT像、上図がMRI-FLAIR像）。

・頭蓋骨の大きさに比して、脳実質が占める割合が減少しています。
（特に左右の大脳半球間の黒いスペースが大きくなっており、CTでもMRI-FLAIRでもわかります）。

・一方で、能力障害なく就労も自立しています。
（このMRI撮像後3年が経過してもお仕事を続けられていた健常ケースです）

MRI-FLAIRでは明らかな虚血所見として白い点が散在しているのですが、CTではその一部だけが黒い点として見えています。
（わかりますか？）

正常と見比べて学ぼう！
各年代のMRI-FLAIR,CT
正常画像スマホ版は
こちらから！

Web版正常画像データベースへのリンク

http：//jyadou.web.fc2.com/ctndb-contents.html

紙媒体で資料を持ち歩くのが大変！という方や、
もっと拡大して画像を見たいよ！という方のために、
Web版での公開を行っています。
基本的にスマホ版ですが、PCでも見れますよー！

コメディカルのための ~~邪道な~~ 脳画像診断養成講座

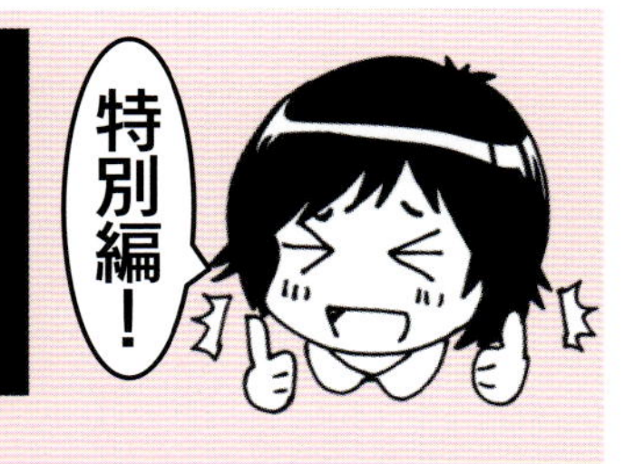

原作：粳間　剛、まんが：仙道ますみ

養成講座 第5.5回（特別編）：MRI-DWIの白と黒ッ！（ﾟДﾟ）

新しい脳梗塞の発見にはDWIが重要です！

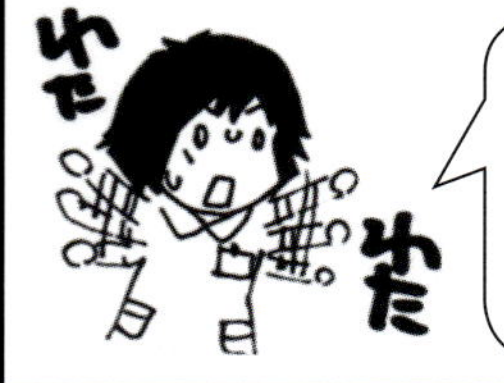
DWI？（ﾟДﾟ）
何それ？（ﾟДﾟ）
習ってないですよ？
（ﾟДﾟ）

今回の特別編は、養成講座第５回「梗塞編！」で説明できなかったDWIのお話です！

DWIもFLAIR同様に正常像と見比べればOK。

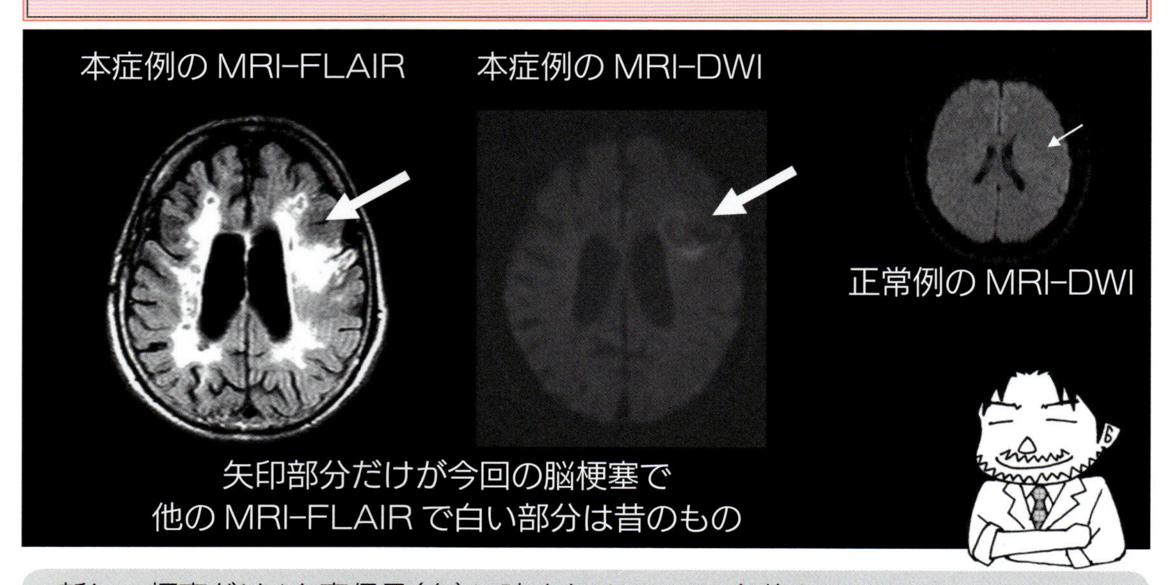

新しい梗塞だけ*を高信号（白）に映すためのMRI条件をDWIといいます。MRI-FLAIRで白いというだけではその脳梗塞が新しいのか、古いのか判断するのが難しいです。上図の右上がDWIの正常像です。正常であれば、脳実質の中で白く映る部分はないので次の正常像をしっかり覚えておきましょう。

* 実際は急性期の出血や一部の腫瘍なども白く映ります。

DWI：diffusion weighted image（拡散強調画像）

正常MRI-FLAIR像の例（30代男性〈リハ医〉、異常所見なし）

正常MRI-DWI像の例（30代男性〈リハ医〉、異常所見なし）

DWIでは加齢によって白く見えてくる所はありません。

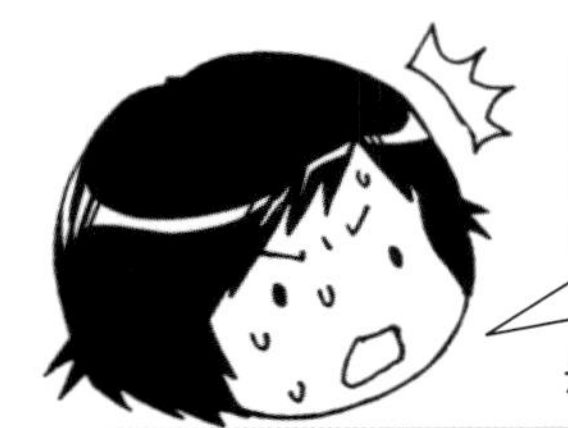

簡単！？

元々黒っぽいしFLAIRより見やすい！

どの年代でもこの正常例と見比べればOK！脳底面近く（4～9枚目あたり）は正常でも白くなる場所があるから、その付近は見づらいってことだけ押さえればOK。

脳梗塞にはDWIでしか見えない時期がある。

超急性期（特に3～12時間くらいまで）では
「DWIには梗塞巣が白く映るけどFLAIRでは見えない」という現象が起きます。

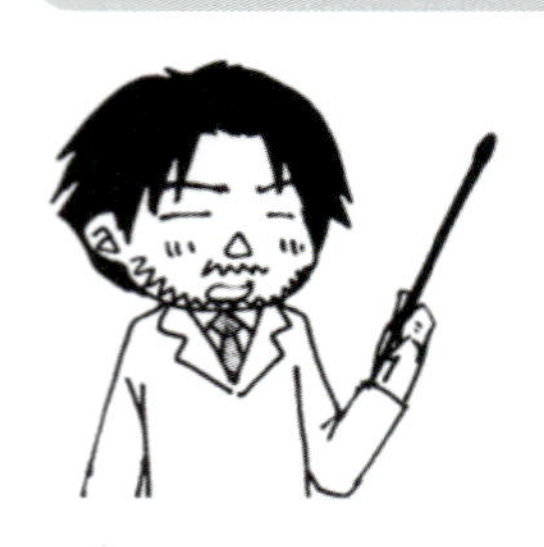

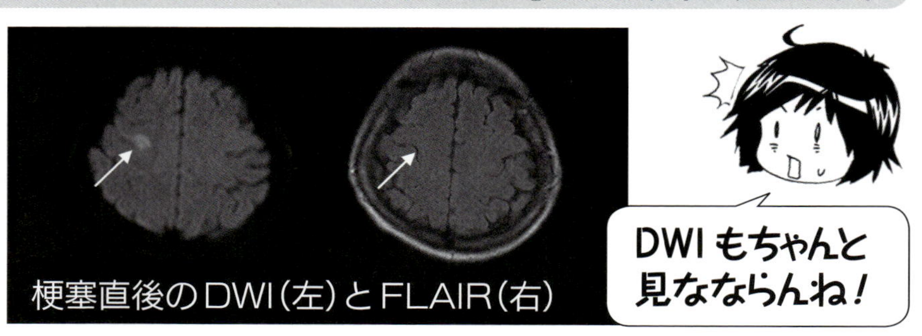

DWIもちゃんと見なならんね！

DWIは梗塞の時期の判断に有用です。

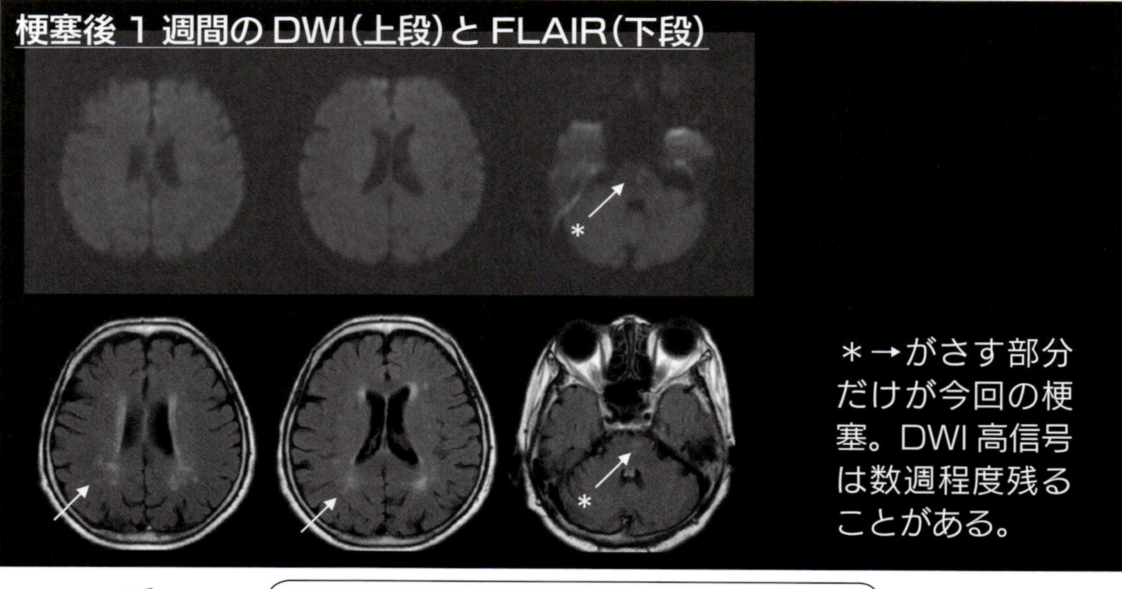

梗塞後1週間のDWI（上段）とFLAIR（下段）
＊

＊→がさす部分だけが今回の梗塞。DWI高信号は数週程度残ることがある。

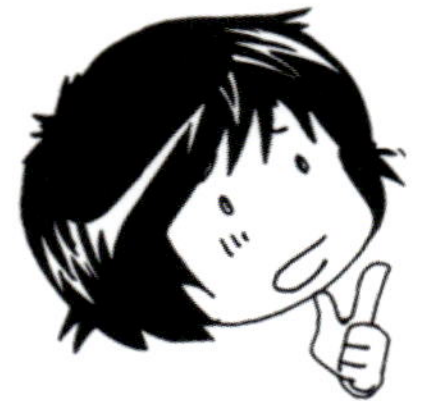

DWIだけ見とけば別に困らないんじゃないんかい？

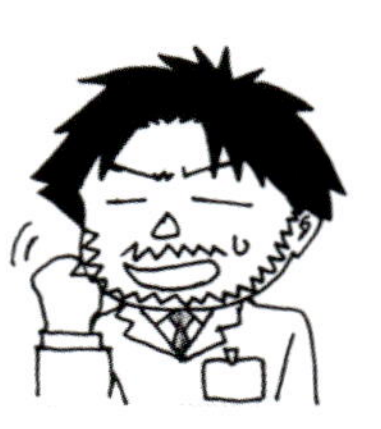

異常の判断が楽だし、DWIだけで済んだら本当に楽なんだけど…
DWIでは古い病巣が全く評価できないし、量の原理を使うにも見づらいからDWIだけでは足りないんだよね。

応用編　脳外傷の DWI での評価

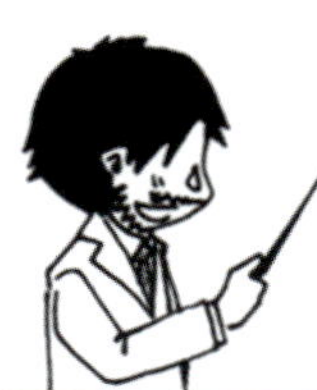

びまん性軸索損傷のような小出血が多発する病態にも DWI は有効です。急性期に白くなった病変も慢性期には映らない。出血後の壊死（軟化）が強い場合は穴が開いたように黒くなりますが（＊→がさす部分が例）、小出血のほとんどではそれが見えず、全体の量が減ったことが外傷の傍証になります（DWI では特にわかりづらい）。FLAIR や CT との違いを下図で見比べてみましょう。

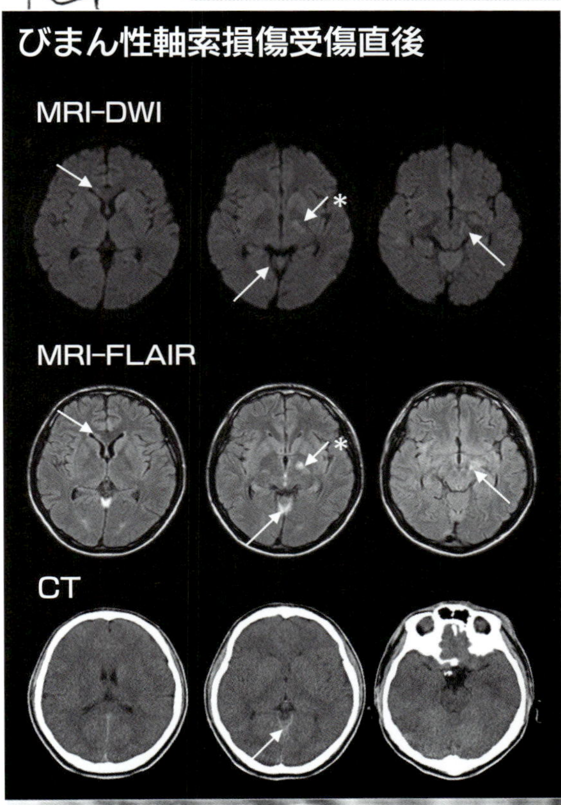

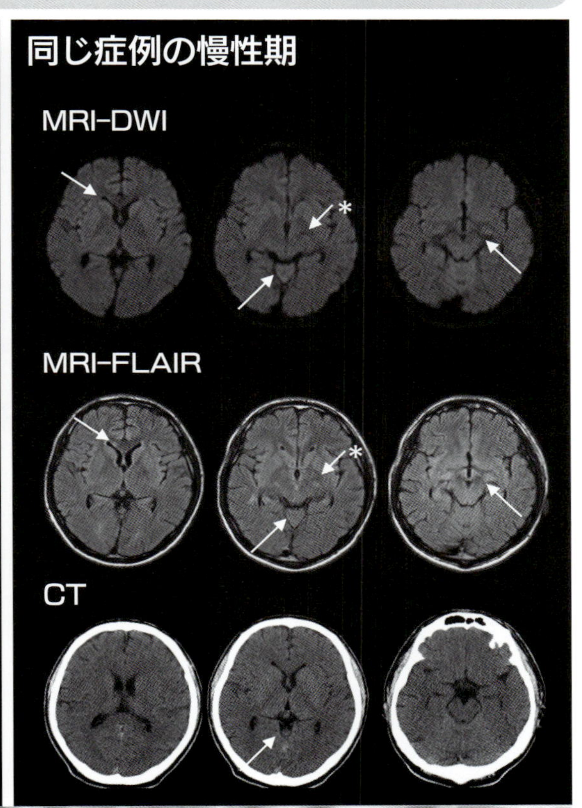

DWI の画像の見方！（°Д°）

・脳梗塞や出血等の急性期「だけ」白くなる。
・健常人で白くなる脳実質はどの年代もない。

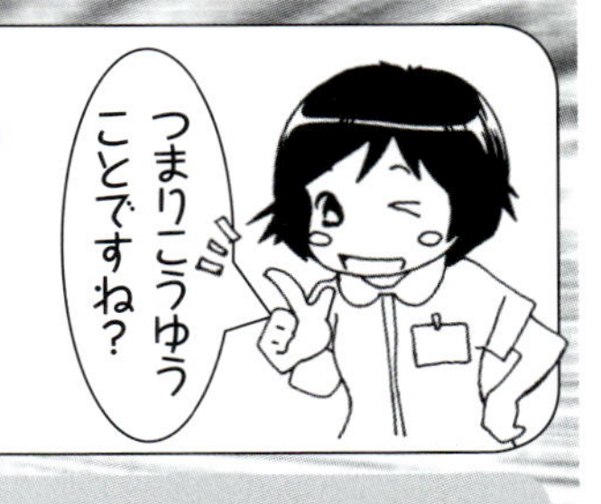

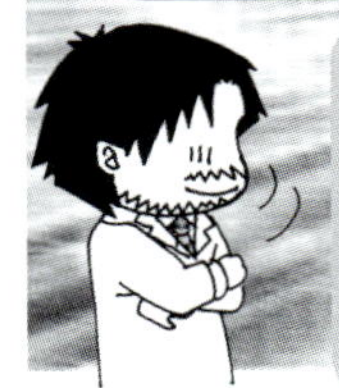

DWI でしか異常が映らない時期もあるから、
特に脳梗塞の疑い例では必ず check しよう。
脳梗塞以外を見るうえでも、発症時期を判断したい時などに役に立つから、DWI の特徴を覚えておいて、損はないよ！

コメディカルのための ~~邪道な~~ 脳画像診断養成講座

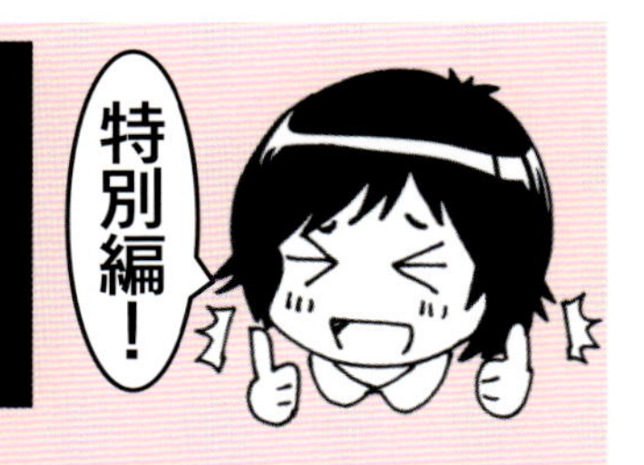

原作：粳間　剛、まんが：仙道ますみ

養成講座 第7.5回（特別編）：MRAの白と黒ッ！（ﾟДﾟ）

脳動脈瘤の発見にはMRAが重要です！

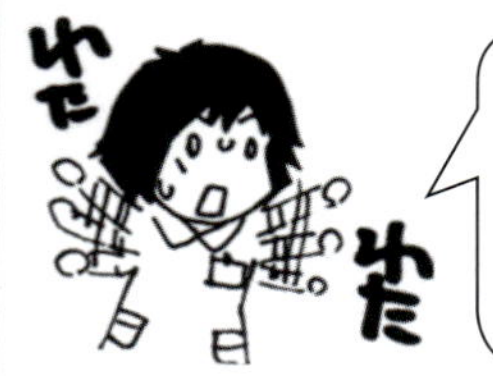

MRA？（ﾟДﾟ）
何それ？（ﾟДﾟ）
習ってないですよ？
（ﾟДﾟ）

今回の特別編は、養成講座第７回「くも膜下出血編！」で説明できなかったMRAのお話です！

▼主要な脳血管のシェーマ（下面像）

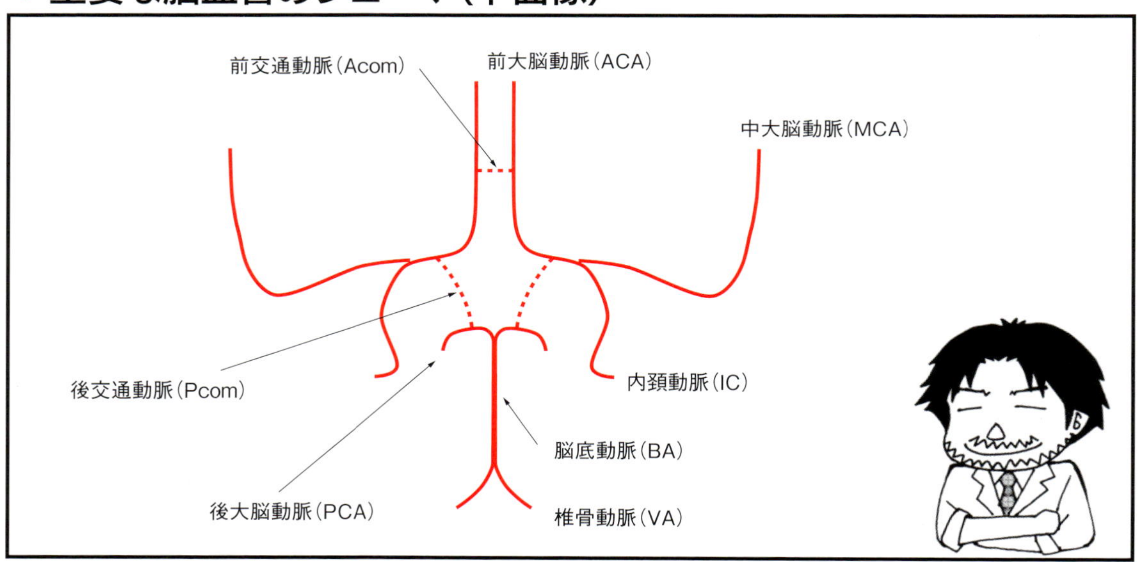

脳血管だけを映すためのMRI条件をMRAといいます。
動脈瘤や血管の狭窄を見つけるうえで非常に有用です。
上図のシェーマと、次の実際のMRA像を見比べてみましょう。
（左図を右目で、右図を左目で見るようにすると奥行きも見えます）

MRA：MR angiography

MRA下面像（立体視用）(＊注)

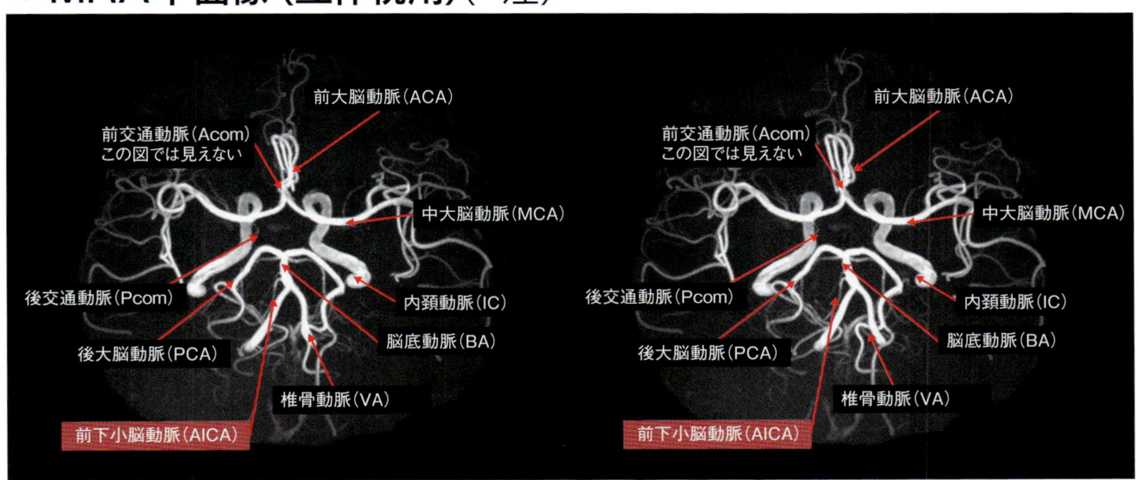

MRA正面像（立体視用）(＊注)

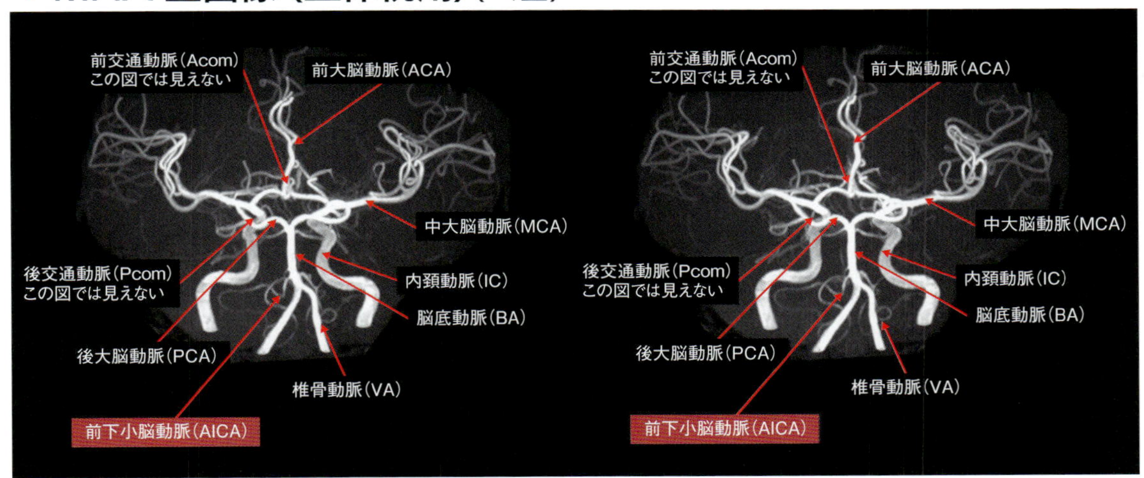

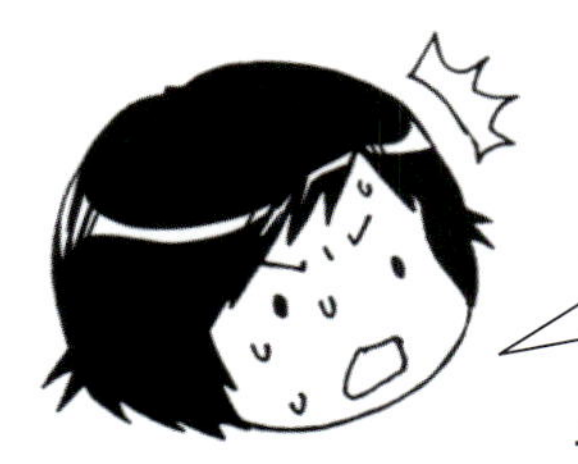

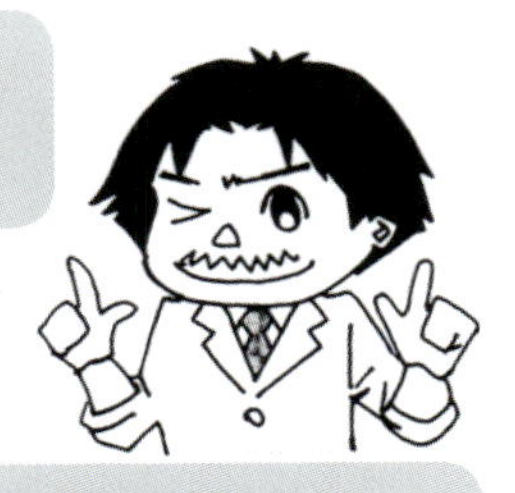
左図を右目で、右図を左目で見ると
飛び出します。
立体視？
そんなテクニックも必要なん？

σ・Д・)σ　いえす。脳血管は奥行きのある三次元走行をしてるから。通常MRAは少しずつ回転させながら何枚も見るんだけど、一枚ずつ見るよりは隣り合った画像を立体視して一気に見たほうが楽です！

(＊注)右側の図の矢印は、立体視のために位置を調整してあるため、右側一枚だけで見ると位置がずれています。一枚だけの平面視では左側だけを見るようにしてください。

AICA（前下小脳動脈）の位置もよくわかるやろ www

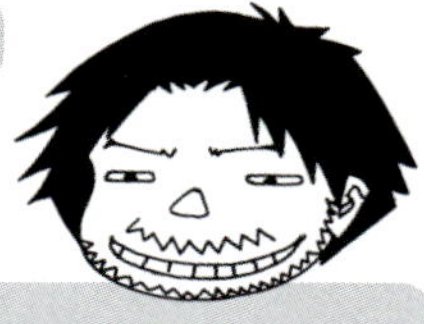

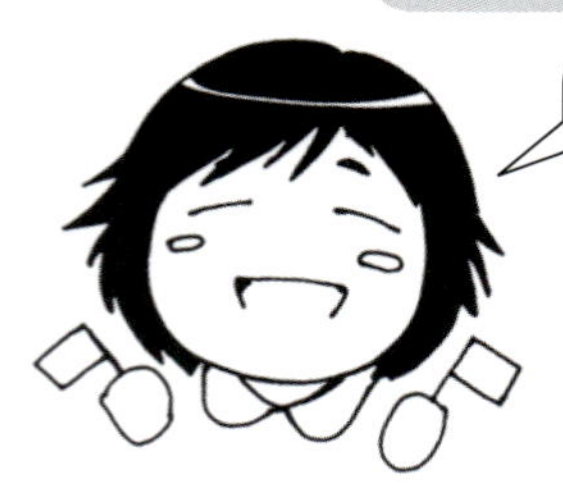

AICA 細い！スリム！さすがあいか！

血管細いっていいことじゃないけどね…
MRA は細めに映るから元々細い血管は見えないことも多い！
シェーマの赤い血管がしっかりみえていれば正常！（重要）
交通動脈は正常でも見えづらいです。見えるはずの血管が途中で途切れたり細くなっていたら狭窄や閉塞を考えます。

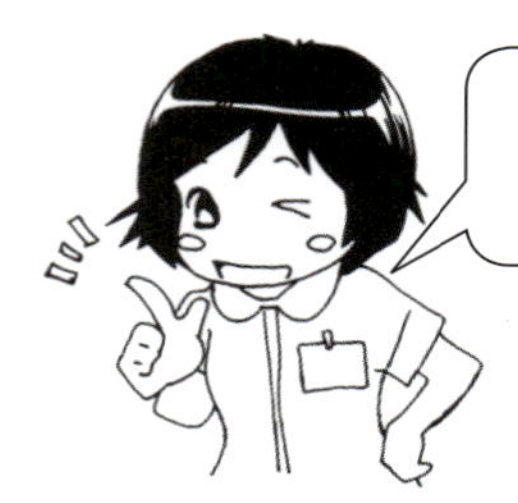

正常像を立体的に覚えておいて、見比べろってことですね！

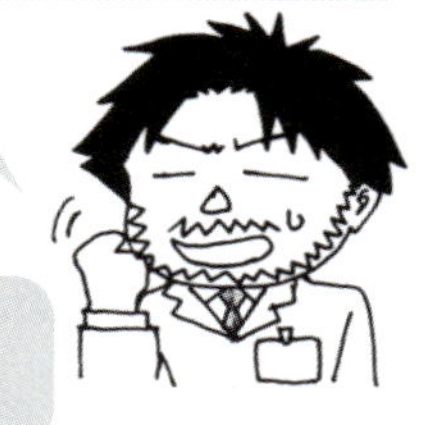

動脈瘤も大事！血管を左右でよく見比べて、
怪しいコブがないか要 check です！((((ﾟДﾟ))))

MRA 正面像で見る主要血管の狭窄例〈立体視用〉(* 注) とそのシェーマ

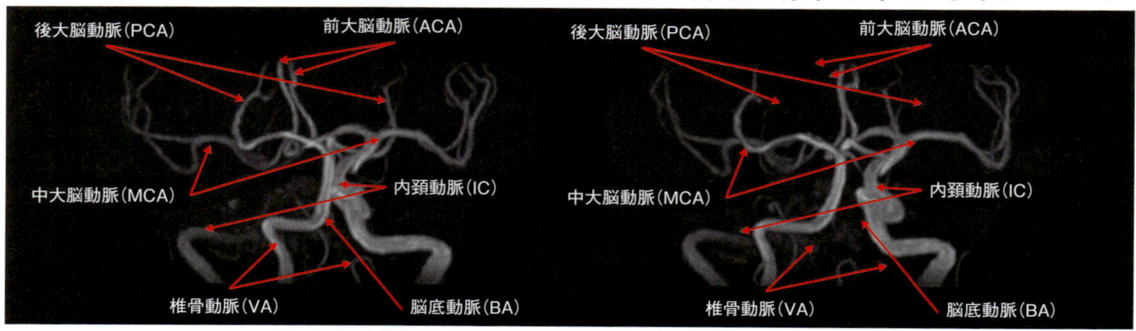

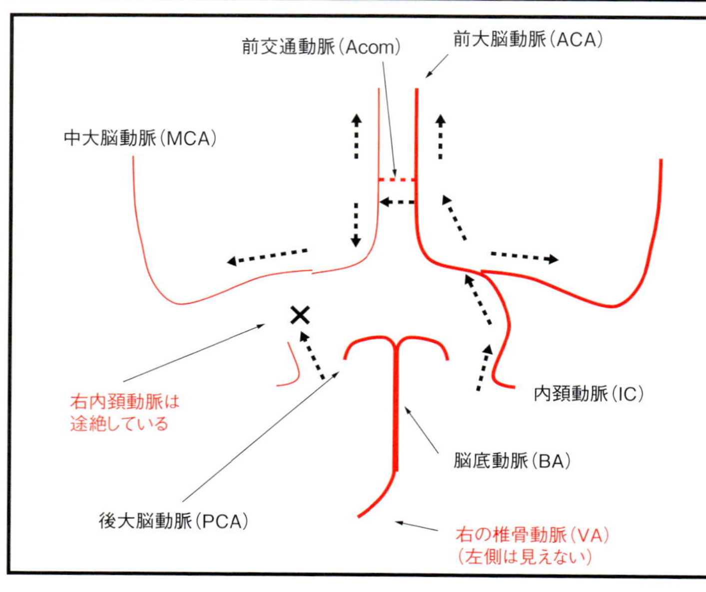

①右の内頚動脈（IC）は途中から見えなくなっていますが、中大脳動脈（MCA）と前大脳動脈（ACA）は見えています。
点線矢印のように、前交通動脈（Acom）を通じて血流が保たれていると思われますが、右 MCA も細くなっています。
血液の流れ：左 IC →左 ACA → Acom →右 ACA →右 MCA

②左椎骨動脈（VA）も見えません。前下小脳動脈（AICA）も両側とも全く見えません。

交通動脈は正常でも見えないことが多いので、MRA では状況はわかりません。

（* 注）右側の図の矢印は、いずれも立体視のために位置を調整してあるため、右側一枚だけで見ると位置がずれています。一枚だけの平面視では左側だけを見るようにしてください。

MRA（正面像）で見る未破裂脳動脈瘤例〈立体視用〉（* 注）

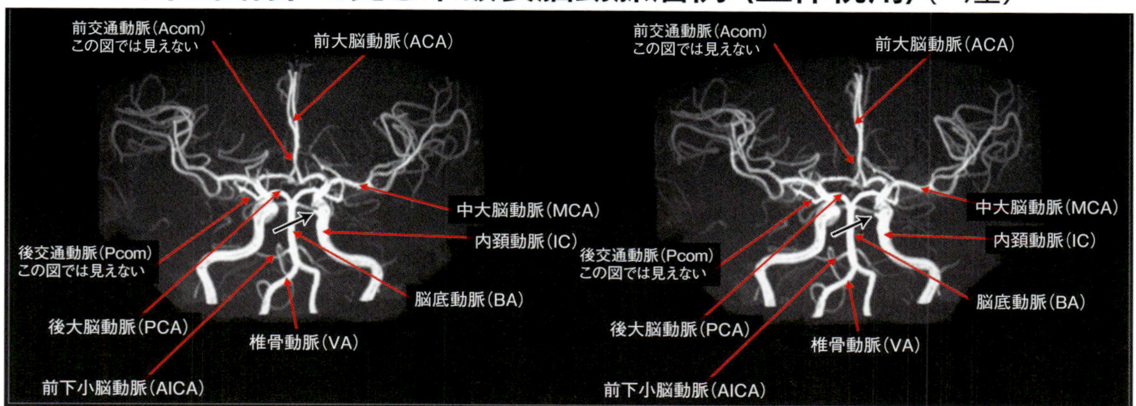

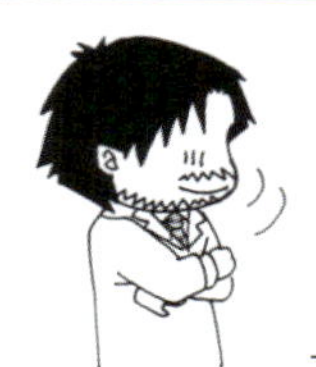

上図の黒矢印部分に未破裂脳動脈瘤があります（左内頸動脈瘤）。同じ血管の左右を見比べておくのが重要です。

せんせいからの補足：“コメディカルに MRA が必要あるのか？”と“キリンの血圧と脳血流の話”

コメディカルにそもそも MRA まで読める必要があるのか？という疑問を web 版の読者から頂きました。確かに、未破裂脳動脈瘤を探すなんてことは本来医師がやる仕事ですから、雑誌掲載時は MRA の説明を省いて、興味がある人だけ Web 版で読めるようにしました。

それでもあえて書籍化にあたり MRA の読み方を解説したのは、脳動脈瘤の診断より、むしろ血管狭窄や途絶の意味合いを説明しておこうと思ったからです。

高度の脳血管狭窄、特に内頚動脈狭窄があると、脳血流が体血圧に依存するようになります。その場合、血圧が下がってしまうと、狭窄した血管より先の脳の血流が落ちるので、その部分に対応した症状（神経脱落症状）が出たり、完全に血流が途絶えてしまうと脳梗塞に至ります。麻痺や失語などのはっきりした脱落症状があれば気がつかれるのですが、多くの場合は反応が悪くなったり、意識レベルが低下したりなどの、はっきりしない症状をきたします。

「血圧が低いと脳に血が行かない」一番わかりやすい例が、キリンです。文献によるとキリンの血圧は頭を上げた場合で平均動脈圧（MAP）で 193±11mmHg もあるそうな。キリンは心臓から脳まで約 2m の高さがありますから、脳に血を届かせるために高い圧が必要なのは想像できますが、人の約 2 倍もあるとは。

キリンが脳血流を保つメカニズムは諸説ありますが、頭の位置によって体血圧が変化する影響が大きいようです（インターネット諸説とは違うので注意！）。

人間の脳の場合は自動調節能があり、ある程度までは体血圧が上がっても下がっても、脳血流は一定に保たれます。しかし脳血管狭窄が高度過ぎたり、高血圧が長く続きすぎると、自動調節能が働かなくなることがあります。その場合、血圧が高いからといって安易に降圧をしてしまうと脳血流が保てなくなり…最悪、梗塞に至ります。

こういった降圧リスクが、脳血管狭窄をもったケースにはあるので、MRA で血管の状態を見ておくといいと。

狭窄が明らかな場合は気をつける必要があります。症状的には、頭を上げるほど反応が落ちる（臥位＜座位＜立位で反応が低下する）などが見られるケースは要注意です。自験では 200/100mmHg 以下でも傾眠になるような高度内頚動脈狭窄例がいました。

この例では降圧しなくてよいのか？とコメディカルに何度も何度も聞かれましたが、そのつどキリンの話をした思い出があります。

高血圧を放置するリスクは習っても、降圧するリスクはあまり習わないみたいなので、この機会に知っておくとよいと思います。

参考文献

1) Brøndum E, et al：Jugular venous pooling during lowering of the head affects blood pressure of the anesthetized giraffe. *Am J Physiol Regul Integr Comp Physiol* 297：R1058-1065, 2009

コメディカルのための~~邪道な~~脳画像診断養成講座

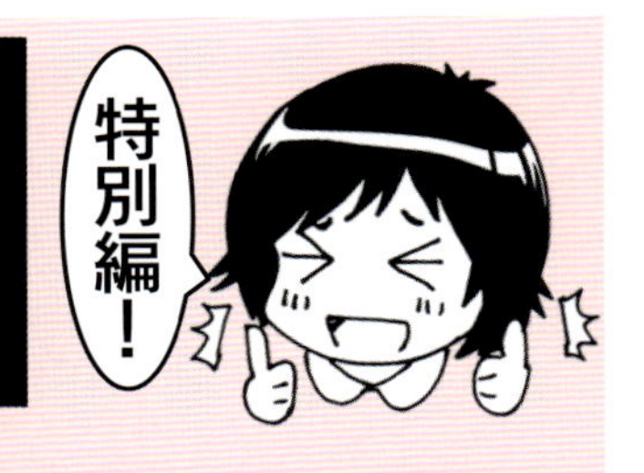

原作：粳間　剛、まんが：仙道ますみ

養成講座 第8.5回（特別編）：MRI T2*強調画像とSWIの白と黒ッ！(ﾟДﾟ)

微小出血痕の発見にはT2*強調画像とSWIが重要です！

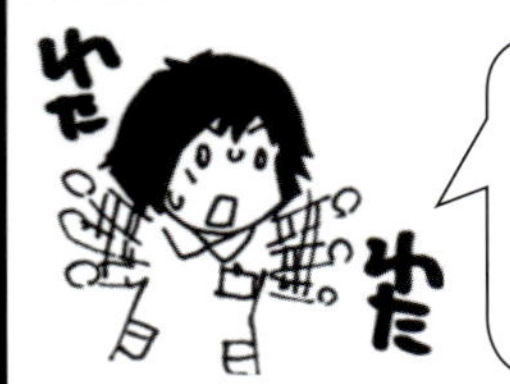
T2*？SWI？(ﾟДﾟ)
何それ？(ﾟДﾟ)
習ってないですよ？
(ﾟДﾟ)

今回の特別編は、養成講座第８回「脳外傷の白と黒ッ！」で説明できなかったT2*強調画像とSWIのお話です！

脳外傷痕はT2*強調画像やSWIでしか見えない時期がある。

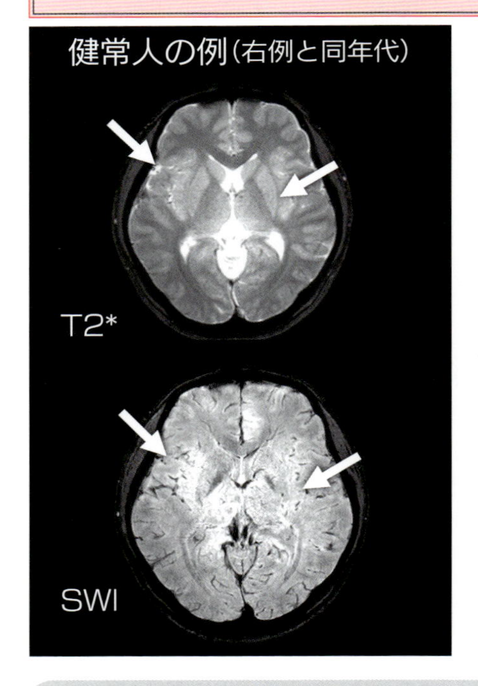

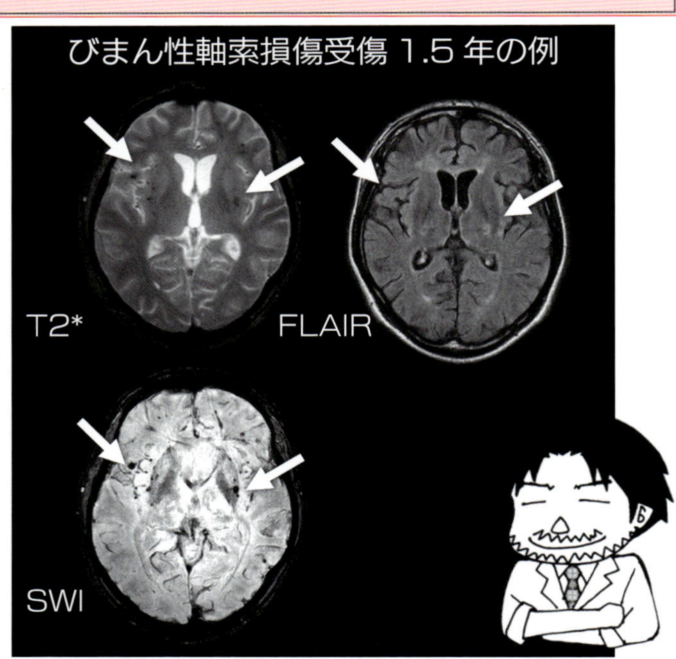

出血成分を低信号(黒)に映すT2*(ティーツースター)やSWIと呼ばれるMRI条件があります。CTやFLAIRでも急性期は出血を白く(高信号に)映すことができますが、慢性期は消えてしまいます。T2*やSWIはびまん性軸索損傷などのCTやMRI-FLAIRで映らない微小な出血、特に時間の経った出血痕を検出するのに有用です。

SWI：susceptibility weighted image（磁化率強調画像）

正常T2*像の例（20代女性 異常所見なし [SWI例と同じ症例]）

正常SWI像の例（20代女性 異常所見なし [T2*例と同じ症例]）

正常でも黒いところ多くない！？

特にSWI！

血管も黒いから正常でも見づらい。
だから本編では紹介しなかった。

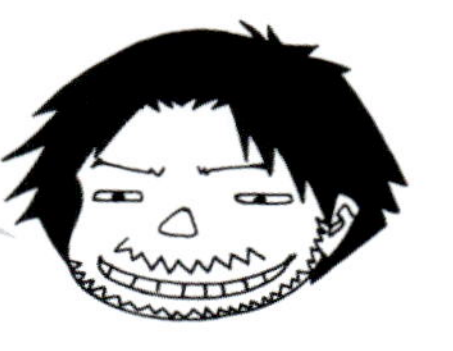

専門医でも間違ったりするのでSWIは無理に覚えなくていい

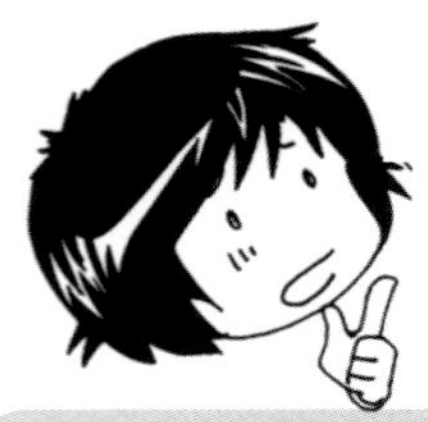

**T2* と SWI が見れないと
外傷の人の能力がどれくらいか
わからないの?**

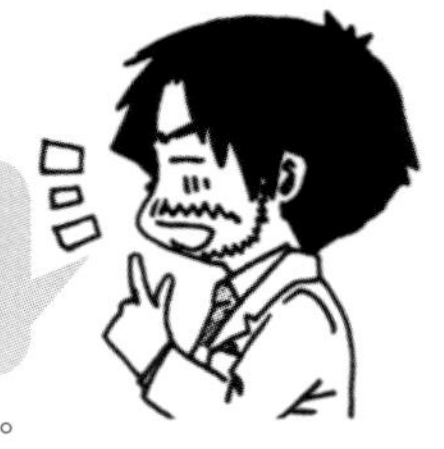

それはいい質問！　微小出血痕の程度と能力低下は関係ない！
脳外傷の社会保障、特に損害保険関係などは事故と脳損傷の因果関係を
重視するから、そういう証拠に有効なだけで能力低下とは比例しない。

能力の度合いはCTや普通のMRIで量の原理を使って予想するほうがいいです。

56歳男性：受傷自覚なし。3日後に家族に連れられ発覚例（受傷機転不明）

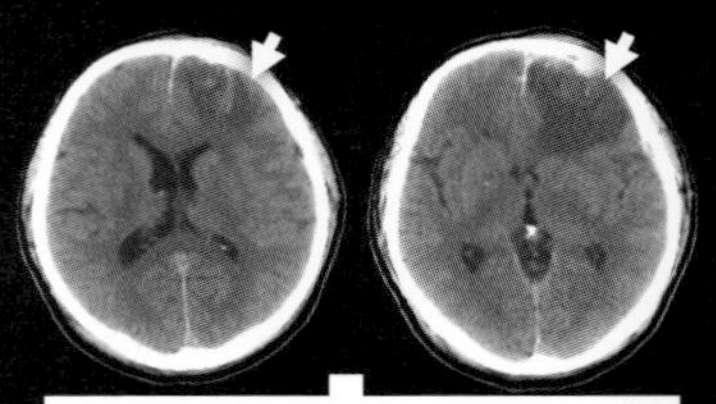

CT 上段3日目→下段2カ月目

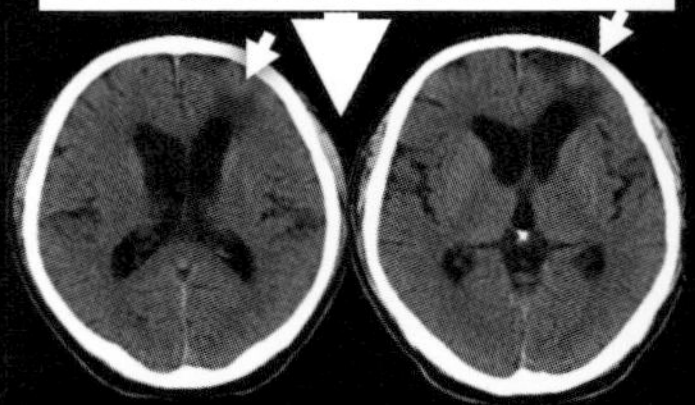

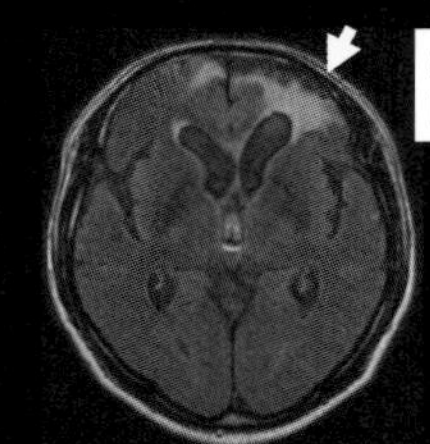

2カ月目の
MRI-FLAIR

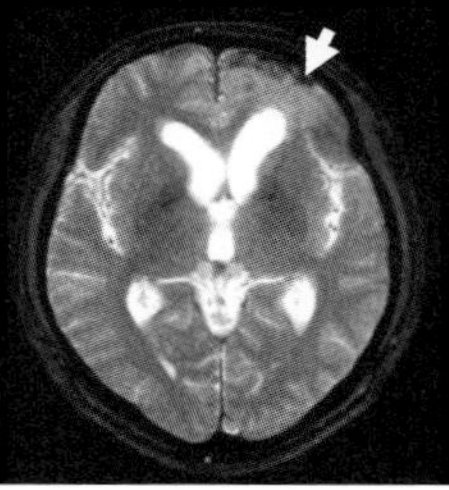

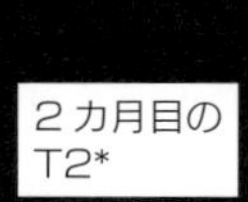

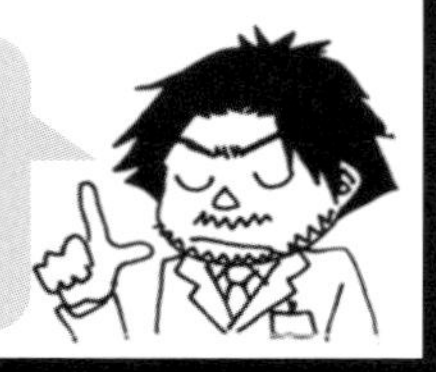

脳外傷例では事故の記憶が残らないので目撃者のいない場合は画像による因果関係証明が大事になりますが、そういう例でさえCT・MRI-FLAIRのほうがわかりやすいという例です。

39歳男性：受傷自覚なし。たまたまの受診で翌日発覚した例（受傷機転不明）

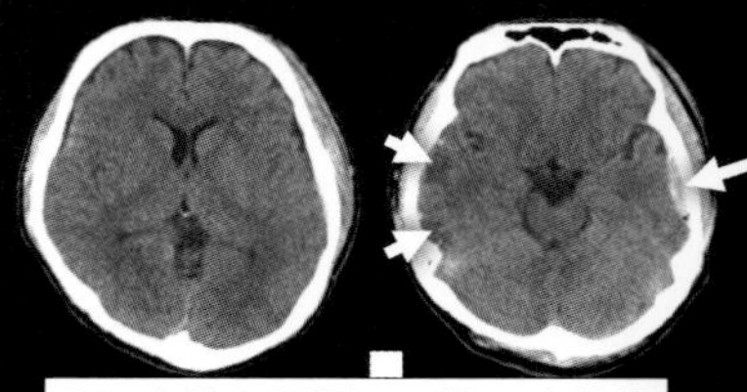

CT 上段2日目→下段1カ月目

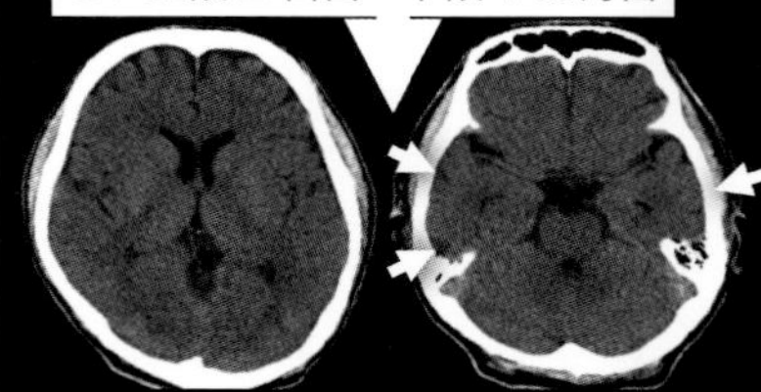

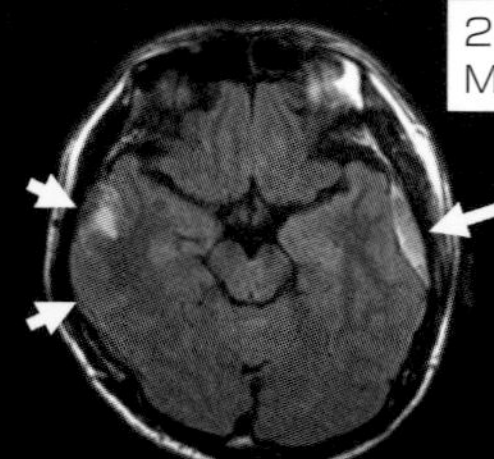

2日目の
MRI-FLAIR

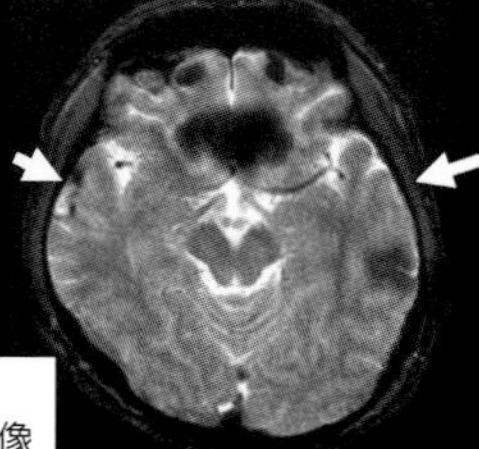

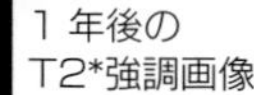

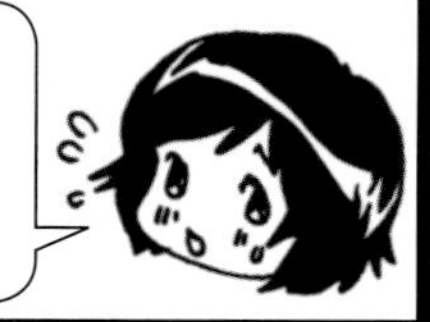

脳外傷例でも挫傷と血腫は完全にCTやMRI-FLAIRのほうがわかりやすいですね。脳が減った量もCTやMRI-FLAIRのほうがわかりやすい。

ちなみに脳外傷慢性期のCT/MRI所見で、血腫・挫傷の痕がなく、純粋に軸索損傷のみであると思われたケースは、神奈川リハビリテーション病院の脳外傷全305例中27例でした(27例全例が受傷時の昏睡時間6時間以上)。そのうち、軸索損傷所見がMRI T1, T2, FLAIRなどの、T2*やSWI以外でわかったのは12例(44%)、T2*でしかわからなかったのが5例(19%)。つまり「入院した脳外傷例全体の約2%弱だけが、T2*でしかわからない脳外傷」で…要するに稀だということです。T2*は小さな軸索損傷の検出目的には有用ですが、活躍機会が稀と〔Okamoto T, et al：Cerebral blood flow in patients with diffuse axonal injury：examination of the easy Z-score imaging system utility. *Eur J Neurol*；14：540-547, 2007〕(ただし、あくまで損害保険協会の脳外傷基準を入院基準の参考にしている同病院での入院データであることに注意していただきたい)。

応用編　脳外傷以外での T2*、SWI の応用

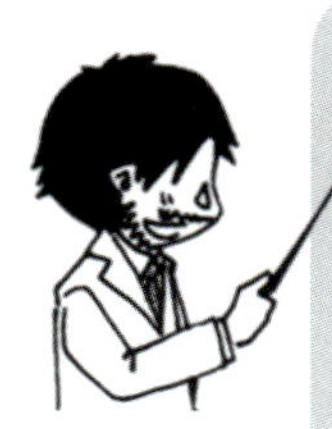

脳外傷以外での微小出血痕は、高血圧性脳出血の軽いものであることが多く、偶然見つかったものはまず 100% 無症候性（症状がない）です。
脳梗塞のように余力を徐々に奪っているかどうかも不明で、一般的には、「動脈硬化」の目安として用いられるのが普通。本編の養成講座第 6 回でも述べた脳出血同様、被殻・視床での出血が多いです。この部位だけ T2*強調画像やSWIで黒い点が見えるのであれば、40〜50 代以降であれば正常範囲内。逆にこの部位以外に微小出血痕が多発していて、脳外傷でないのならば、アミロイドアンギオパチーなどの多発血管病変をきたす特殊な病態を考えます（Pontes-Neto OM, et al：Advances in our understanding of the pathophysiology, detection and management of cerebral amyloid angiopathy. *Eur Neurol Rev*　7：134-139, 2012）。

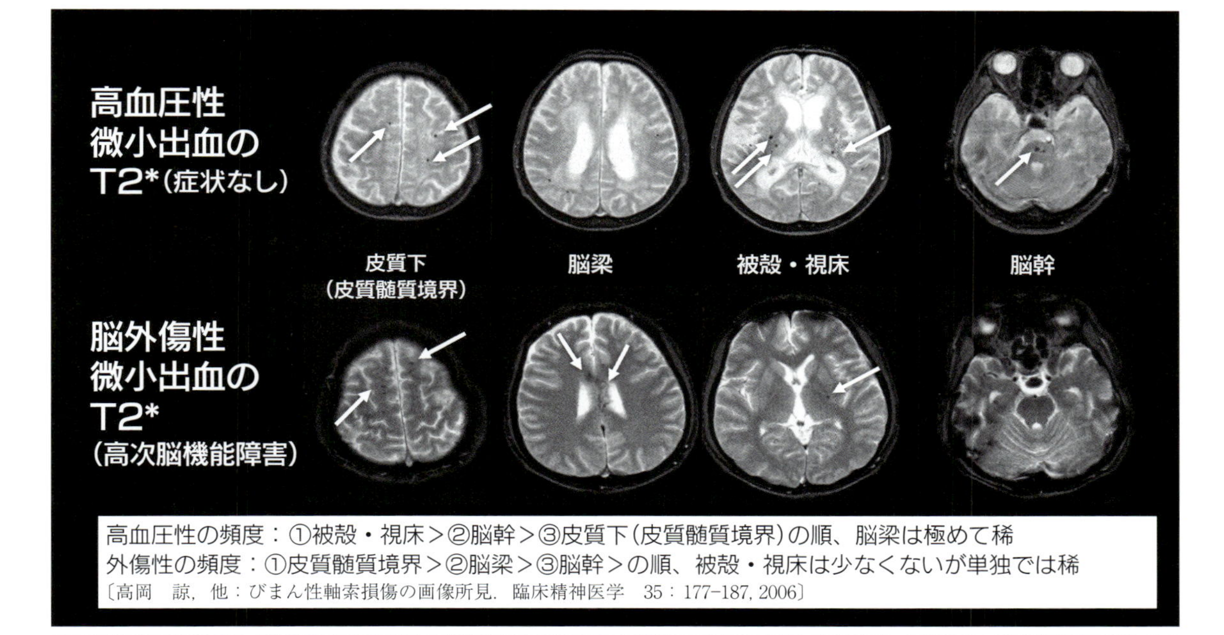

高血圧性の頻度：①被殻・視床＞②脳幹＞③皮質下（皮質髄質境界）の順、脳梁は極めて稀
外傷性の頻度：①皮質髄質境界＞②脳梁＞③脳幹＞の順、被殻・視床は少なくないが単独では稀
〔高岡　諒，他：びまん性軸索損傷の画像所見．臨床精神医学　35：177-187, 2006〕

T2* と SWI の捉え方！(ﾟДﾟ)

- どちらも能力の評価には不向き。
- 外傷以外では動脈硬化等の血管病変の目安として使える。

つまりこうゆうことですね？

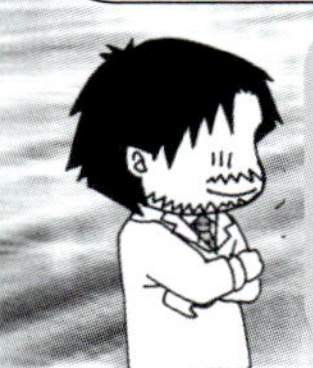

どちらもコメディカルが評価するのは難しいよ。
外傷例以外で黒い点が普通よりたくさんあるように見えたら、
それを能力障害の目安にするのではなく、血管の痛み具合の目安にして、
生活習慣を見直してあげようとするぐらいでちょうどよいです。

疾患各論編

脳外傷と量の原理、その事例

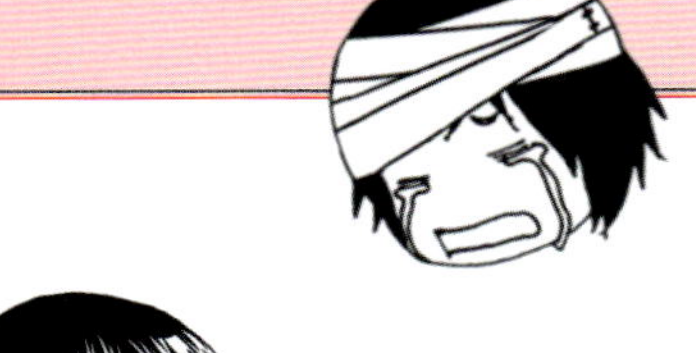

👉ポイント
・受傷後数カ月以内に萎縮進行が止まるが、
　能力改善が 1.5 年程度は続く。
⇒萎縮の量から、未来の能力が予想しやすい。
　量の原理が最もよくあてはまる疾患群

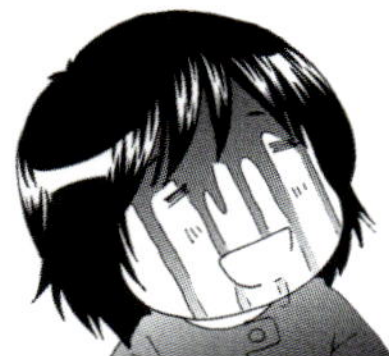

脳外傷は量の原理が最もうまくあてはまる疾患群のひとつです。よって本編と順不同ですが最初に紹介します。
受傷後半年以内（多くは数カ月以内）に萎縮進行が止まりますが、能力改善は 1.5 年程度は続きます。先に萎縮が終了しているため、萎縮の量から、未来の能力が予想しやすいわけです。
脳外傷後の萎縮のパターンは老人の生理的萎縮のパターンに似ています（特にびまん性軸索損傷）。そのため、「萎縮が止まった後の残った脳の量が何歳ぐらいに見えるか？」で大まかに予後を予測できます。
例えば、健常な 80 代と比べても脳が少ないのであれば、家庭生活レベルからなんらかの支障がでるのはほぼ確定で、復職・就労へと支援するのはかなり難しいと予想できます。
また、受傷時点の脳と比べて萎縮したことがわかっても、経過を比べなければはっきり萎縮だとわからない程度であれば、明らかに萎縮がわかる年代（60 代～）ほどは脳が減ってはいないという意味なので、その年代になった自分*注程度はなんらかの就労はできるだろうと予想できると。この程度であれば、家庭復帰できるだけの能力が戻るのは、ほぼ確定です。

*注「量の原理は自分の中でだけ成り立つ法則」であることを忘れないように気をつけましょう（55 頁参照）

脳外傷例における正常脳の量と社会生活能力との関係

※図は経過のイメージです。

半年以内に急激に萎縮が進行して停止する
（その後加齢とともにゆるやかに萎縮する）

①脳が減っていると
　CT・MRIでわかる正常脳の量
　ライン（≒50～60代と同程度）
　*復職の目安になります。

②健常高齢者の
　正常脳の量ライン
　（≒70～80代と同程度）
　*家庭生活自立の目安に
　なります。

受傷直後に最も能力低下し、その後1.5年程度をかけて
回復する（その後加齢とともにゆるやかに低下する）

0　20　40　60　80 →年齢

若年受傷で①のラインより上か、②のラインより下だと、予後を予想しやすいです。

黒い線が正常脳の量の時間的な経過
━━ は脳外傷例、・・・・・は正常例

赤い線が社会生活能力の時間的な経過
━━ は脳外傷例、・・・・・は正常例

36 歳男性の脳外傷(びまん性軸索損傷)例：日常生活に見守りを要するケース

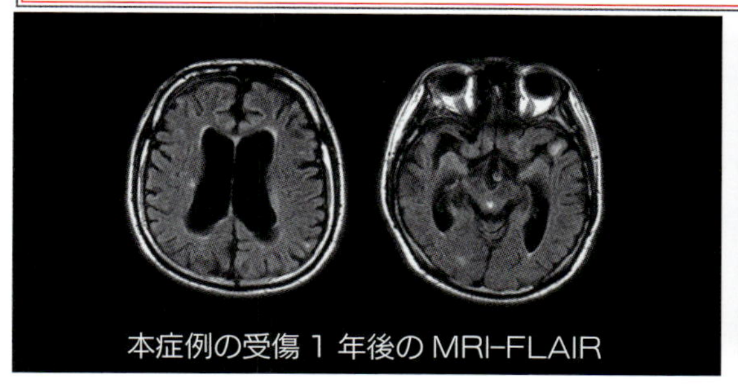
本症例の受傷 1 年後の MRI-FLAIR

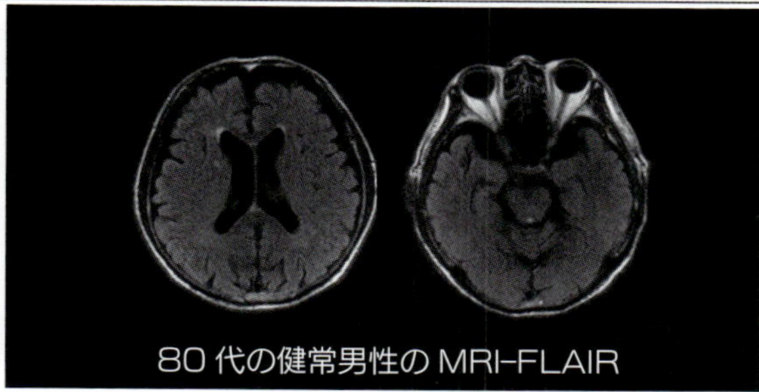
80 代の健常男性の MRI-FLAIR

36 歳男性（脳外傷、びまん性軸索損傷）の受傷 1 年後の MRI-FLAIR の例です。同時期に社会生活自立と就労に関するセカンドオピニオンで外来受診されました。80 代の健常男性と比較しても明らかに脳の量が減っています。就労に関してはまず難しいこと、家庭生活の自立も難しいだろうことはこの MRI だけでも予想できたため、当初から在宅生活の環境調整を中心に関わっていきました。その後の高次脳機能障害評価でも MMSE 16/30（高齢でも認知症の疑いレベル）、WAIS-III；全 IQ55、動作性 IQ48、言語性 IQ67（正常 85～115）と明らかな認知機能低下を認めました。この画像評価をしてから 5 年後の現在も、家庭生活は自立しておらず、随時の見守りを要しており、当初調整した在宅生活支援が役に立っています。

25 歳男性の脳外傷例：元の職場へ復職できたケース

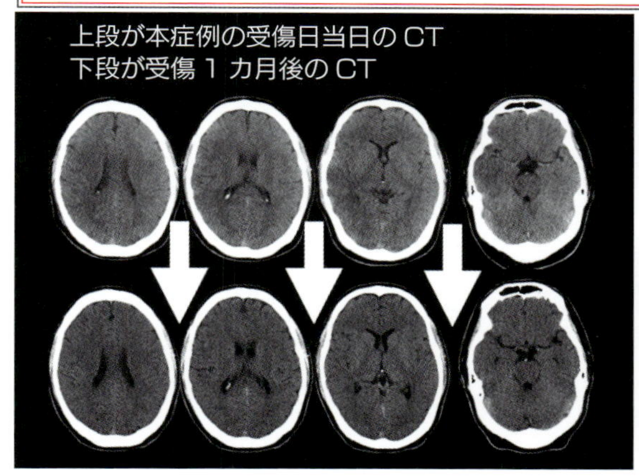
上段が本症例の受傷日当日の CT
下段が受傷 1 カ月後の CT

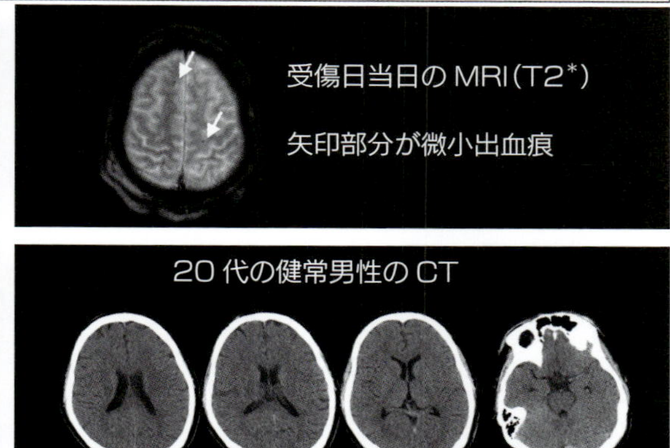
受傷日当日の MRI（T2*）
矢印部分が微小出血痕
20 代の健常男性の CT

受傷 1 カ月時点で転院された 25 歳男性の脳外傷例（びまん性軸索損傷）です。この時点の CT を、受傷時点の CT と比較すると、脳が減っているとわかりますが、時間経過を比較せずに、1 カ月時点の CT だけ見れば萎縮がわかりません。同年代と比較しても萎縮を指摘することは難しいです。

この転院時の評価時点で、MMSE 26/30（この年齢では明らかな認知機能低下あり）、終始ぼーっとしていて、高次脳機能障害は明らかでしたが、家庭生活が自立するだろうことは確信をもって、1 カ月後の退院日を即決しました。また、復職できるだろうことを前提に、受傷 2 カ月時点での職場の社員旅行への参加も許可し、予定どおり 1 カ月後に退院としました。一方で、ある程度脳が減っていることは確実であったため、受傷前と比べて処理できる情報量が少ないと予想されました（＝仕事ができる量や速度は落ちている）。そのため、就労にはこの点を考慮した業務内容の調整が必要でした。

その旨をこの時点で職場に説明し、社員旅行の機会によく本人の様子を観察し、病状を理解しておくようにも指導しました。その後独居安定を確認し、受傷５カ月で職場に復帰としました。疲れやすい症状が見られたため、疲れが残らない程度を目安に少しずつ勤務時間を延ばしていきました。その後、受傷前と同じ業務内容をこなせるようになりましたが、疲れやすさは残り、無理はききません。

認知症と量の原理、その事例（変性疾患例）

☞ポイント
- 認知症への量の原理のあてはまりのよさは能力低下の原因となった「原疾患」に依る。
- 変性疾患の場合は、能力低下が画像所見に先行するのがポイント。

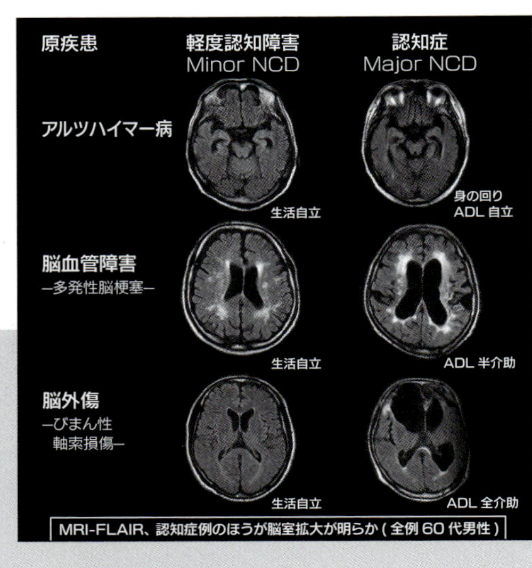

MRI-FLAIR、認知症例のほうが脳室拡大が明らか（全例 60 代男性）

認知症に量の原理がうまくあてはまるかはケースバイケースです。
なぜなら、認知症は、本編の養成講座第４回で述べたように「一人で生活できないほど認知能力が低下した状態」の症候群であって、そういう名前の疾患があるわけではないからです。ですので、能力低下の原因になった病気やケガ（原疾患）によって、画像の見方は異なります。
脳血管障害や脳外傷などを原因とする認知症に関しては、それぞれの事例の項目で説明します。
ここでは、変性疾患を原因とする認知症の事例を説明します。
アルツハイマー病や前頭葉側頭葉認知症（旧ピック病）やパーキンソン症候群などの、いわゆる、「進行する認知症のイメージ」をそのままあてはめられる疾患群の事例です。
変性疾患では、生活能力の低下が脳の萎縮に先行します。変性疾患で症状が出始めたぐらい（軽度認知機能障害：MCI）ではほとんど CT・MRI で萎縮が判断できないこと、画像診断可能になった頃（同年代より萎縮しているとわかる頃）には、いわゆる一人で生活できない認知症に移行していることが多いこと、この２点を知っていることが大切です。

変性疾患例における正常脳の量と社会生活能力との関係

※図は経過のイメージです。

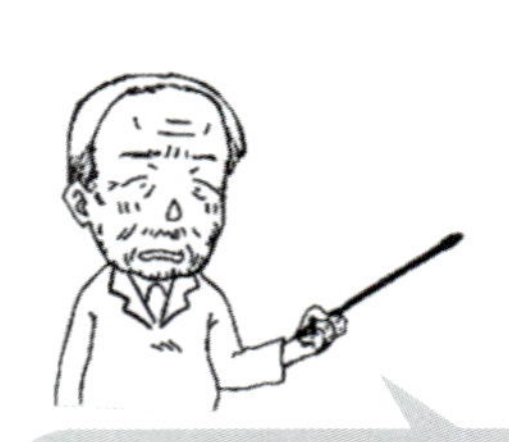

変性疾患は能力低下が萎縮に先行します。元々高齢発症が多いこともあって、よけいに萎縮を評価しづらいです。

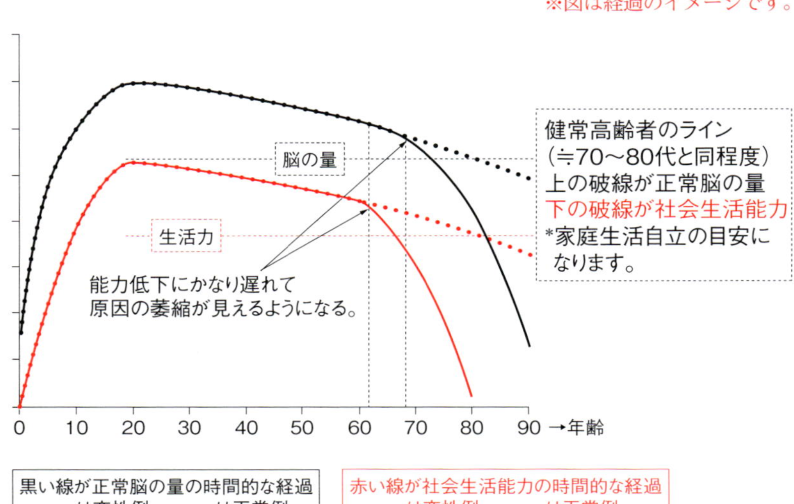

81 歳男性のアルツハイマー病(認知症発症から 3 年の経過で全介助になった例)

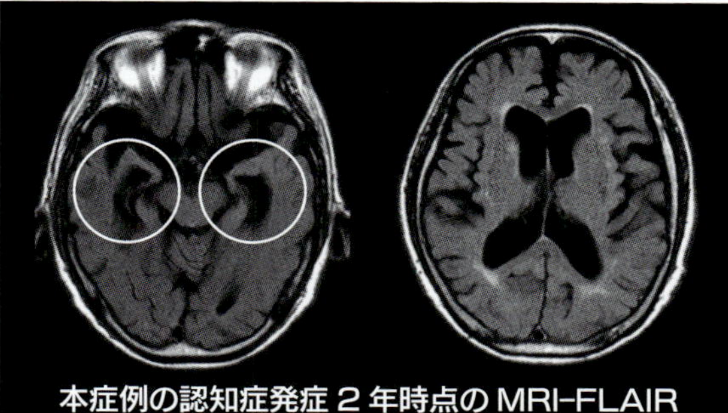
本症例の認知症発症 2 年時点の MRI-FLAIR

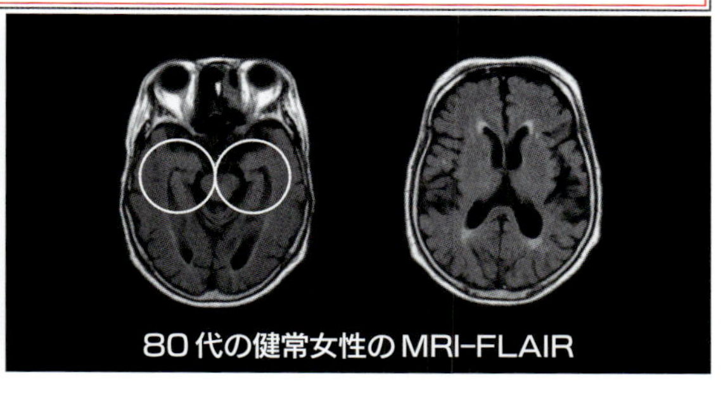
80 代の健常女性の MRI-FLAIR

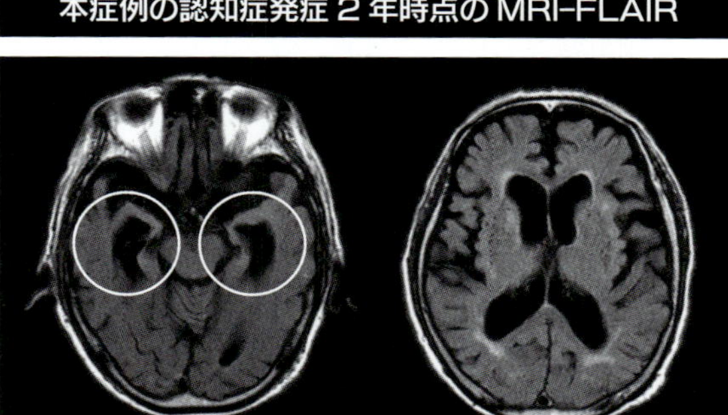
本症例の認知症発症 3 年時点の MRI-FLAIR

81 歳男性アルツハイマー型認知症の MRI-FLAIR の例です。
認知症発症から 2 年時点(80 歳時)の MRI-FLAIR を見ると両側の側脳室スペースが拡大し、特に両側の海馬周辺領域(白〇部分)で健常人と比して明らかに目立ちます。この時点では買い物や家事はできなくなっていましたが、まだ身の回りのことはできていました。
その 1 年後の MRI を見るとこの海馬周辺領域の萎縮は進行していますが、全体の脳量の変化はあまり目立ちません。しかし、この時点ではもう身の回りのこともできなくなり、家族のこともわからなくなっていました。

72 歳男性の前頭側頭型認知症(軽度認知機能障害＋進行性非流暢性失語症例)

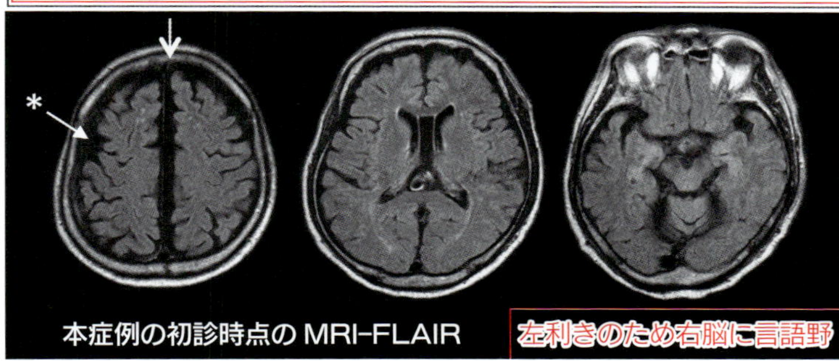

本症例の初診時点の MRI-FLAIR

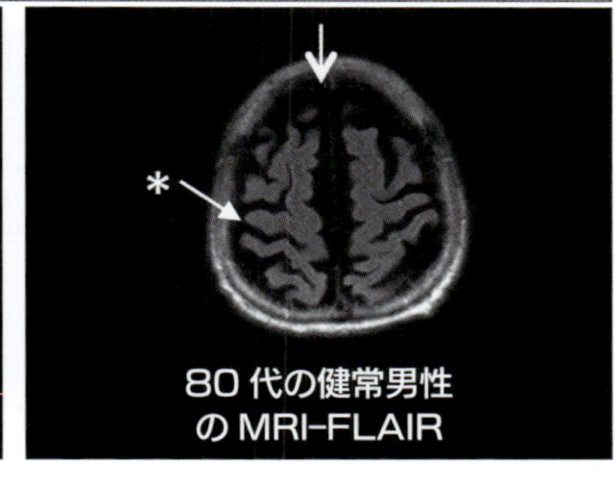

80 代の健常男性の MRI-FLAIR

72 歳男性。3 年前から会話がスムーズにできないことが出現しゆっくり進行。怒りっぽくもなってきたとのことで当院紹介初診。この時点で、「ワタ…ワタシ…ワ…(言葉が出ない)…アー… (言葉が出ない)…アー… 」、(眠れないの? と聞かれて)ソウ！」くらいの会話能力でした。発音にアクセントが全然なく、つっかえつっかえ。言われていることはわかるので質問されての Yes − No は正確でした。全体的な能力としては、一人で通院・買い物したりも可能で身の回りのことは自分でなんでもできる。記憶もしっかりしている。だけど言いたいことは言葉にならない。そんな状態の方でした。MRI を見てみると、右の中心前回「だけ」が周りと比較して萎縮しています(＊⇒)。80 代の健常男性例で同領域の萎縮がある人を見ると、その領域以外も萎縮しているのがわかります。ここ「だけ」というのがポイント。もう少し細かく見てみるとこの症例は、左脳「だけ」に正中との間に黒いスペースがあって右脳にはありません(⇒。健常例には両側にある)。その他の領域を見てみると萎縮ははっきり見えません。このように特定の領域「だけ」が萎縮してくるのが変性疾患の特徴。本例は前頭葉側頭葉認知症のパターンです。記憶の問題よりも人格変化や前頭葉症状が先行します。この症例は失語症が先行し、次いで怒りっぽさが現れています。(＊⇒)の領域が発語に関わる領域です(左利きのため右脳に言語野がある)。怒りっぽさの原因となる萎縮はまだ見えません。

脳血管性認知症と量の原理、その事例

ポイント

- 脳梗塞には全体の能力を奪うタイプと巣症状を引き起こすタイプがある。
- 前者の最重症型が脳血管性認知症（VaD）。
- 白い量（梗塞痕や慢性虚血所見）は回復能力の余力を表す。
- 全体的な社会生活能力は黒い量の原理が目安になる。

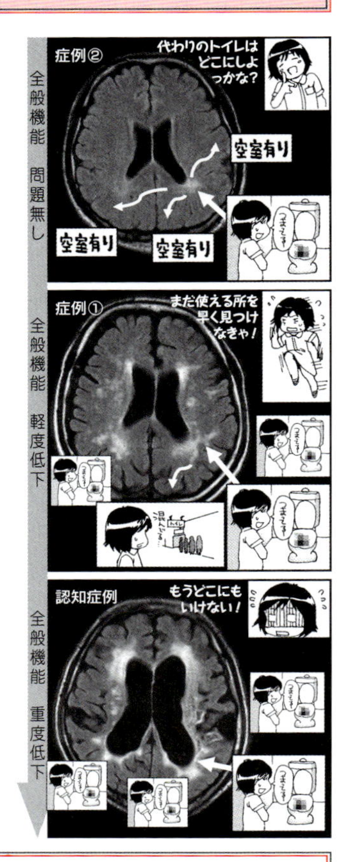

脳梗塞には全体の能力を余力から少しずつ奪うタイプと、梗塞のある局所の領域に対応した機能を一気に落とすタイプ（巣症状）があります。前者の最重症型がいわゆる脳血管性認知症（VaD）です。
ここではVaDについてのみ説明します。

VaDの初期は、余力が奪われるだけですので、一見すると、社会生活能力の低下は外からは見えません。しかし、ある程度進行すると、余力がなくなり、それ以降の梗塞や虚血の悪化があるたびに、階段状に能力低下が進行していきます。よって、白い量（梗塞痕や慢性虚血所見）は、余力の程度を表していると考えられます。
余力がなくなるくらいの時期には、脳萎縮も目立ってくるため、脳実質と骨の間や脳室が拡大していきます。よって、黒い量の原理が能力低下の目安になるというわけです。

脳血管性認知症例における正常脳の量と社会生活能力との関係

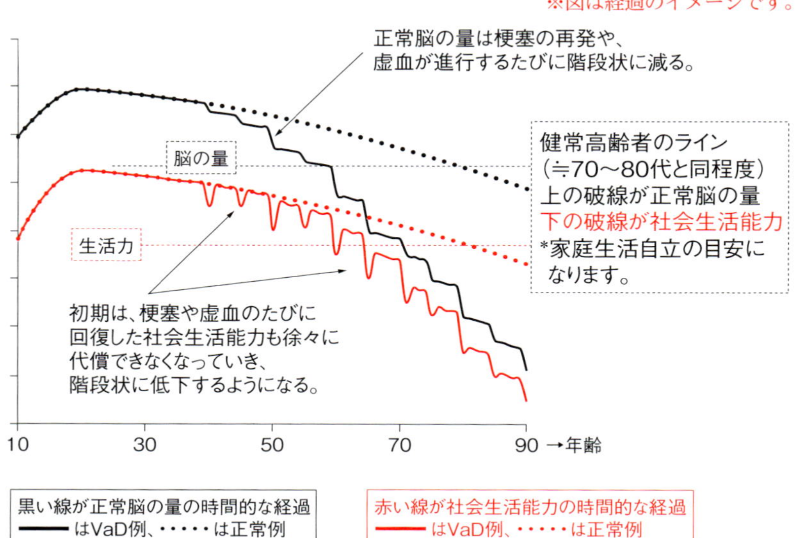

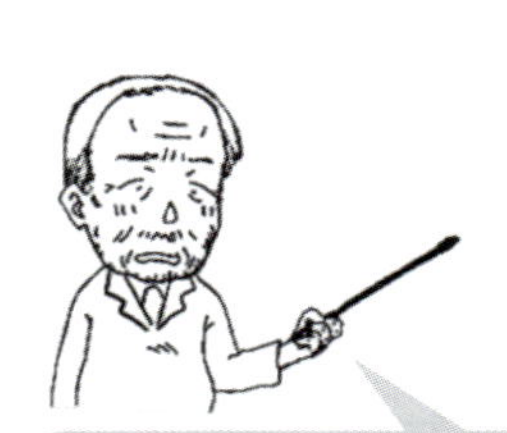

代償ができているうちはMRI-FLAIRで脳梗塞や虚血所見が増えても生活能力の低下は見られませんが、代償の限界を超えると再発するたびに能力低下が階段状に現れるようになります。

60歳女性の脳血管性認知症(MCI-mild VaD)：術後廃用から回復したケース

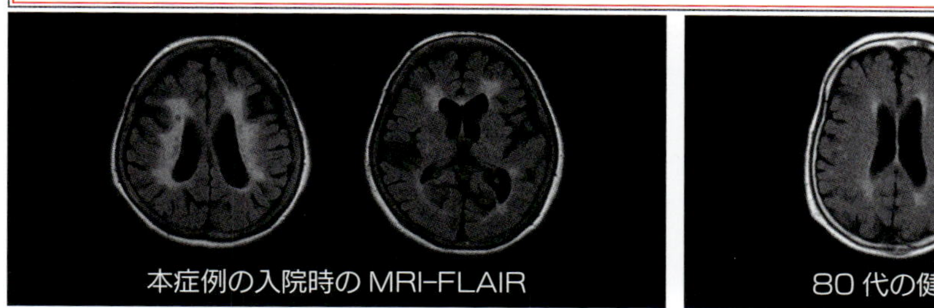

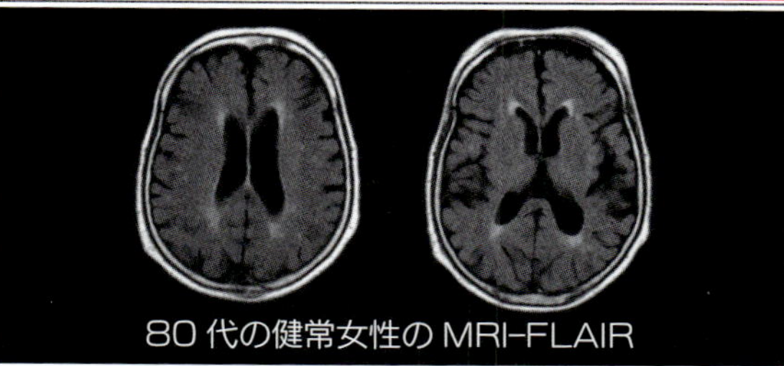

48歳時の脳梗塞により右片麻痺・構音障害が後遺していた女性。今回の入院前の能力として、家の中での身の回りのことはできるも通院には付き添いが必要で、自己管理は難しい程度の認知能力(軽度認知機能障害-認知症の軽症程度)で、身体的にはシルバーカーを使えば屋外歩行も短距離可能なレベル程度でした。
今回虫垂炎・腹膜炎術後に腎不全を合併したために、血液透析を含む約2カ月間のICU管理を要し、重度廃用を残したため当院へリハビリ転院されました。当院入院当初は車いすに座っていることも難しく、会話も困難で、Yes-Noによる応答も不正確なくらいでした。この時点でのご家族の感想は「認知症になってしまった。家族もわからない。家では見られない」とのことで、リハビリ後の施設入所が希望でした。
入院時のMRI-FLAIRを見ると慢性虚血病変が癒合し(白い部分)、一部軟化し壊死しています(白い部分の中にある黒い部分)。80代の健常女性と正常脳量を比較すると、同程度からやや減っている程度でした。
3カ月のリハビリ終了時点では、病前程度の会話可、家族の認識もOK。ベッド回りの身の回りのことは病前同様にできるようになり、短距離歩行も可能となりました。この時点で在宅復帰準備も整っていました。
VaDは「余力から奪われていく」のが特徴であり、元気な時はしっかりしていても、全身状態が悪化すればすぐ重度認知症のようになります。ですが、こういった病歴での認知機能の悪化は、本編の「養成講座 第11回 Treatable dementiaとアイウエオチップスッ！」で述べたように「treatable」です。元のADLレベルと脳画像を照らし合わせると、この脳であれば病前・リハビリ後のADLは納得であり、MRI評価から、入院前のレベルまで戻り得ることを入院直後に説明しました。結果として、家族の在宅受け入れ意思の変化があったため、自宅環境調整をスムーズに行えたケースです。

72歳男性の脳血管性認知症(中等度)：回復に乏しかったケース

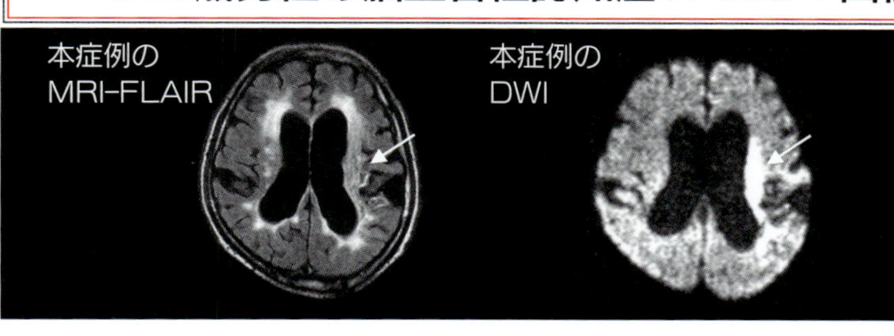

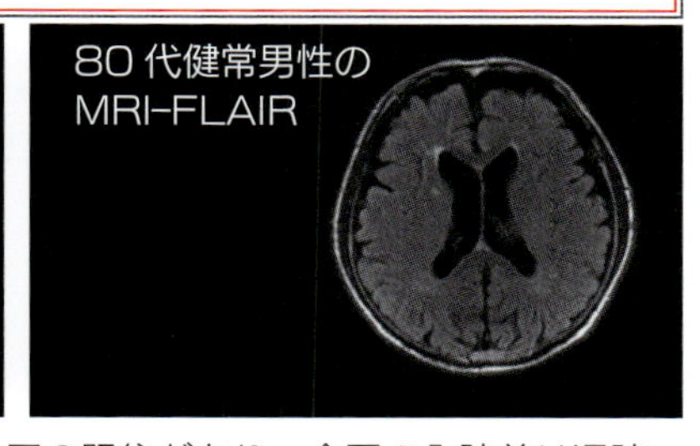

72歳男性。本編4回・5回にも登場している症例です。糖尿病・高血圧の既往があり、今回の入院前は通院・自己管理は自立していたとのこと。今回左中大脳動脈領域の脳梗塞のため失語症・右片麻痺となり全般的な反応性の低下も合併。自分では何もしなくなり、リハビリ目的に当院入院となりました。発症当時のMRIを見るとDWIでの高信号域(矢印の白い部分)を示す部分だけが今回の脳梗塞で、それ以外は病前からあったものといえます。よって、“元々”正常脳の量がかなり少なかったケースです(重度の慢性虚血所見があり、80代健常男性と比較しても脳室拡大傾向が明らか)。今回の梗塞を起こす前からすでに予備能がなくなっていて、上の60歳女性の例同様、何かあれば認知症になるVaD前駆状態であったといえます。今回の新しい病変(矢印部分)では、確かに失語・右片麻痺になりますが、反応が乏しくなったりは単独では起きません。元々慢性虚血によって予備能がなくなっており、今回の病変をきっかけに情報処理能力の障害が健在化したと思われます。失語症・右片麻痺があっても正常脳が多く残っていれば…つまり失語と麻痺だけであれば、身の回りのこと・通院は可能になることが多く、場合によっては復職もできます。
一方で、このように元々VaD前駆状態であったと思われるケースに脳梗塞が加わると、一気に認知症相当の生活・労務能力となり、回復しないことが多いです。このケースでは2カ月のリハビリで短距離歩行は可能になりましたが、身の回りのことにも、常になんらかの介助が必要で、介護度は改善しませんでした。

脳梗塞・脳出血（巣症状型）と量の原理、その事例

ポイント
・梗塞のある領域に対応した能力が急激に落ちて、数か月は急激に回復し、その後もゆっくり能力改善が 1.5 年程度は続く。
・梗塞のない領域（梗塞周囲の領域と反対半球側の領域）の白い量が能力回復の目安になる（白い量が少ないほど回復の余地がある）。

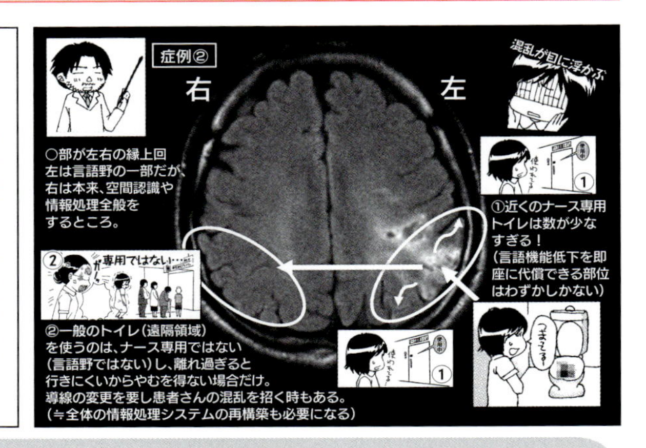

梗塞のある局所の領域に対応した機能を一気に落とすタイプ（巣症状）の脳梗塞は、大きくなければ全体の正常脳量にあまり影響を及ぼさず、巣症状を差し引いてみれば、社会生活能力も大きく低下しないことが多いです。よって、家に帰れるか？　程度の予想であれば、梗塞巣よりも、全体の異常の量を見て、高齢者のレベルよりも保たれているのであればまず大丈夫でしょう。
巣症状に関しては、場所にもよりますが、発症後一気にその能力が低下します。その後数か月は急激に能力が回復し、その後もゆっくりと能力改善が 1.5 年程度は続きます。この回復パターンは、同じく巣症状をきたしやすい脳出血とも共通です。脳出血の場合は、圧迫や浮腫の影響もあるので、発症直後の能力の落ち幅と回復幅が大きいです。梗塞の場合にどの程度回復するかは、梗塞の周辺領域や、梗塞と反対半球側の領域にどれだけ正常な脳の量が残っているかなので、梗塞以外の部分の白い量をよく見ておくのがよいと思います。前述の VaD の説明であげたように、白い量が多すぎて回復の余力が破綻していると、回復が非常に悪くなります。

脳梗塞（巣症状型）例における正常脳の量と社会生活能力との関係
（脳出血とも共通のパターン）

全体の能力と
「梗塞のある領域の能力」
は異なる経過を辿ります！

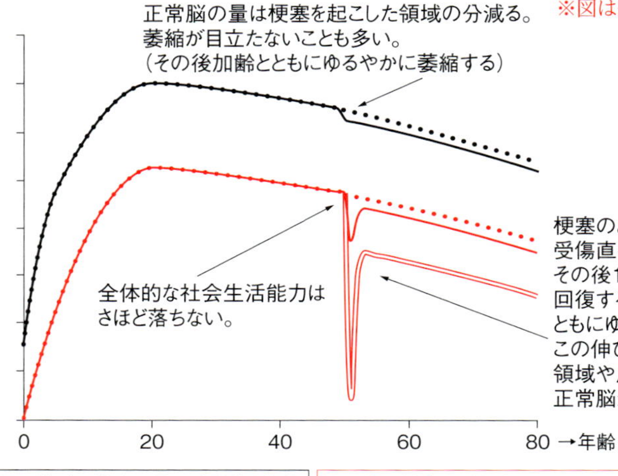

※図は経過のイメージです。

梗塞のある領域の能力は受傷直後に最も能力低下し、その後1.5年程度をかけて回復する（その後加齢とともにゆるやかに低下する）
この伸び幅は、梗塞の周辺領域や反対側の半球領域の正常脳が多いほど大きい。

黒い線が正常脳の量の時間的な経過
━━ は脳梗塞（巣症状型）例、
・・・・ は正常例

赤い線が社会生活能力。・・・・は正常例の社会生活能力、
━━ は脳梗塞例の「全体的な社会生活能力」、
═══ は「梗塞のある領域に対応した能力」の時間的な経過

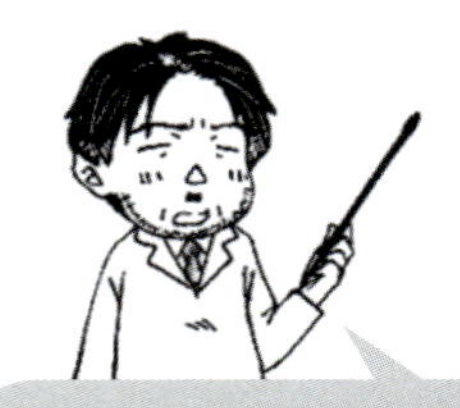

全体的な社会生活能力は、残った正常脳の量に比例するのは原則どおりで、梗塞が小さければあまり落ちません。梗塞のある領域の能力は小さい梗塞でも大きく落ちることがあります

56歳女性（発症時）の脳梗塞7年の経過（右片麻痺が残るもADL自立を維持）

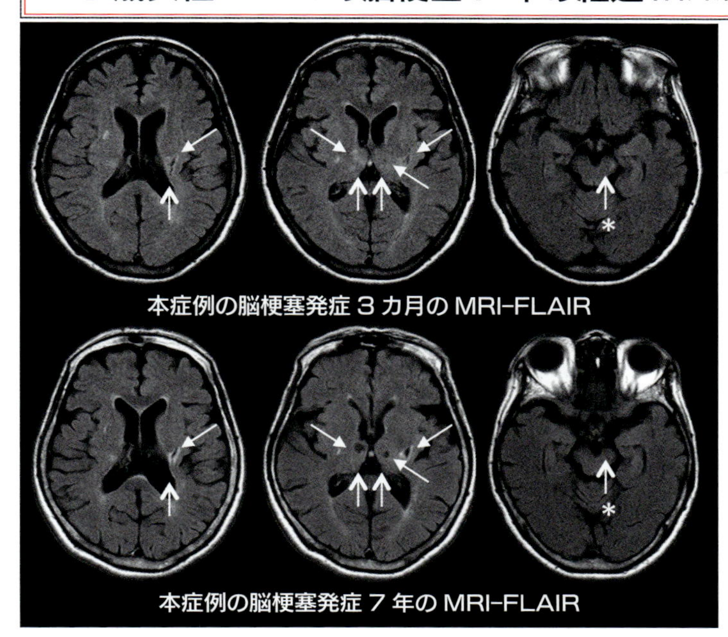
本症例の脳梗塞発症3カ月のMRI-FLAIR

本症例の脳梗塞発症7年のMRI-FLAIR

56歳女性（発症時）の脳梗塞発症後7年の画像の経過です。

白矢印（⇨）が脳梗塞部位で、発症3カ月後では高信号域（白）ですが、7年後では一部低信号（黒）になっています（壊死・軟化した）。
またその周辺領域が萎縮（⇨）したことが7年の経過でわかります。
＊⇨は右半身の運動神経の通り道（錐体路）の萎縮です。これによって右片麻痺が後遺しました。
一方で、全体の脳の量はほとんど減少しておらず年齢相応です。
こういったタイプの梗塞のかたは、梗塞に対応した領域の巣症状のみで全体の能力は低下しません。
右片麻痺をカバーする生活支援（杖・下肢装具・手すりなど）を行えれば、在宅復帰可、職場復帰も十分見込めるケースです。

27歳男性（発症時）の脳出血の経過（左片麻痺が残るも生活自立，復職は困難）

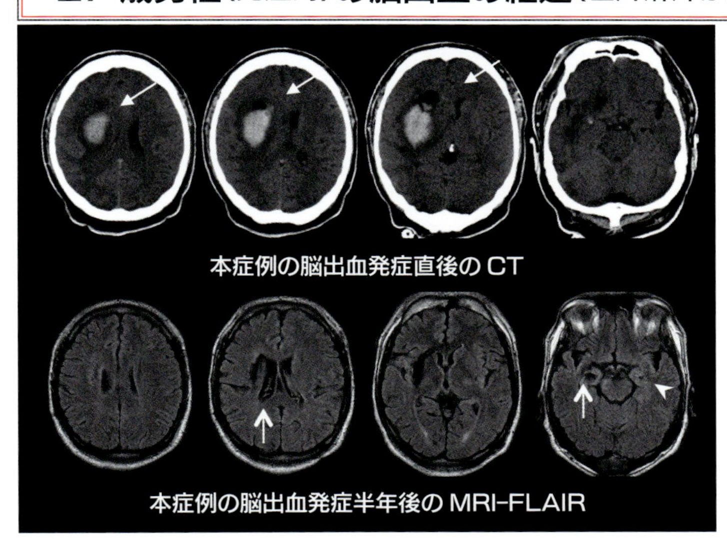
本症例の脳出血発症直後のCT

本症例の脳出血発症半年後のMRI-FLAIR

27歳男性。今回の入院前は障害なく就労も自立。意識障害で脳出血を発症し左片麻痺、高次脳機能障害になりました。発症直後のCTを見ると右被殻出血による脳室穿破とmidline shiftがあり（⇨）、脳出血そのものによる脳の破壊だけでなく「脳ヘルニアによる圧力損傷」が加わったことがわかります。発症6か月後のMRI-FLAIRを見ると右被殻出血を起こした周辺の組織は軟化→壊死し、その分右側脳室は拡大しています（⇨）。急性期には半側空間無視を認めましたがそれは改善。中等度の左片麻痺が残り上肢機能は全廃しましたが、半年後には杖と装具で屋外歩行も公共交通機関利用も自立しました。
この麻痺だけの後遺であれば、利き手が残っていますから、全く仕事ができないということは起こらないはずです。しかし、実際には全般的な注意障害があり、それに伴う情報処理容量の低下や遂行機能障害があって、単純作業であっても量が増えるとすぐ疲れてしまい、場合によってはミス・混乱をきたす状態で、人並みに作業をこなせない状態でした。結果として復職できず失職しています。巣症状だけで健側の脳が保たれていればこうはならないはずです。発症半年後のMRI－FLAIRをもう一度よく見てみると、健側脳は一見保たれているようにも見えますが、少しだけ側脳室拡大が疑われます（▷）。本編養成講座7回・10回でも述べましたが、圧力による脳損傷は痕跡が残りにくく、痕跡が見えればかなりのダメージがあったと考えられます。よって、少なくとも萎縮が見える年齢相当（60代～）以上に脳が減っているとみなせる所見です。脳ヘルニアや萎縮がなくても、意識障害があれば圧力損傷があった証拠になります。

脳腫瘍と量の原理、その事例

ポイント
- 巣症状を起こす。
- 同じ巣症状を起こす脳梗塞や脳出血との違いは、腫瘍ができてもしばらくは症状が出ない(代償されるため)こと、症状が出たらもう代償機能が働きにくいので回復しにくいこと。
- 進行して全体的な能力が落ちてきたら予後が少ない。

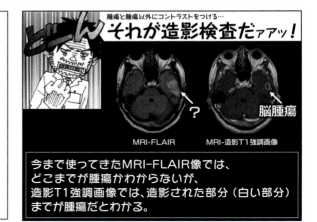

脳腫瘍は、原則的に腫瘍のある局所の領域に対応した機能が落ちます(巣症状)。同じく巣症状を起こしやすい脳梗塞や脳出血との違いは、腫瘍ができてもしばらくは症状が出ないこと。これは代償機能が働くからです。そして、代償機能が破綻したら巣症状が出る…という経過なので、いざ症状が出たら回復しにくいのがポイントです。同じ場所・大きさの脳出血や脳梗塞とずいぶん違った印象になります。
全体的な社会生活能力は、巣症状を差し引いてみれば、かなり末期まで保たれるのが特徴で、自立していた人に、もしADLが落ちるほどの能力低下が急激に現れてきたら、先が長くないサインです。量の原理の応用としては、腫瘍周辺領域以外にどれくらい正常な脳が残っているのかから、全体的な社会生活能力の程度は推測できるということ、また腫瘍は手術や治療によっても全体の正常脳がダメージを受けますから、そういったものの影響を見ておく意味もあります。

脳腫瘍(巣症状型)例における正常脳の量と社会生活能力との関係
(治療せずそのまま進行した場合)

全体の能力と「腫瘍のある領域の能力」は異なる経過を辿ります!

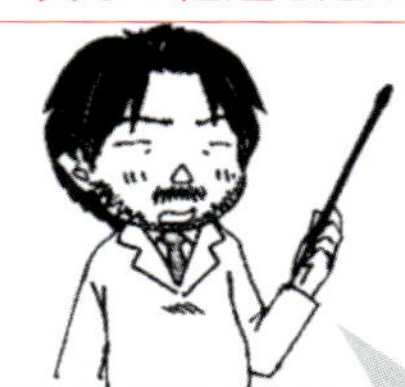

巣症状がまず出て、あとで代償されて回復する脳卒中と異なり、腫瘍増大によるダメージをまず代償し、代償しきれなくなったら症状が出てくるというパターンです。
全体的な社会生活能力を代償できなくなってきたら sudden death もありえます。

※図は経過のイメージです。

腫瘍の増大に伴い正常脳が破壊され減っていくのが能力低下に先行。

腫瘍のある領域の機能を他の領域で代償できなくなったら対応した巣症状出現。(脳卒中と違い回復しにくい)

全体的な社会生活能力低下が現れ始めたら、すなわちADLが落ち始めたら亡くなるまでは早い。

0 20 40 60 80 →年齢

黒い線が正常脳の量の時間的な経過
―― は脳腫瘍例、
・・・・・は正常例

赤い線が能力。・・・・・は正常例の社会生活能力
―― は脳腫瘍例の「全体的な社会生活能力」、
═══ は「腫瘍のある領域の・・・・・に対応した能力」の時間的な経過

38 歳男性の脳腫瘍例：巣症状があるも早期に復職できたケース

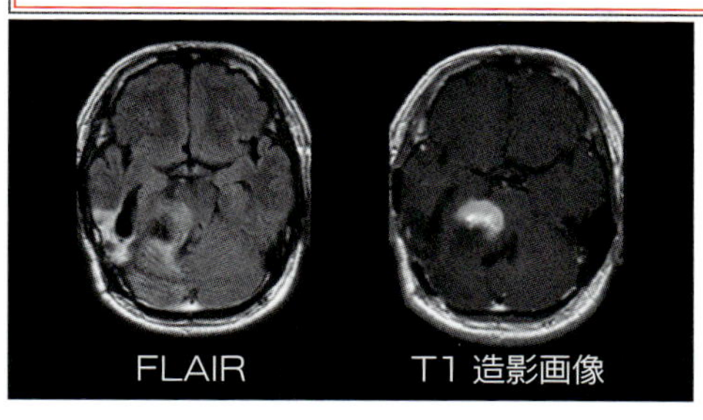

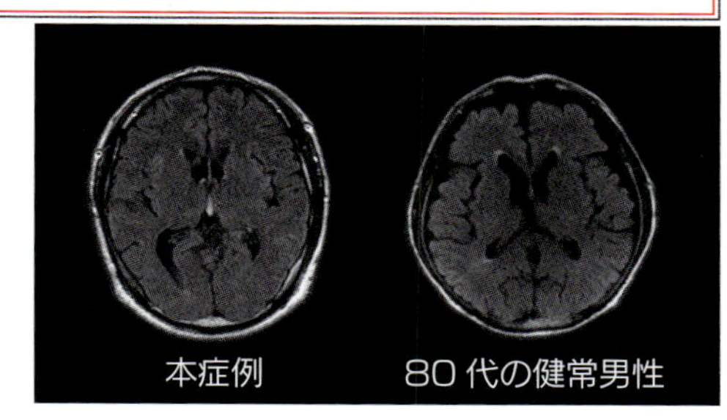

38 歳の脳腫瘍例男性の手術から約半年後の MRI-FLAIR の例と T1 造影画像です（左）。造影される部分が脳腫瘍で、その周辺領域にも脳損傷・浮腫があります（MRI-FLAIR で白い部分）。損傷一部は腫瘍そのものではなく手術に伴う操作によるものです。この方は、この領域の損傷に対応した、左片麻痺・失調・相貌失認（人の顔の一部を認識できない）を認め、手術後に悪化したため、術後 3 カ月の入院リハビリを要しました。巣症状はあまり回復しなかったため、代償手段の獲得が主な訓練内容でした。入院期間中から在宅・職場環境調整を行い、在宅復帰後すぐ、術後半年の時点で復職されています。全体の脳の量を健常人と比較して見てみると、腫瘍周辺の脳が萎縮した影響で右側脳室が拡大し全体に量が減って見えますが、80 代健常男性（就労中）以上には脳が残っています。
このように、正常な脳が多く保たれているケースでは、全体的な社会生活能力への影響は少ないので、復職をゴールに巣症状に対する調整を行っていく支援を当初から予定できるわけです。

23 歳男性の脳腫瘍例：治療関連の全脳萎縮があり就労不可だったケース

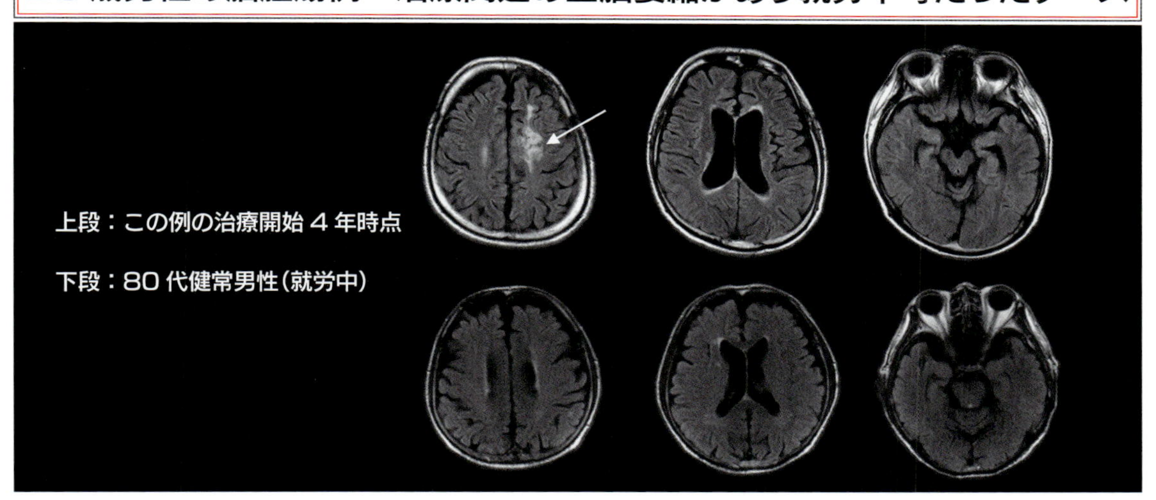

19 歳で脳腫瘍とわかり、手術後に高次脳機能障害・右片麻痺が出現。その後も化学療法・放射線療法を続け、腫瘍は完全寛解するも、社会復帰ができないということで、手術 4 年後の 23 歳時点でセカンドオピニオンに来られた方です。この時点の MRI では造影される病変はなく、どこに腫瘍があったのか？　もよくわからないくらいの画像です（腫瘍は寛解している）。一方で、左前頭葉におそらく手術操作による脳損傷（⇨）があり、これが右片麻痺（巣症状）の原因となっていることがわかります。右半球には目立った損傷痕はなく、治療関連の脳損傷の影響で萎縮に至ったと思われます。
この例の脳全体の量を 80 代の健常男性と比較してみると、若干この症例のほうが量が少ないことがわかります。よって、ゴールを就労に考えていくことはこの時点でも難しいだろうとわかりますが、ご希望に沿って就労支援を 3 年間行いました。何度か就労をトライしましたが、軽作業であってもなかなか業務についていけず、体調を壊して休むことが続き、デイサービスに通う生活が主となりました。
この結果は、セカンドオピニオン当初から予想できていました。

低酸素性脳症と量の原理、その事例

ポイント

・受傷後数カ月以内に萎縮進行が止まるが、能力改善が 1.5 年程度は続く。ただしいったん回復した能力が再度落ちることがある。

⇒萎縮の量から、未来の能力が予想しやすい。量の原理がよくあてはまる疾患群

Treatable dementia の画像の見方！(ﾟДﾟ)

① 原因の診断は画像診断ではほとんどできません！
（硬膜下血腫・水頭症以外は、急性期に画像上異常所見が出ない）
（病歴が大事。本当にtreatできるかの目安は意識障害の期間で予想できる！）

② 後遺症が残る程のダメージがあれば脳は萎縮する！
（発症後少し時間がたってから急激に萎縮して以後進行しないというパターン）
（量の原理で能力低下の程度は予想できるが、これは後遺症評価で、原因診断ではない）

つまりこういうことだ〇ギーッ

わかりましたよミ〇ーッ

低酸素性脳症をはじめとする、養成講座 第 11 回「Treatable dementia とアイウエオチップスッ！」にあげた外因による脳症のほとんどで、量の原理がうまくあてはまります。特に、低酸素性脳症が多いので以下は断りがなければ低酸素性脳症の話です。
低酸素性脳症は、受傷後半年以内（多くは数カ月以内）に萎縮進行が止まりますが、全体的な能力改善は 1.5 年程度は続くという脳外傷と共通のパターンを示します。だから、基本的には萎縮の停止が能力回復の停止に先行するので、量の原理で予後予測しやすいと。ただし、急性期治療を終えていったん回復したように見えても、再度急激に能力が落ちることがあるのが低酸素性脳症（特に一酸化炭素中毒）の特徴です。まぁでも最終的には萎縮と能力の程度はおおむねつり合う印象です。
脳外傷同様に、例えば、健常な 80 代と比べても脳が少ないのであれば、家庭生活レベルからなんらかの支障がでるのはほぼ確定で、復職・就労へと支援するのはかなり難しいと予想したり、受傷時点の脳と比べて萎縮したことがわかっても、経過を比べなければはっきり萎縮だとわからない程度であれば、明らかに萎縮がわかる年代（60 代～）ほどは脳が減っていってないだろうから家庭復帰はできるかなと。そういった使いかたをするのによいですが、回復が悪いのが特徴なので、脳外傷の時よりは、気持ち低めに未来の能力を見積もるとよいと思います。

低酸素性脳症における正常脳の量と社会生活能力との関係

※図は経過のイメージです。

①脳が減っていると
CT・MRIでわかる正常脳の量
ライン（≒50～60代と同程度）
*復職の目安になります。

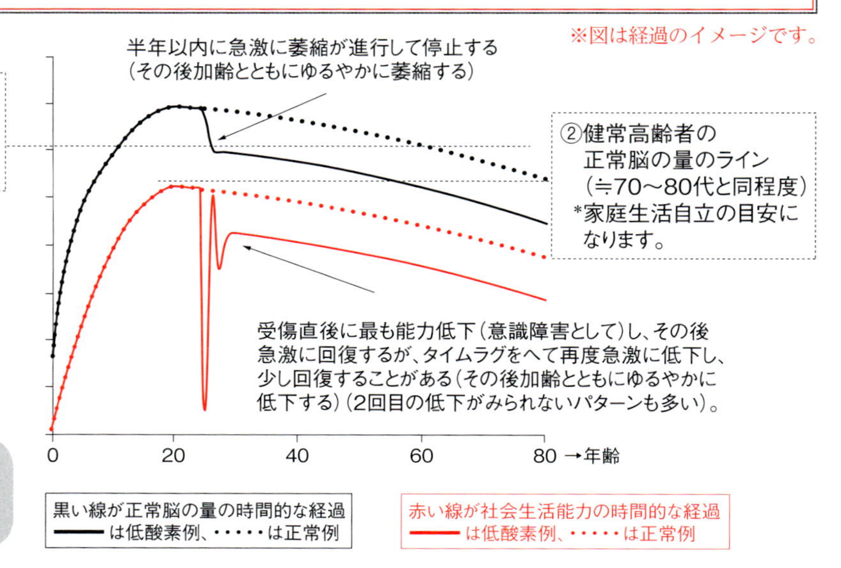

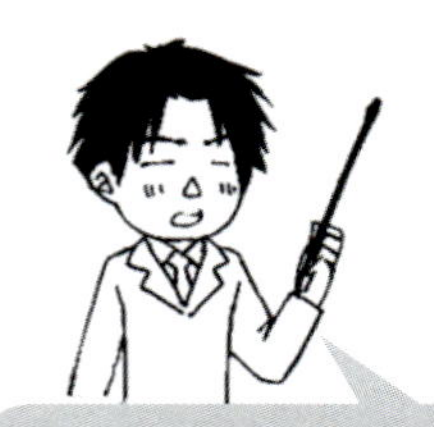

若年発症で①のラインより上か、②のラインより下だと、予後を予想しやすいです。

黒い線が正常脳の量の時間的な経過
——は低酸素例、・・・・・は正常例

赤い線が社会生活能力の時間的な経過
——は低酸素例、・・・・・は正常例

49 歳男性の一酸化炭素中毒による遅発性低酸素脳症：早期復職できたケース

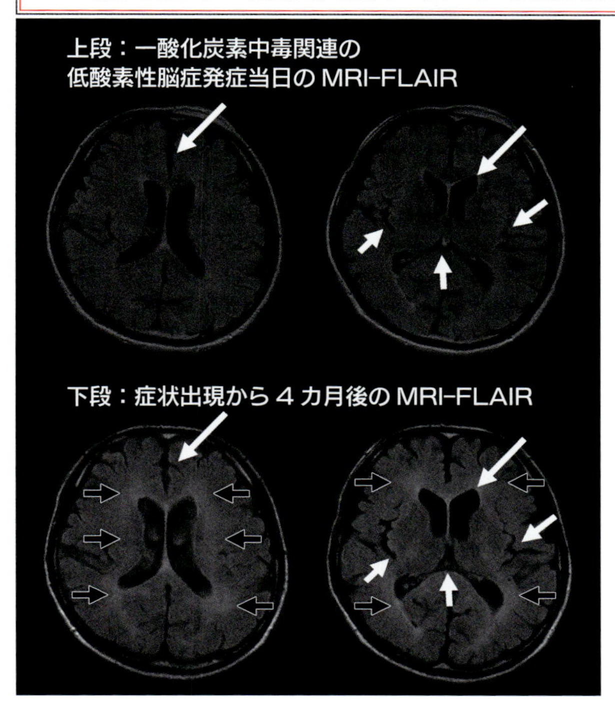

上段：一酸化炭素中毒関連の
低酸素性脳症発症当日の MRI-FLAIR
下段：症状出現から 4 カ月後の MRI-FLAIR

49 歳男性の一酸化炭素中毒による遅発性低酸素脳症の画像の経過です（本編第 11 回と同一例であり、画像所見の説明は 44 頁参照）。
自営の焼肉屋の煙が充満する部屋で寝ていて意識障害に至り救急搬送。その 5 日後いったんは後遺症なく回復し自営業復帰。13 日目から物忘れ・ふらつきが進行し、1 カ月時点で MMSE 0 点まで低下。この時点の MRI が上段です。他院で 4 カ月間高圧酸素療法・ステロイドパルス・リハビリを受け当院に転院。下段 MRI はこの時のものです。この時点で MMSE 30 点満点でしたが、情報処理量・速度の低下を認め、慣れない作業日報処理の課題などでは、作業量が増えると混乱してしまう状態でした。自営という事情もあって早期の仕事復帰が必要であり、60 代健常例程度の正常脳量は残っていて、慣れた作業なら可能であろうと判断したこともあって、本人・親族に病状説明を行い、親戚のサポートがある状況で無理をしないなら…という条件で退院後すぐの復職を許可し、一カ月で退院しました。その後 3 年たった現在、苦労しながらも自営業は続けられているそうです。

⇨（白矢印）：脳室・脳溝の経時的拡大
➡（黒矢印）：脳室周囲の白質障害像
MMSE：mini-mental state examination

40 歳女性の心肺停止後低酸素脳症（ADL 全介助例）

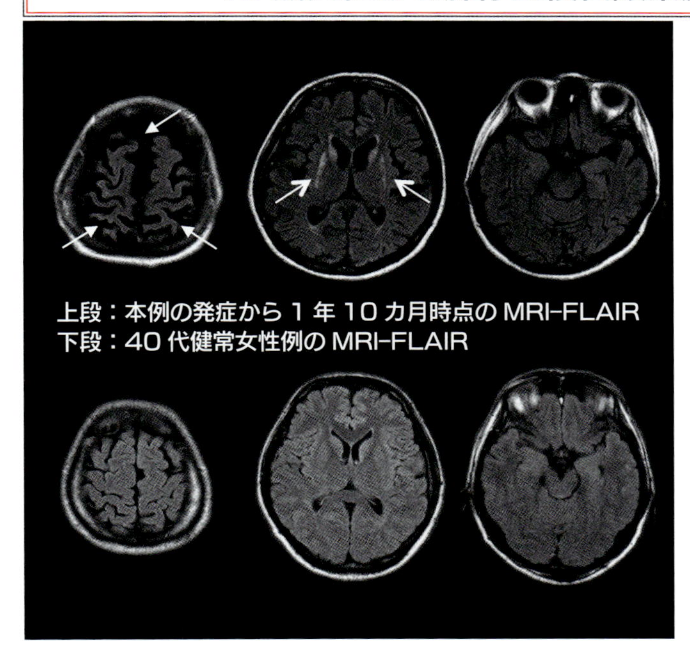

上段：本例の発症から 1 年 10 カ月時点の MRI-FLAIR
下段：40 代健常女性例の MRI-FLAIR

40 歳女性の心肺停止後の低酸素性脳症例です。38 歳時、骨折後の初歩行時に深部静脈血栓症による肺塞栓を起こして心肺停止となり、低酸素性脳症に至りました。以後リハ病院を転々としたのちに 1 年 10 か月時点で当院に転院。左図はこの時点での MRI-FLAIR です。両側基底核に高信号域を認め（⇨）、低酸素性脳症後の変化として典型的でした。両側海馬の萎縮は認めないも、両側の前頭葉－頭頂葉では脳溝の拡大が著明でした（⇨）。同領域の巣症状である、両側片麻痺と、注意障害を中心とする全般的な高次脳機能障害を認め、ADL は全介助、回復は不可能であると思われました。
遠縁以外に身寄りがない方で、骨折のきっかけとなった友人が key person となり、入院費用等のやりくりをしてくれていました（本当はダメですが，お気持ちは痛いほどによくわかりました）。
友人の支援にも限度があり、成年後見人制度利用を進めていきました。その後遠縁の親戚が後見人となったそうで、ワンクッションの転院を経て、障害者施設に入所となりました。回復が不可能であることを前提とした支援制度の認定を受けるうえで、回復しうる脳が残っていないことを証明する意義は大きいです。

量の原理が使えない事例①
くも膜下出血・水頭症・脳ヘルニアなどの圧損傷例

ポイント
・圧損傷は画像に証拠が残らないことが多い(特にくも膜下出血)。
・水頭症・脳ヘルニアは相対的な大きさが変わるので注意。

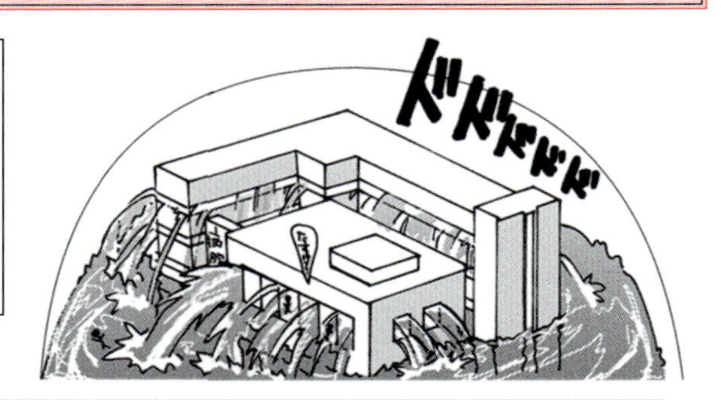

圧力による脳損傷は画像に証拠が残らないことが多いです！
本編の養成講座第７回で話したように、脳全体に超高圧がかかるのがくも膜下出血です。圧損傷が重度だったのかは、画像検査で判断不能であることが多く、後日萎縮してくることも目立たないという不思議な経過をとります。同様に、水頭症などであっても、シャント等の手術後に画像上は元に戻っても、能力が元に戻らないなどという経過はザラです。これらの疾患は画像診断でどれだけ正常脳が残っているのか判断するのが難しく、「量の原理」にあてはめてもよくわからないものの代表です。そして、これらの疾患群は非常に合併しやすいのです。
下記は、くも膜下出血の経過チャートです。発症初期に脳ヘルニア、経過中に水頭症を合併した例の見かけの脳の量と社会生活能力のフローチャートを示します。図はあくまで見かけの脳の量です。本当の正常な脳の量はこれらの疾患例ではよくわからなくなります。

くも膜下出血＋水頭症における正常脳の量と社会生活能力との関係

※図は経過のイメージです。

黒実線は見かけの脳の量。実際の正常脳の量がわからなくなるのが、これらの疾患の特徴です!

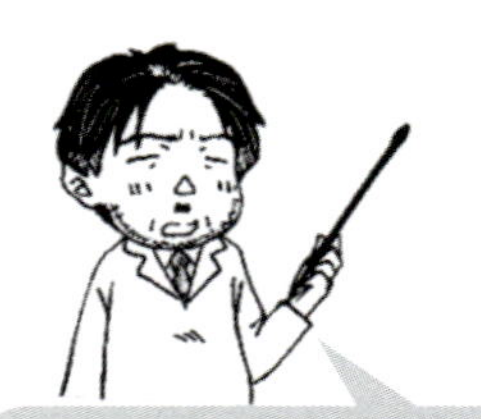

見かけの脳の大きさが正常脳の量を反映しません！

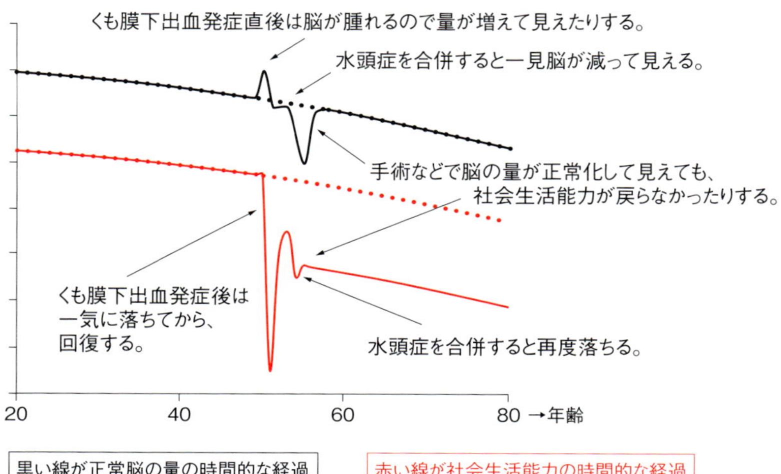

黒い線が正常脳の量の時間的な経過
—— はくも膜下出血＋水頭症例、
‥‥‥ は正常例

赤い線が社会生活能力の時間的な経過
—— はくも膜下出血＋水頭症例、
‥‥‥ は正常例

73 歳女性の脳外傷後の水頭症例（本編養成講座第 10 回と同一症例）

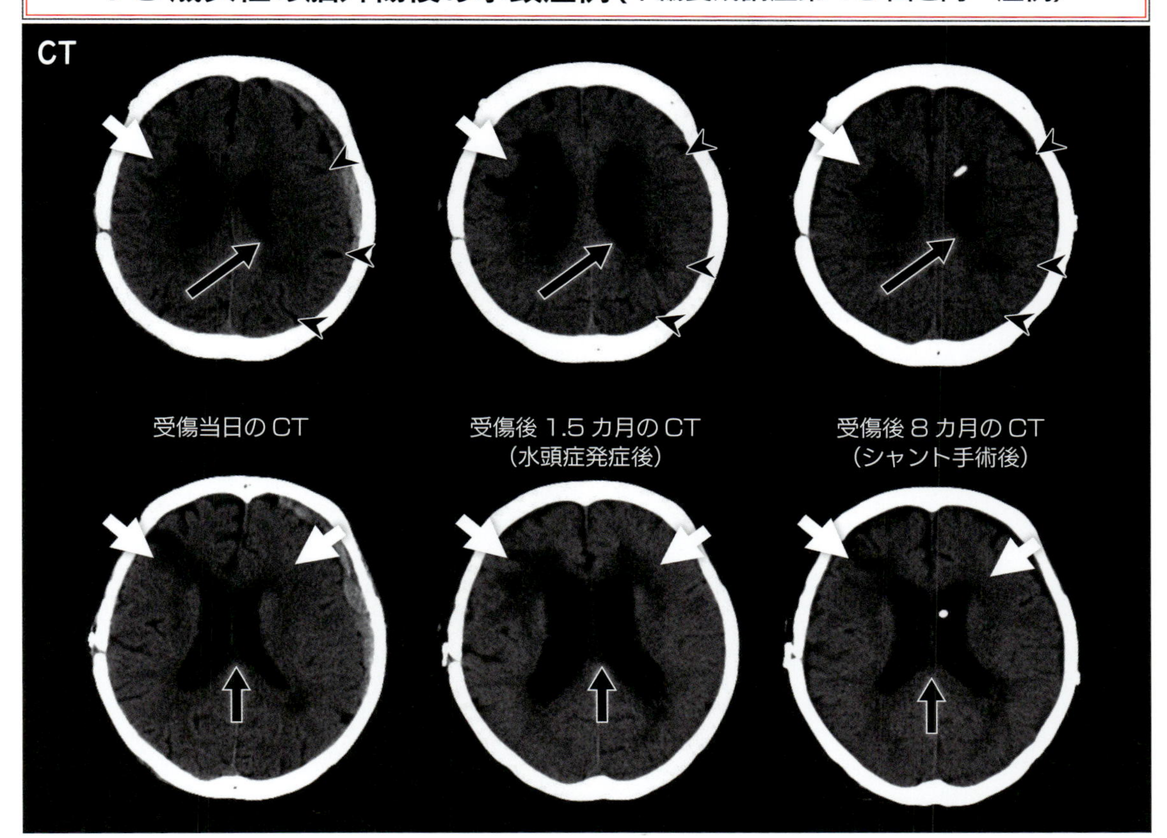

元々右前頭葉の脳梗塞に対してバイパス手術を行った既往がある方で、老化とともに無為、バランス不良が進行して転倒。脳外傷（左硬膜下血腫）となりました（図左列）。受傷時の意識障害から回復し、1 カ月時点では会話や従命も可能になっていたとのこと。1.5 カ月時点で当院転院となりました。

いったん会話も可能になっていたというフレコミでしたが…この時点では傾眠傾向になっており、会話どころか簡単な従命も困難、全介助＋経管栄養になっていました。いったん回復した後に再度悪くなるような経過は通常の脳外傷経過ではありえません（水頭症でも起こさないかぎり）。案の定、この時点で画像評価（図中央列）をすると、脳室の拡大（➡）と脳溝の縮小（➤）が見られ、水頭症が進行していました。よって、水頭症に対するシャント手術目的で前医に戻ることになりました。

三回の水頭症手術を経て当院に再転院された時点の CT が図の右側の列です。脳室拡大傾向が軽快し、脳室周囲のしみだし所見（⇨）も目立たなくなっています。脳の量を受傷時点の画像と比較してみるとさほど萎縮していないようにも見えますが・・・脳溝を見比べると、受傷時点よりも 8 か月時点のほうが見えづらくなっている部分もあり、外傷後萎縮の経過としてはありえない結果です。よって、正常脳の量はわからず、量の原理で考えるのは難しい症例と判断できます。

この 8 カ月評価の時点では傾眠傾向もなく覚醒良好、従命もスムーズで経口の食事摂取も可能になっていました。前回入院時の話をすると「覚えてない。ごめんなさい」と申し訳なさそうに答えていました。

量の原理が使えない事例②精神疾患

ポイント
・多くはCT・MRIで所見なし。
・怪しい例でも、経過を長く見ると、正常脳の量と、症状の具合が並行していない。

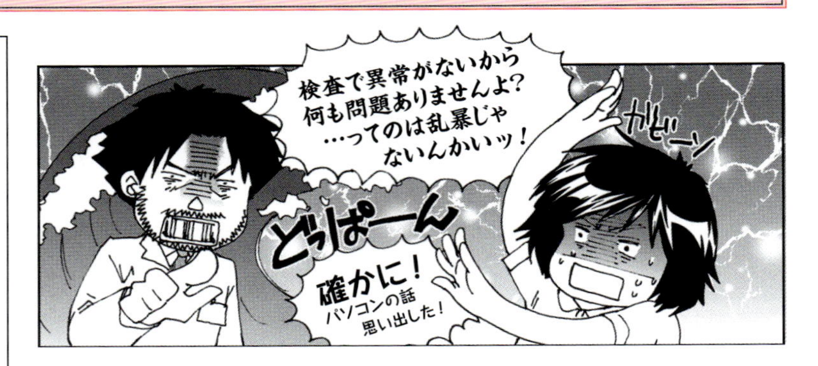

検査で異常がないから
何も問題ありませんよ？
…ってのは乱暴じゃ
ないんかいッ！
ガビーン
どっぱーん
確かに！
パソコンの話
思い出した！

うつ病や不安障害など、いわゆる精神疾患といわれるものは、普通のCT・MRIでは所見が見つからないのが特徴です。一方で、本編の養成講座第12回や変性疾患の事例の項（→92頁）で話したように、CT・MRIで異常が見つからなくても、背後で脳の変性が進行していたりするので、ワンポイントだけの検査で確定診断するのは危険です。経過を見るポイントは、精神疾患の生活能力は乱高下することです。回復して社会復帰できたように見えても、また低下したり。こういった経過はまず変性疾患では見られません（もし見られたら精神疾患の合併）。また、「精神障害による生活能力の低下は元に戻るから心配ない」などのように思っている方も多いのですが、必ずしも戻りません。悪化の原因となるストレスが続いていたりすると全く回復しないケースとかもあります。
なお、研究レベルでは精神疾患では元々小さい領域があるとか（不安障害における前部帯状回や海馬などの未発達さが指摘されている）、ストレスが加わるとそれで萎縮するとか、いわれていますが、統計画像解析などの解析手法を使わないとわからないレベルの変化なので、普通のCT・MRIでこういった変化が見えることはまずありません（本事例では統計画像解析結果も示しています）。

精神疾患全般における正常脳の量と社会生活能力との関係

※図は経過のイメージです。

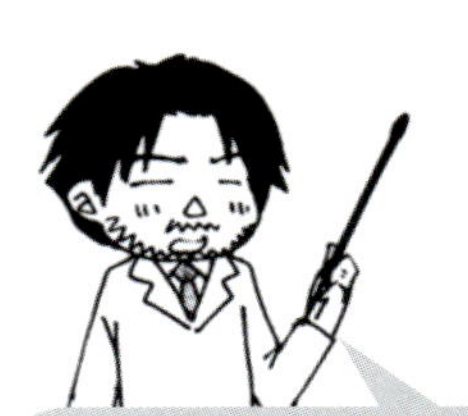

脳の大きさと能力の変動が一致しないこと、生活能力は乱高下することなどが特徴です。

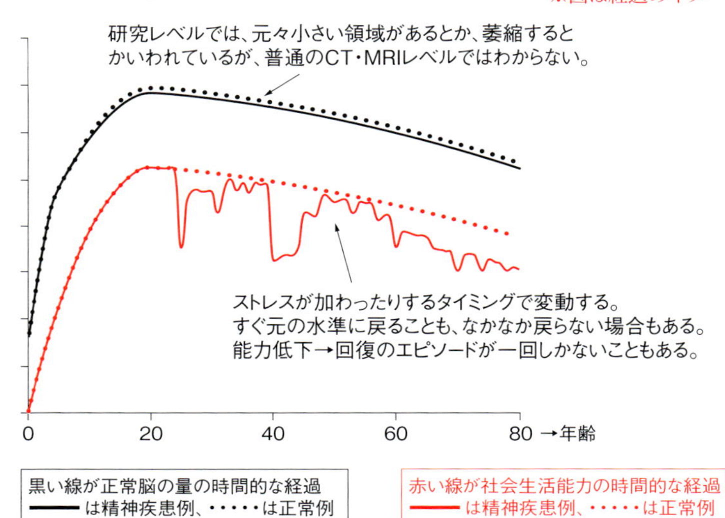

黒い線が正常脳の量の時間的な経過
――― は精神疾患例、・・・・・は正常例

赤い線が社会生活能力の時間的な経過
――― は精神疾患例、・・・・・は正常例

43 歳男性のうつ病例：復職困難なケース（外傷歴なし，成長発達歴問題なし）

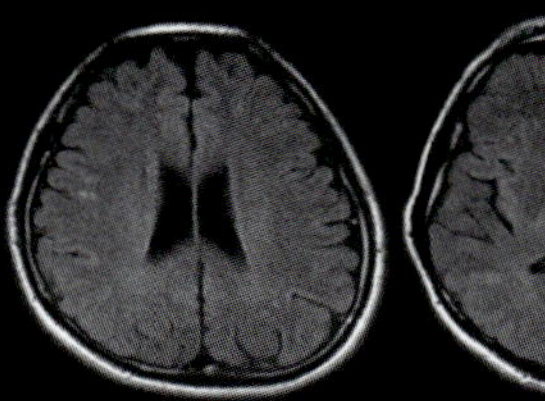
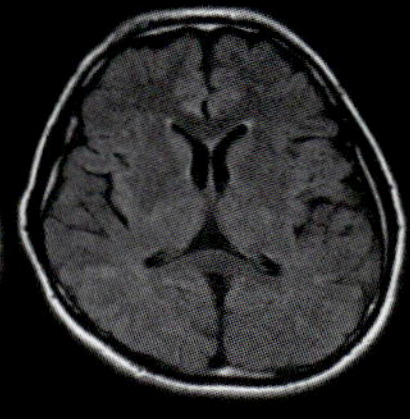
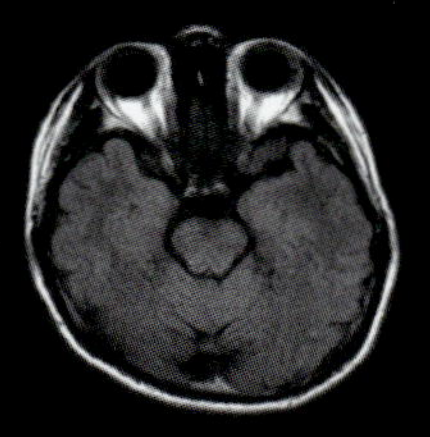
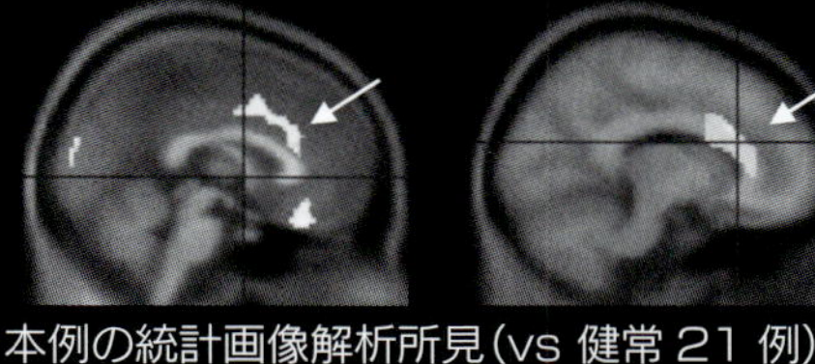
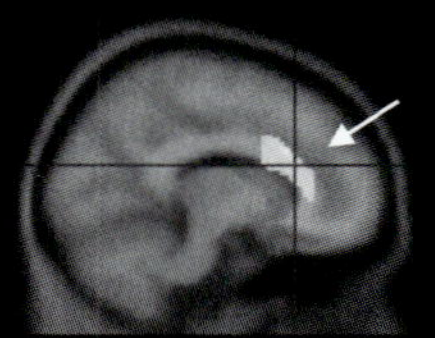

本例の統計画像解析所見（vs 健常 21 例）
左：健常同年代と比較して皮質が小さい領域
右：健常同年代と比較して白質が小さい領域

上段：本例の MRI-FLAIR
下段：50 代健常女性（軽度虚血所見、萎縮所見あり）

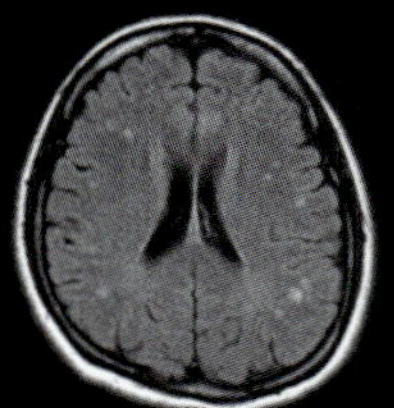
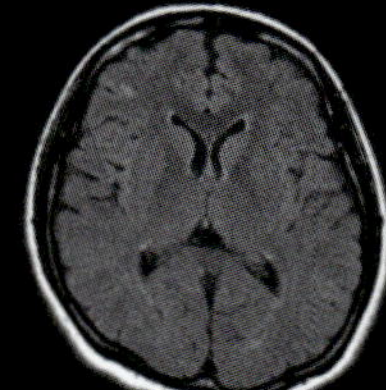
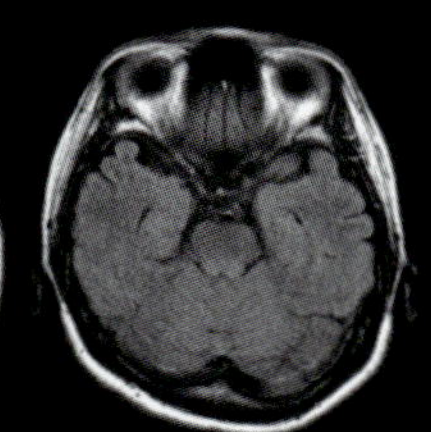

本例でも軽度虚血所見は認められますが、健常同年代と比較して多いわけではなく、FLAIR 像は正常といえます。
一方で、同年代健常例と容積を比較すると、有意に小さい領域が上図のように検出されます。同様の変化は脳外傷・うつ・PTSD・ADHD などにも見られます。

43 歳のうつ病男性です。職場での人間関係のストレスを契機に発症し、2 年後の MRI です。1.5 年の休職期間を経て失職し、現在も就労できていません。このようなケースでは、知能などの能力を元に就労支援を考えるのではなく、中核となる症状（対人関係の苦手）をカバーするように支援することが重要です。
PTSD：posttraumatic stress disorder（心的外傷後ストレス障害）
ADHD：attention deficit hyperactivity disorder（注意欠陥・多動性障害）

36 歳男性の注意欠如多動症例：常勤困難なケース（外傷歴なし，成長発達歴問題あり）

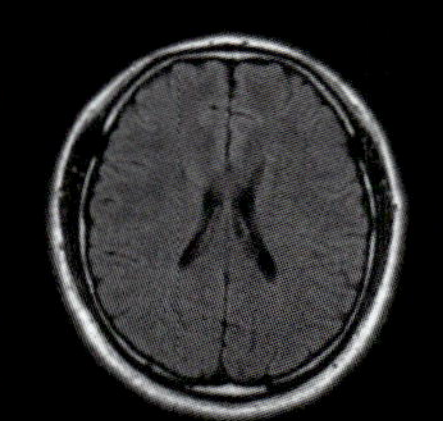
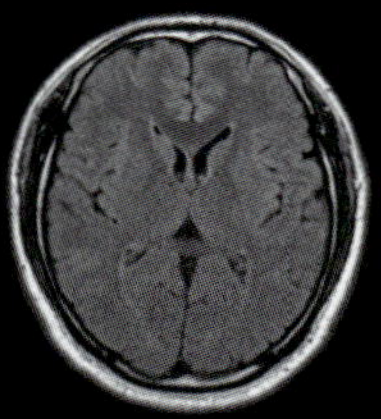
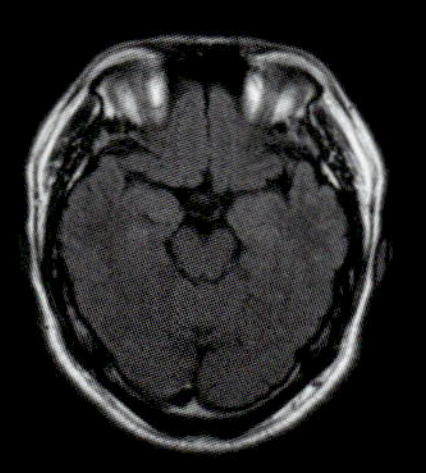
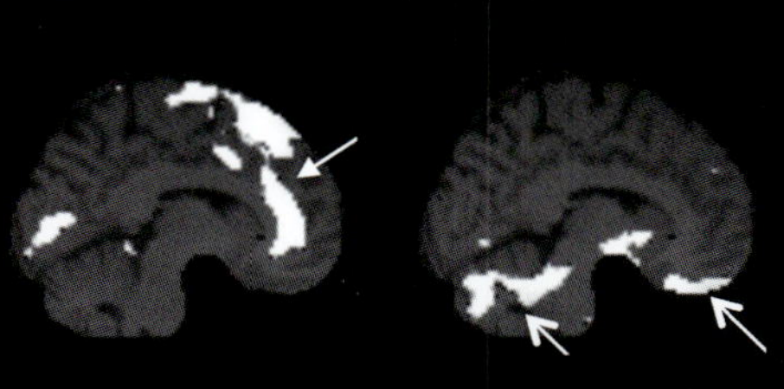

本例の統計画像解析所見（vs 健常 21 例）
左：健常同年代と比較して皮質が大きい領域
右：健常同年代と比較して皮質が小さい領域

上段：本例の MRI-FLAIR
下段：左側はこの例の T1 強調画像、右側は標準脳

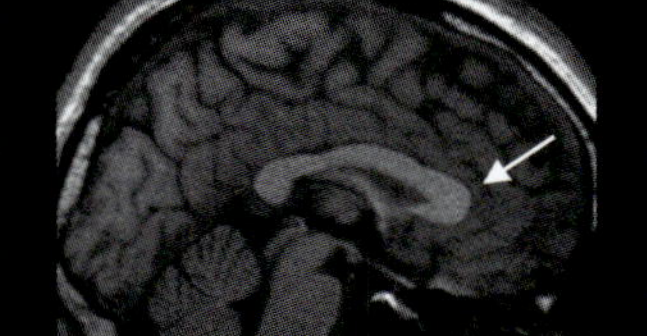
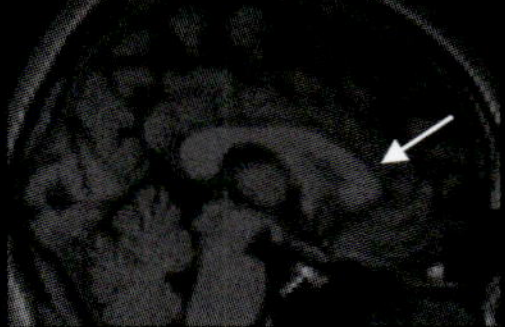

FLAIR 像は正常ですが、脳梁膝部（⇨）は明らかに大きく、同年代健常例と容積を比較すると、その周辺領域の皮質も有意に大きいことがわかります。一方で、前頭葉底面・脳幹背側部−小脳虫部は有意に小さい（⇨）。典型的な過集中型の ADHD です。

36 歳の ADHD 男性です（62 頁の「30 代の MRI-FLAIR 像の正常例」と同一例）。リハ医。幼少時からドジ・しゃべりすぎる・片づけられない・物をなくすなどの不注意・多動傾向が一貫して見られ、成人後も自分の専門と専門外にムラが大きすぎる、大事な講演にも遅刻する、などがあって職場を数年で異動させられること多。現在は常勤をやめて非常勤で日銭を稼いで、執筆に専念できる生活にしたところ安定し、ADHD であることを認めました。
発達障害例も精神疾患例に含められますが、同様に通常の画像診断は難しいです。支援としても、型にはまった仕事（常勤雇用）を想定して能力評価・支援をするとうまくいかないことが多く、得意なことがあれば、資格をとらせてフリーランスにするなどのほうが有効だったりします。

〈著者略歴〉

粳間　剛（ウルマゴウ）
医師・医学博士。
一般社団法人 iADL 代表理事。
臨床では、医療法人社団敬智会梶原病院の内科部長をしつつ、ところにより、精神科医。
でも専門医を持っているのはリハビリテーション。
最近は整形の外来をやっている時間が長いです。長年、脳画像を一日中見て過ごしていたら、変わった経歴になってしまいました。専門学会で論文賞をもらったりもしているので、脳画像の研究はそこそこやっているほうじゃないかと思っています。
開業して臨床で独立した医者は多くても、研究で独立した医者は聞いたことないなと気付き、私設研究所「粳間メンタルリハビリテーション研究所」を立ち上げました。
所定の書類を所轄の税務署に提出すると誰でも研究所は開設できるようです。
そこから最近、一般社団法人に移行しました。こちらはものすごい審査が大変でした。
著書に『コメディカルのための~~邪道な~~脳画像診断養成講座』『高次脳機能障害・発達障害・認知症のための~~邪道な~~地域支援養成講座』『高次脳機能障害・発達障害・認知症のための~~邪道な~~地域支援養成講座　実践編』『ココロとカラダの痛みのための~~邪道な~~心理療法養成講座』『国家試験にも臨床にも役立つ！リハビリ PT・OT・ST・Dr. のための脳画像の新しい勉強本』など。

仙道ますみ（センドウマスミ）
道のく仙台に生まれたことから仙道と名乗る。
多摩美術大学卒業後、漫画家になる。
二女を先天性の心疾患で亡くしたことをエッセイ漫画『NICU 命のものがたり』に綴る。
主に女性の心理や怖さを表現する性に関する漫画を執筆しています。
代表作に『えっち』『あい。』集英社『リベンジ H』双葉社
現在、集英社グランドジャンプめちゃにて「純愛契約」連載中
~~邪道な~~養成講座シリーズ キャラクター LINE スタンプ発売中！

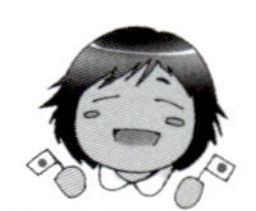

「粳間 スタンプ」で検索！またはQRコードで➡

コメディカルのための邪道（じゃどう）な脳画像診断養成講座（のうがぞうしんだんようせいこうざ）

発　行　2016 年 5 月 30 日　第 1 版第 1 刷
　　　　2016 年 10 月 20 日　第 1 版第 2 刷
　　　　2022 年 2 月 20 日　第 1 版第 3 刷©
原　作　粳間　剛
まんが　仙道ますみ
発行者　青山　智
発行所　株式会社 三輪書店
　　　　〒 113-0033 東京都文京区本郷 6-17-9　本郷綱ビル
　　　　☎ 03-3816-7796　FAX 03-3816-7756
　　　　http://www.miwapubl.com
装　丁　臼井弘志（公和図書株式会社デザイン室）
印刷所　三報社印刷 株式会社

ISBN978-4-89590-567-1　C 3047